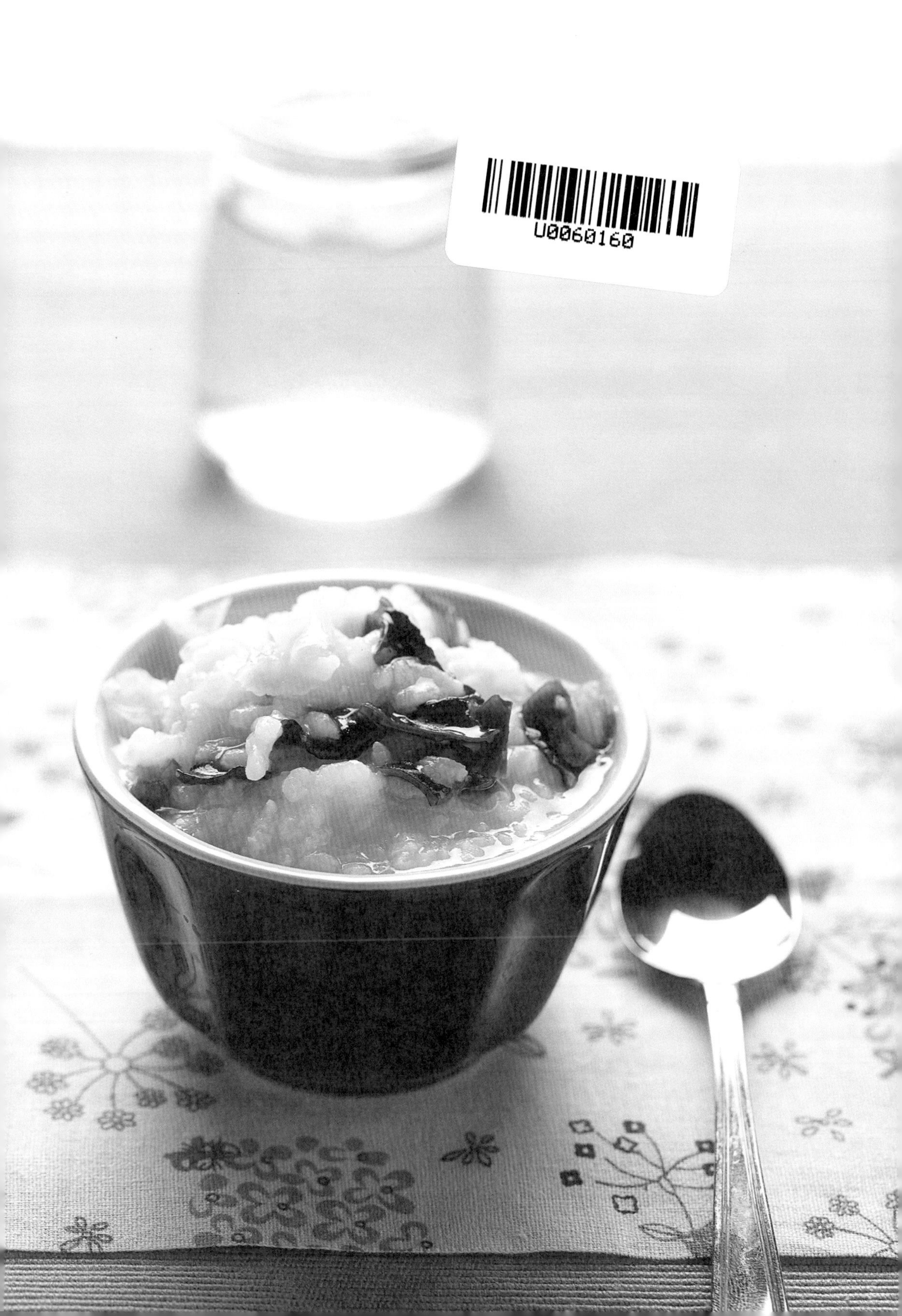

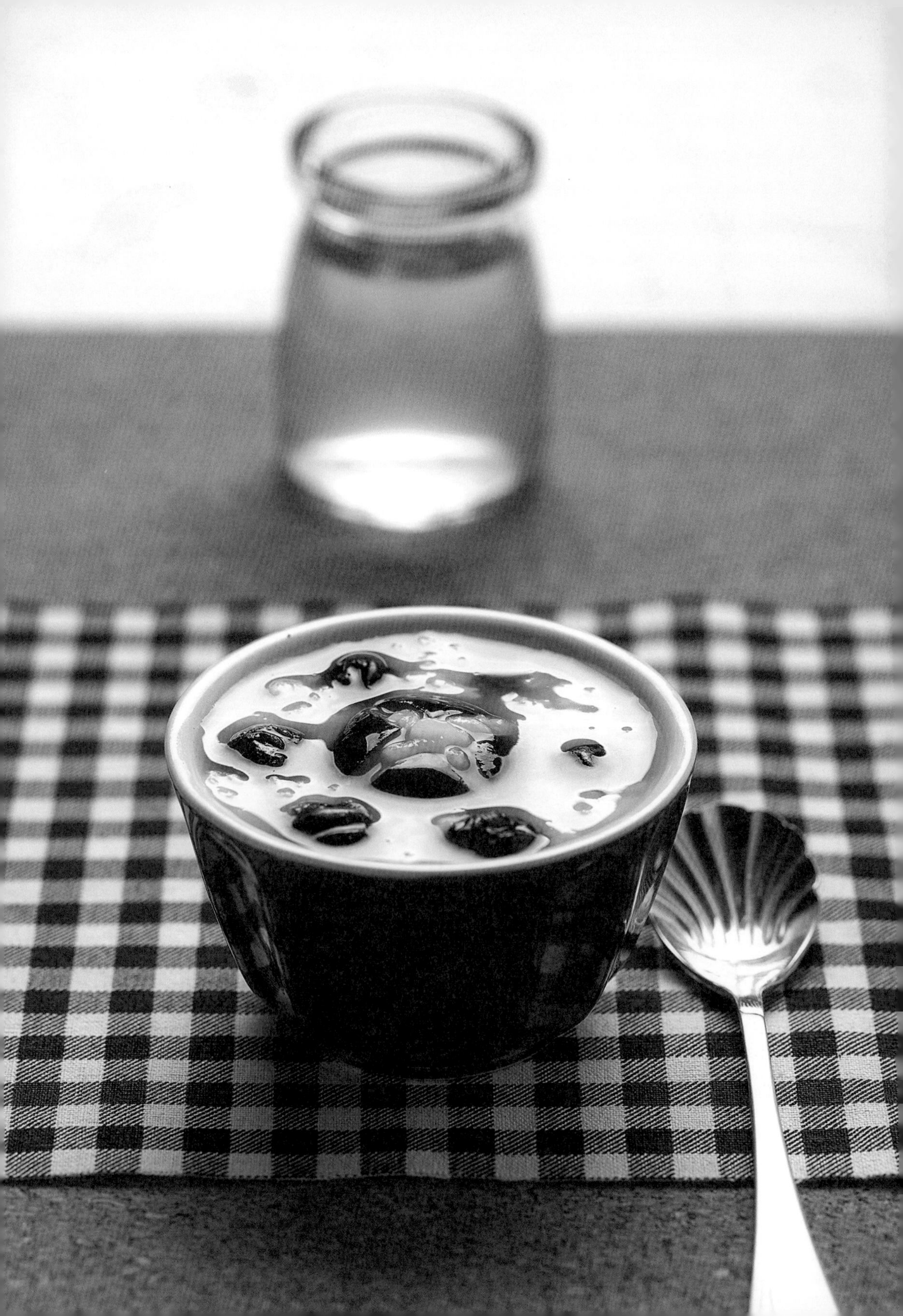

腎氣一調百病消

名老中醫的藥膳食療方

本書內容是謝英彪醫師多年來研究的精華彙集，其內容普遍適用於一般社會大眾，但由於個人體質多少有些互異，若在參閱、採用本書的建議後仍未能獲得改善或仍有所疑慮，建議您還是向專科醫師諮詢，才能為您的健康做好最佳的把關。

推薦序

中醫指的「腎」包含了泌尿系統、生殖系統、大腦、脊髓、骨髓與生命能量等的統稱，是五千年來華人對生活體驗以及對生命照顧統計學的總結，而不是單指脊椎兩旁的兩顆腎臟而言。

《醫宗必讀》提到腎為先天之本與脾為後天之本。內經《素問．上古天真論》提到說：「腎者主水，受五臟六腑之精而藏之」《素問．六節藏象論》也說：「腎者，主蟄，封藏之本，精之處也」。

真正含意是指腎所藏之精，包括了先天之精，和後天之精。腎所藏的先天之精，它來自於父母，充實於後天營養物質，包括兩個方面：一是指與生俱來的、有生命的物質，是人體生命活動的基礎，即所謂《靈樞．經脈》中提到「人始生，先成精」。二是指人類生殖繁衍的物質基礎，即《靈樞．決氣》提到，「兩神相搏，合而成形，常先身生，是謂精」。可見，先天之精藏之於腎，並在人體出生之後，得到後天之物質的充養，成為人體生育繁殖的基本物質。

腎為先天之本，是指出「腎」在人體生長發育和生殖功能中的主要作用，這種作用主要表現在幾個方面：第一，增進人體生殖功能。胎兒出生後，腎精漸充實，所有臟腑組織隨之長大；到青春期，腎精充滿，性腺發育成熟，男子時有遺精，女子月經來臨，性器官成熟，生殖能力旺盛；人到老年，腎精虧虛，性功能與生殖能力減弱。第二，幫助人體生長發育。腎中精氣具有能量，隨著腎中精氣變化，人體表現出生長壯老的規律性變化。腎氣是生長發育的原動力，腎氣充盛，則生長發育正常，頭髮，牙齒，骨骼，臟腑功能健康；若腎氣不足，則生長發育緩慢，過早衰老，臟腑功能減退等。最後，腎可以抵抗外邪，預防疾病。青壯年，腎精充足，所以健康少病；幼年人腎精不足，老年人腎氣虛弱，抗病力弱，所以體弱多病。

謝英彪教授在本書之中，淺顯易懂的指出何謂腎虛，不同的腎虛體質會表現出哪種不同的症狀，不同體質的人該吃甚麼食物以補不足，並做出正確調養，可以讓讀者簡單的按症索引。書中更列舉多種葷食、素食，讓所有人皆可以參考此書做出多樣化選擇。內容還很貼心的寫出美味的料理方法，飲食宜忌。除了兼顧口感外，更防止一般民眾造成誤吃誤食。在此，鄭重推薦，《腎氣一調百病消》實在是一本非常值得詳讀的養生好書。

中國醫藥大學中醫學院兼任教授
宜陞中醫診所院長

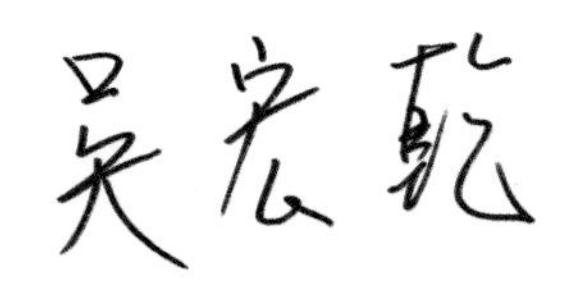

前言

經常腰酸背痛提不起勁；地上總是有一把一把的頭髮；年紀輕輕就有很多白髮；手腳總是冰涼、性功能減退、黑眼圈、臉色暗……，其實，生活中出現的這些症狀都和腎虛有關。

市面上五花八門的養腎書，食材離奇又古怪，補腎非要如此奇怪嗎？從醫 50 餘年的名老中醫告訴你，補腎一點都不難。這本超完整的補腎食譜書，幫你列出 18 種最入腎的黑色食材、13 種最佳補腎素食、13 種補腎肉類。爲你奉上 179 道補腎方、60 種民間補腎藥酒、42 道對症食療方、54 道強腎調理方，更有補腎特效穴和 3 秒鐘速效強腎小動作，以及四季順時養腎小祕方。

所有補腎食材以 ● 列出最佳吃法、做法以及搭配，另外也以 ● 列出不宜使用人群和搭配禁忌，教你選對食物，選擇最佳的食用方法，搭配出最滋補的養腎食療方。

補腎不必遮遮掩掩，只要吃對了，全家一起補。本書特別準備的粥、湯、茶，讓男人精神有信心，女人減齡駐容顏，老人長壽腎氣足，孩子免疫力強不生病。從補腎主食、湯煲、粥膳、茶飲，到補腎藥酒、藥膳、偏方，選對食物補好腎，讓你腎氣足、筋骨強、百病除、人不老！

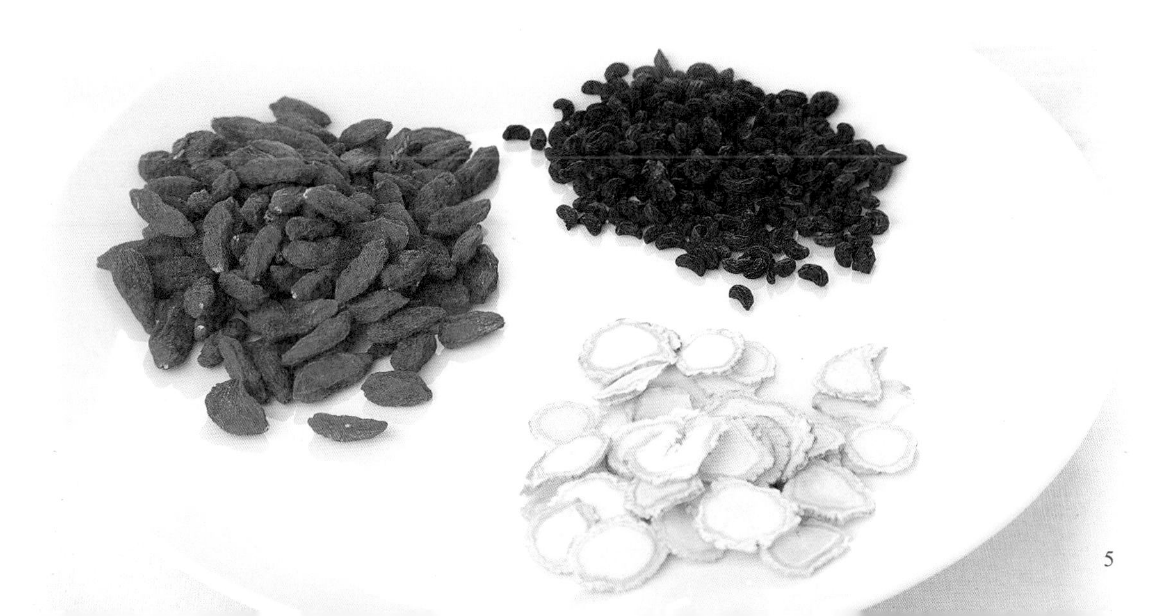

目錄

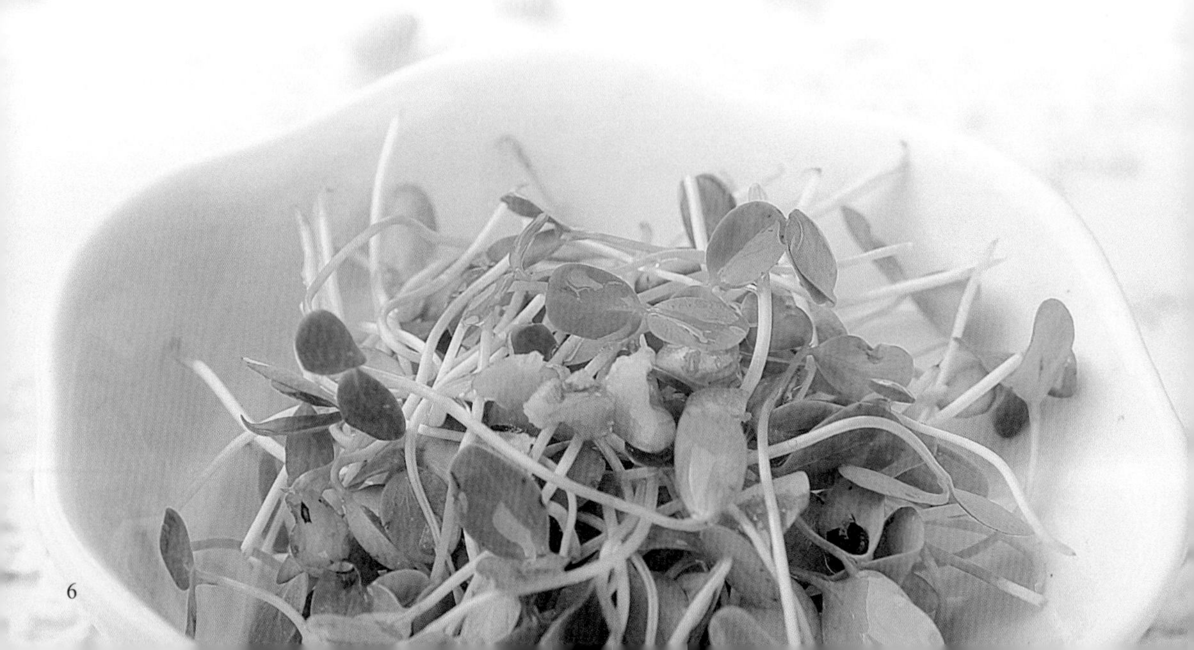

第三章
素食也補腎

第四章
補腎不能沒有肉

第五章
補腎藥酒

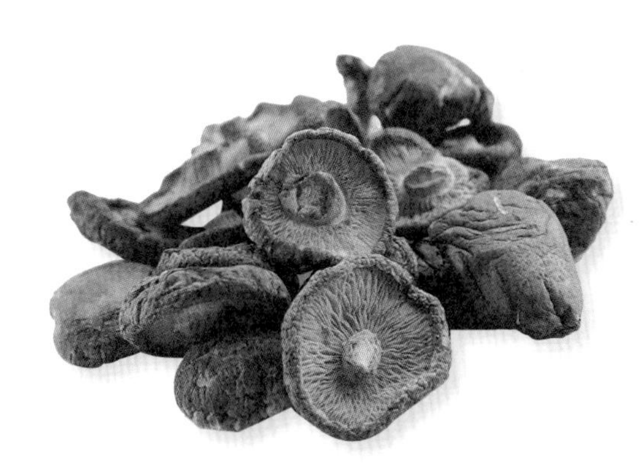

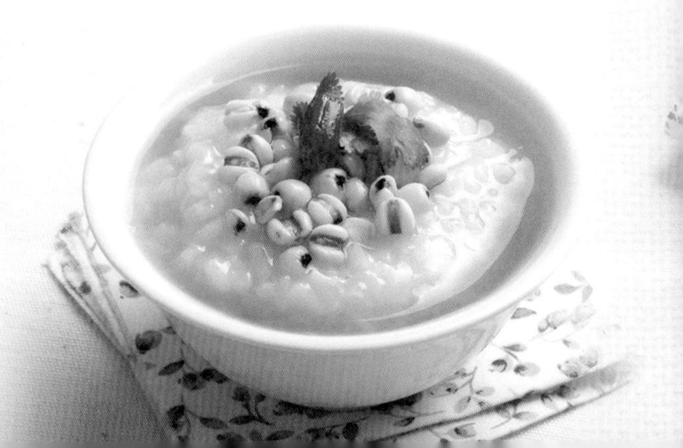

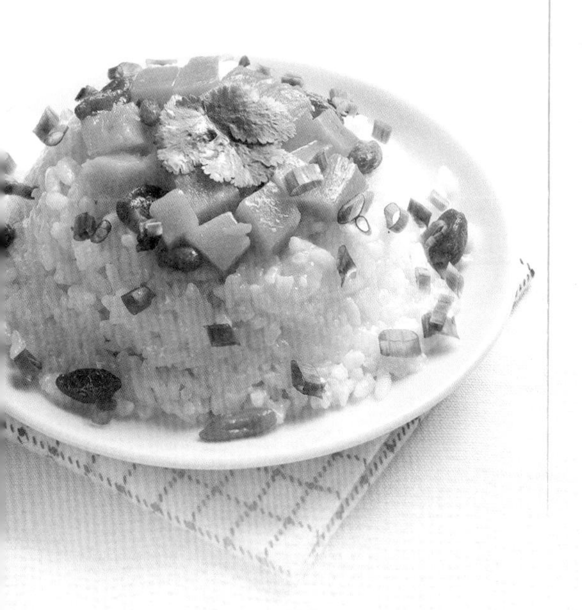

第六章 養腎，全家一起來

第七章 腎虛對症食療方

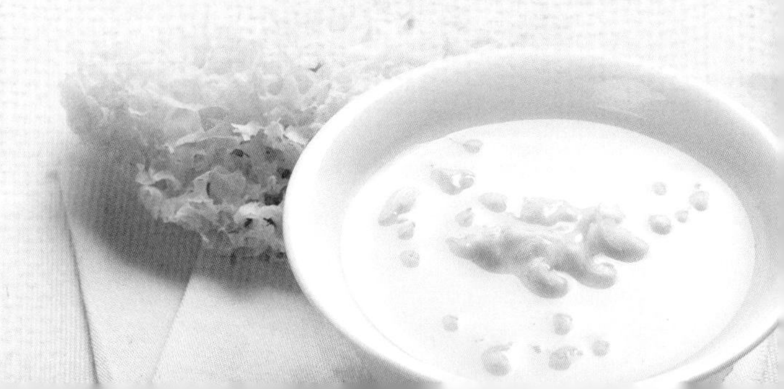

第八章
慢性常見病強腎調理方

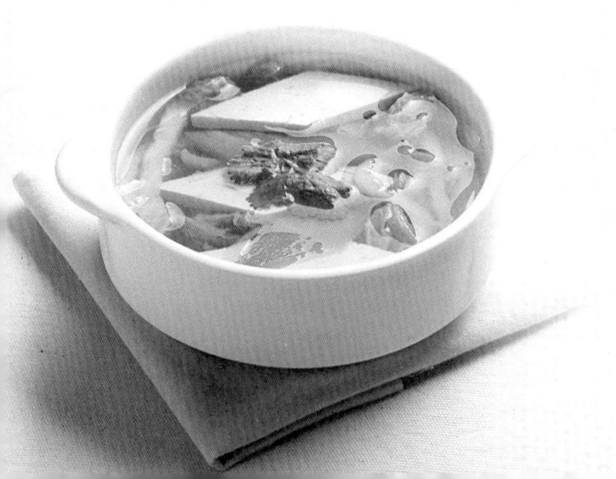

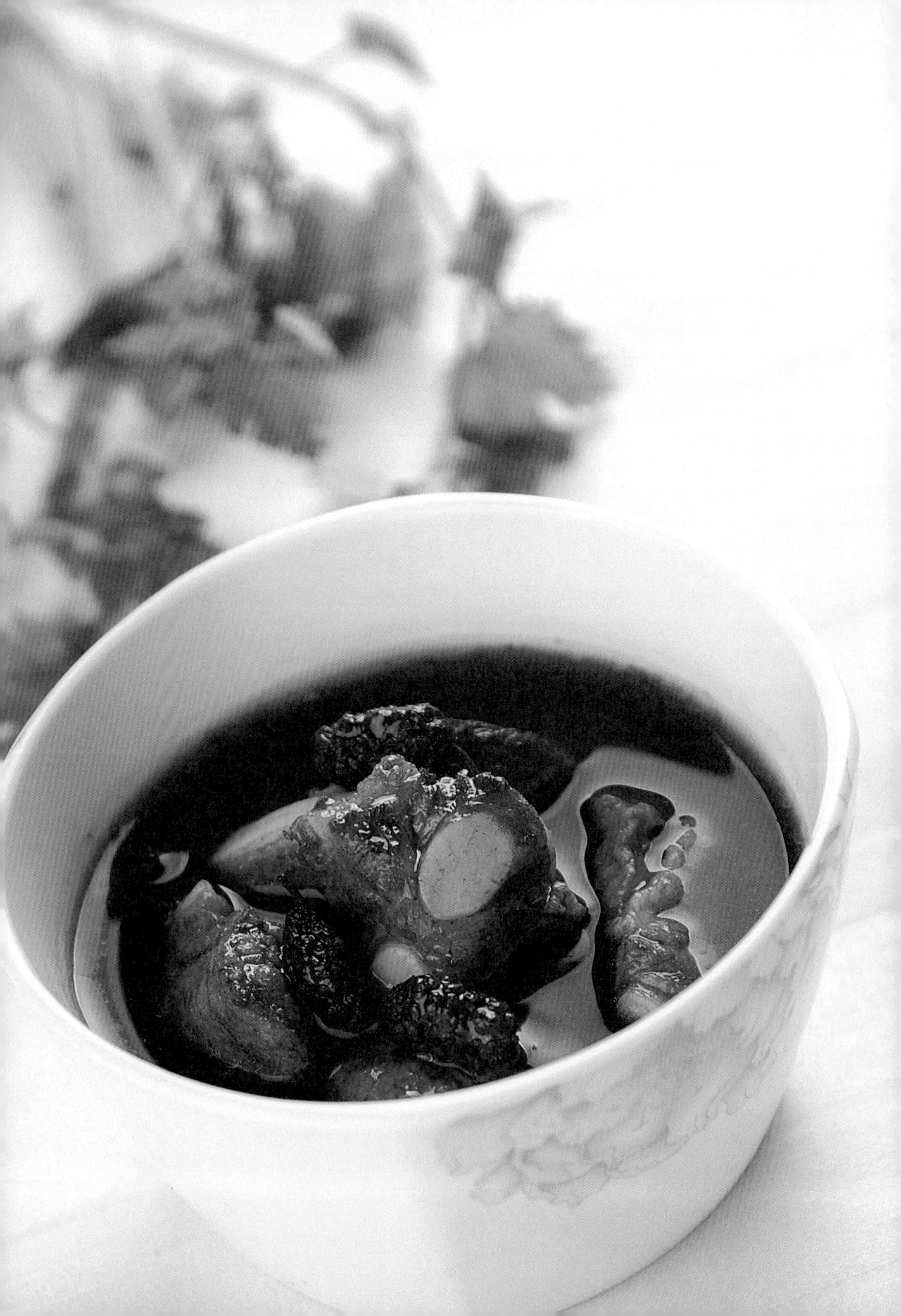

第一章

腎養好了身體就好

一分鐘，看看你是哪種腎虛

腎陽虛

主要症狀　畏寒，四肢怕冷，尤其是下肢，腰膝酸軟，眩暈耳鳴。

次要症狀　面色蒼白或黑且無光，男子陽痿早洩、遺精滑精，女子宮寒不孕、白帶清稀量多，小便清長、尿頻數、夜尿頻繁，完穀不化或便溏不成形，水腫。

舌苔脈象　舌淡苔白，脈沉、遲、無力。

常見病症　腰痛，耳聾耳鳴，陽痿早洩，不孕不育，水腫，泄瀉，慢性腎炎，腎病症候群，更年期症候群。

● 食補原則

溫補腎陽。腎陽虛是虛寒證，需要吃一些熱性或溫性的食物。

腎陽虛宜吃食物

五穀雜糧	黑芝麻、紅豆、小米、黑米
肉類	鹿肉、豬腰、羊肉、羊骨、羊腎
堅果	板栗、花生、核桃
海鮮	鯽魚、黃魚、鱸魚、蝦
蔬菜	胡蘿蔔、洋蔥、花椰菜、綠花椰菜、刀豆、韭菜、蔥
菌菇	香菇、秀珍菇、銀耳、黑木耳
水果	荔枝、桂圓、葡萄、李子
中藥	鹿茸、附子、肉桂、鹿角膠、鎖陽、肉蓯蓉、補骨脂

腎陰虛

主要症狀	頭暈目眩，耳聾耳鳴，腰膝酸軟。
次要症狀	形體消瘦，五心煩熱，咽乾舌燥，尿頻，健忘，失眠，多夢，夢囈磨牙，男子陽強易舉、陽痿、早洩、遺精，女子經少、經閉、崩漏、不孕。
舌苔脈象	舌乾紅少苔，脈細數無力。
常見病症	耳聾耳鳴，消渴，早洩，月經不調，腎、膀胱、輸尿管慢性感染，前列腺增生。

食補原則

滋補腎陰。腎陰虛是虛熱證，需要吃一些涼性食物。

腎陰虛宜吃食物

五穀雜糧	小麥、黑芝麻、黑豆、黑米、綠豆
肉類	豬肉、豬皮、鴨肉、兔肉
堅果	核桃、花生、松子
海鮮	甲魚、黑魚、烏賊、螃蟹、海蜇、海參、牡蠣、蛤蜊
蔬菜	菠菜、白菜、豇豆、萵苣、苦瓜、山藥
菌菇	黑木耳、銀耳
水果	梨、葡萄、桑葚、桃子、甘蔗、櫻桃
中藥	枸杞、五味子、黃精、女貞子、熟地黃、何首烏

氣陰兩虛

主要症狀 氣短乏力，神疲倦怠，五心煩熱。

次要症狀 形體消瘦，聲音低怯，頭暈目眩，潮熱，乾咳少痰或痰中帶血，口咽乾燥。

舌苔脈象 舌質紅，少苔，脈細數無力。

常見病症 咳嗽，哮喘，肺結核，中暑，高血壓，糖尿病，甲狀腺機能亢進，更年期症候群。

● 食補原則

益氣養陰。若氣虛和陰虛相對均衡，那益氣和養陰食材就應均衡使用；若偏氣虛，益氣食材多一些；若偏陰虛，養陰食材多一些。

氣陰兩虛宜吃食物

五穀雜糧	番薯、糯米、蓮子、黑芝麻
肉類	牛肉、兔肉、鴨肉
堅果	核桃、紅棗
海鮮	泥鰍、鱔魚、蝦
蔬菜	山藥、生菜、芹菜、白菜
菌菇	香菇、金針菇、秀珍菇、杏鮑菇
水果	山楂、香蕉、蘋果、火龍果、西瓜
中藥	黃芪、人參、玉竹、枸杞、黃精、菊花

陰陽兩虛

主要症狀　頭暈耳鳴，形寒肢冷。

次要症狀　面色蒼白，形體消瘦，腰膝酸軟，心悸失眠，小便清長、淋漓不盡，男子陽痿、滑精、早洩、不育，女子月經不調、帶下、不孕。

舌苔脈象　舌淡胖，舌苔白或白而滑，脈沉細弱。

常見病症　陽痿，咳喘，慢性腎功能不全，前列腺炎，更年期症候群，再生障礙性貧血，糖尿病，甲狀腺機能減退。

• 食補原則

補陽益陰。若腎陽虛和腎陰虛相對均衡，那補陽和養陰的食材就應均衡使用；若偏陽虛，補陽食材多一些；若偏陰虛，養陰食材多一些。

陰陽兩虛宜吃食物

五穀雜糧	黑米、黑豆、小米、赤小豆
肉類	鴨肉、羊肉、牛肉、豬肉、驢肉
堅果	核桃、腰果、板栗、杏仁、花生、松子
海鮮	甲魚、黑魚、鯽魚、鰱魚、牡蠣
蔬菜	白菜、油菜、生菜、韭菜、茼蒿、白蘿蔔、胡蘿蔔、山藥
菌菇	金針菇、香菇、秀珍菇
水果	荔枝、蘋果、柳橙、西瓜、楊梅、火龍果、榴槤
中藥	百合、枸杞、鎖陽、肉蓯蓉、鹿茸

腎氣不固

主要症狀　尿頻而清長、遺尿、夜尿增多，遺精、滑精、早洩，帶下色白、清稀無氣味。

次要症狀　腰膝酸軟，聽力減退，面色無華，神疲乏力。

舌苔脈象　舌淡，脈沉弱。

常見病症　崩漏，早洩，老人夜尿多，慢性尿路感染，慢性前列腺炎，神經衰弱習慣性流產。

食補原則

補腎固攝。一方面要食用補腎的食材，另一方面還要攝入具有收澀固攝作用的食物。

腎氣不固宜吃食物

五穀雜糧	芡實、紅豆、大米、小米
肉類	牛肉、羊肉、驢肉、豬腰、羊腎、雞腸
堅果	核桃、板栗、松子、杏仁、銀杏
海鮮	牡蠣、蝦、墨魚
蔬菜	山藥、韭菜、綠花椰菜
菌菇	香菇、草菇、猴頭菇、秀珍菇
水果	葡萄、鳳梨、柳橙、蘋果
中藥	山茱萸、金櫻子、菟絲子、肉蓯蓉、蓮子、覆盆子

腎精不足

主要症狀　生長發育遲緩，生殖機能低下，性冷淡，頭暈，健忘，反應遲鈍。
次要症狀　腰膝酸軟，精神萎靡，耳聾耳鳴，髮落齒搖，動作遲緩。
舌苔脈象　舌質淡，脈沉細無力。
常見病症　不孕不育，陽痿早洩，月經失調，神經衰弱，早衰健忘，小兒五遲。

• 食補原則

補腎填精。由於腎精不足的患者有的偏陽虛，有的偏陰虛，食補時應該根據陽虛和陰虛的輕重來挑選食材。

腎精不足宜吃食物

五穀雜糧	燕麥、黑芝麻
肉類	鴨肉、羊肉、牛肉、豬肉、驢肉
堅果	核桃、花生、葵花子、榛子、板栗
海鮮	牡蠣、黑魚、蝦、墨魚、泥鰍、鱔魚、海參、蛤蚧
蔬菜	韭菜、山藥、綠花椰菜
菌菇	香菇、猴頭菇、秀珍菇、金針菇
水果	桑葚、葡萄、蘋果、鳳梨、柳橙、香蕉
中藥	冬蟲夏草、熟地黃、何首烏、菟絲子、淫羊藿、阿膠

5 種腎虛的情況

1 性功能減退

無論男女，但凡性功能出現異常，就說明腎有了問題。因為性欲的旺與衰，與腎陽關係十分密切。腎陽充足，命門火旺，則性欲亢進，性功能強盛；腎陽不足，命門火衰，則性欲淡漠，性功能衰退。尤其是年老以後體質下降、腎精虧損，加上未能及時溫補腎陽，因而導致性功能減退。

2 尿頻

小便頻率變高，尿液顏色澄清，甚至有尿失禁的情況。中醫學認為腎藏精，氣能固攝，若腎氣不固，固攝作用就會減弱，就會出現小兒遺尿、成人尿頻、尿失禁、小便淋漓不盡等症狀。所以，當出現夜尿頻多，每晚多於 3 次時，很可能是腎虛。

3 腰膝酸軟

腎氣不足會引起腰酸腿軟、腰背酸痛，導致骨質疏鬆。據《黃帝內經》記載：「腎生骨，生髓。」腎能生髓，髓藏於骨腔之中，以充養骨骼。人到老年，腎氣漸耗，腎精虧虛，不能主骨生髓，勢必髓減骨枯，從而腰膝酸軟症狀頻發。

4 畏寒

腎虛的表現有很多種，最明顯的就是畏寒怕冷。形寒肢冷，四肢不溫，一年四季手腳冰涼，冬天特別難熬。人體陽氣源於腎，而寒為陰邪，腎功能下降則使陰盛而陽衰。如果陽氣受損時間久了，就會引發男性精冷不育和女性宮寒不孕。

5 疲倦乏力

腎是身體之本，腎精充足，人就會精力充沛，做什麼都有使不完的力氣；腎精虧虛，人就會精神不振，對什麼都提不起興趣，時間長了，還會出現疲倦乏力、容顏憔悴等症狀。

8 種可能腎虛的情況

1 水腫

中醫學認為「腎主水」，是指腎主管調節體內的水液平衡。腎氣充足，腎功能正常，則體內水液平衡；腎氣不足，腎衰竭，就會出現頭面、眼瞼、四肢、腹背乃至全身水腫等症狀。

2 氣急氣短

胸悶如窒、氣短喘促，稍稍活動就會氣喘。中醫學認為「肺主降氣，腎主納氣」，腎中精氣充沛，才能使吸入之氣經過肺的肅降而下納於腎。肺依賴腎的協助，才能正常呼吸以吐故納新。如果腎氣虛損，本元不固，就會出現氣急、呼吸短促等氣不歸腎的症狀。

3 牙齒早脫

中醫學認為，「腎主骨」、「齒為骨之餘」，年邁者，腎所藏之精不足，骨髓也不盈滿，可導致牙齒早脫，老人齒根不充，牙齒鬆動。

4 反應遲鈍

步履蹣跚，行動遲緩，反應遲鈍。由於「腎藏精，腎主骨生髓」，年邁者，腎虧精虛髓少，自然也就腰背酸楚，骨弱無力，行動艱難，步履蹣跚，反應遲鈍。

5 脫髮早白

頭髮是腎的外部特徵，頭髮的生長狀態可反映出精氣盛衰。腎精充足則頭髮濃密、烏黑有光澤，柔軟而不易折斷。腎氣虛衰、腎精不足，則會出現鬚髮早白，過早脫髮，毛髮乾枯、稀疏，甚至頭髮全脫。

6 記憶力減退

腎最主要的功能是藏精，主骨生髓，腦為髓之海。年老之後，腎精漸少，髓海空虛，腦海不滿，腦髓不能依賴於腎精的充養，以致人老之後普遍記憶力減退，甚至出現阿茲海默症。

7 聽力減退

據《靈樞・脈度篇》記載：「腎氣通於耳，腎和，則耳能聞五音矣。」耳為人體的聽覺器官，人的聽覺功能屬於腦而歸於腎。中醫學認為腦為髓海，為腎精化生。也就是說，耳的聽覺功能依賴腎的精氣作為物質基礎，為中醫所說的「腎開竅於耳」的理論根據。

8 視力減弱

中醫眼科又有「瞳仁屬腎」之說，年老之人，腎陰不足，腎精虧損，不能養目，故見年老者兩眼昏花，視物模糊不清，甚至會出現老年性白內障、老年性弱視等多種眼部疾病。

5 個關於養腎的誤解

1 補腎就是壯陽

很多人主觀認爲補腎就是壯陽，甚至一些男性，出現腎虛症狀後盲目服用一些壯陽的藥物，越補越虛。其實，補腎不等於壯陽。因爲補腎是爲了調節身體的整體功能，而不僅僅是針對生殖功能，且腎虛有腎陽虛和腎陰虛之分，只有補腎陽才有「壯陽」的作用。如果對一個腎陰虛的患者進行「壯陽」補腎，無異於「火上澆油」。因此，補腎一定要分清補陽還是補陰，否則不僅達不到滋補效果，還會對身體造成嚴重傷害。

除了壯陽藥物外，其他補腎藥物也需要確診腎虛類型後才能使用。比如著名的「六味地黃丸」，其主要功能是滋陰補腎，陽氣不足、陰氣過旺的腎陽虛患者服用後只會加重病情。

除了不對症外，長期服藥也會傷腎。是藥三分毒，任何藥物在體內代謝都要經過腎臟，才能將廢物和有害物質及時排出體外。如果長時間、大劑量服用藥物，損傷脾胃的同時，還會增加腎臟負擔，損壞腎臟的結構和功能。

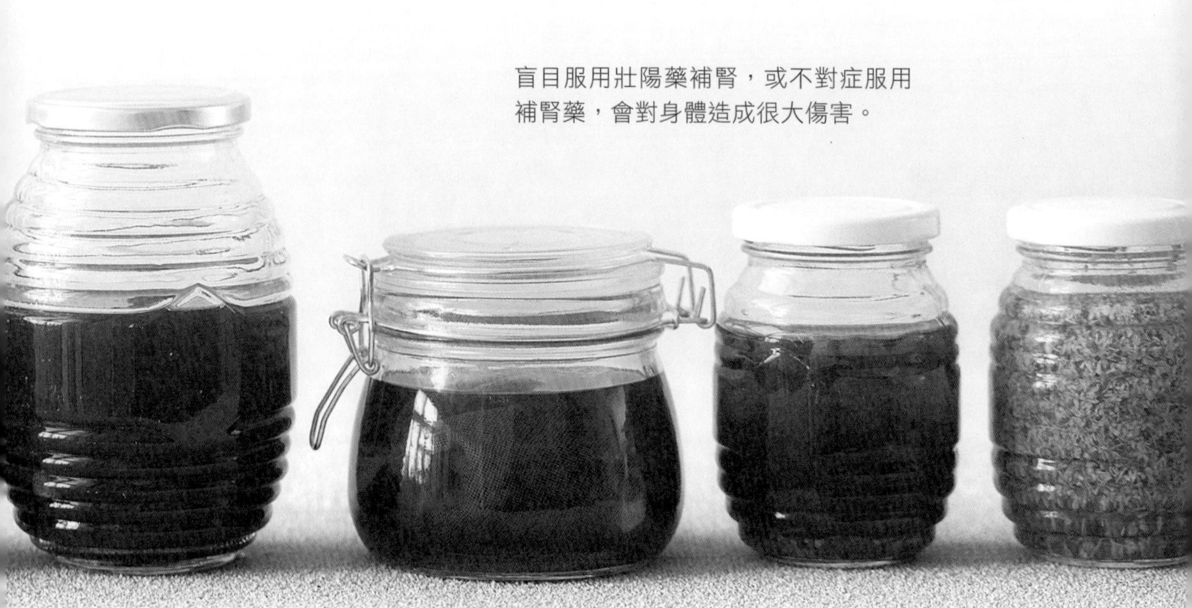

盲目服用壯陽藥補腎，或不對症服用補腎藥，會對身體造成很大傷害。

2 補腎只是男人的事

一提到補腎，多數人都認爲這是男人的事，和女人無關。其實這是一種錯誤的觀點，女性同樣也需要補腎、養腎。女性一些特有的生理現象，如月經、白帶、懷孕、分娩、哺乳等與腎中精氣密切相關。

女人腎虛不僅影響容貌，而且還會導致脫髮、月經不調、不孕、肥胖、燥熱、記憶力下降、更年期提前等病症。因此，女性更需要養腎。腎虛的女性可以嘗試以下幾種方法，可以取得很好的補腎效果。

飲食保腎。除了黑芝麻、黑木耳、黑米、黑豆等黑色食物可養腎外，核桃、韭菜、蝦等也可以起到補腎養腎的作用。

睡眠養腎。充足的睡眠對於氣血的生化、腎精的保養起著重要作用。不要過度熬夜，養成良好的作息習慣，早睡早起，有利於腎精的養護。

運動養腎。生命在於運動，通過運動養腎糾虛，是值得提倡的積極方法。在這裡推薦一種簡單易學的運動方法：兩手對搓至手心發熱後，放至腰部，手掌面向皮膚，上下按摩腰部，至有熱感爲止。可早晚各 1 遍，每遍約 200 次，對補腎納氣很有幫助。

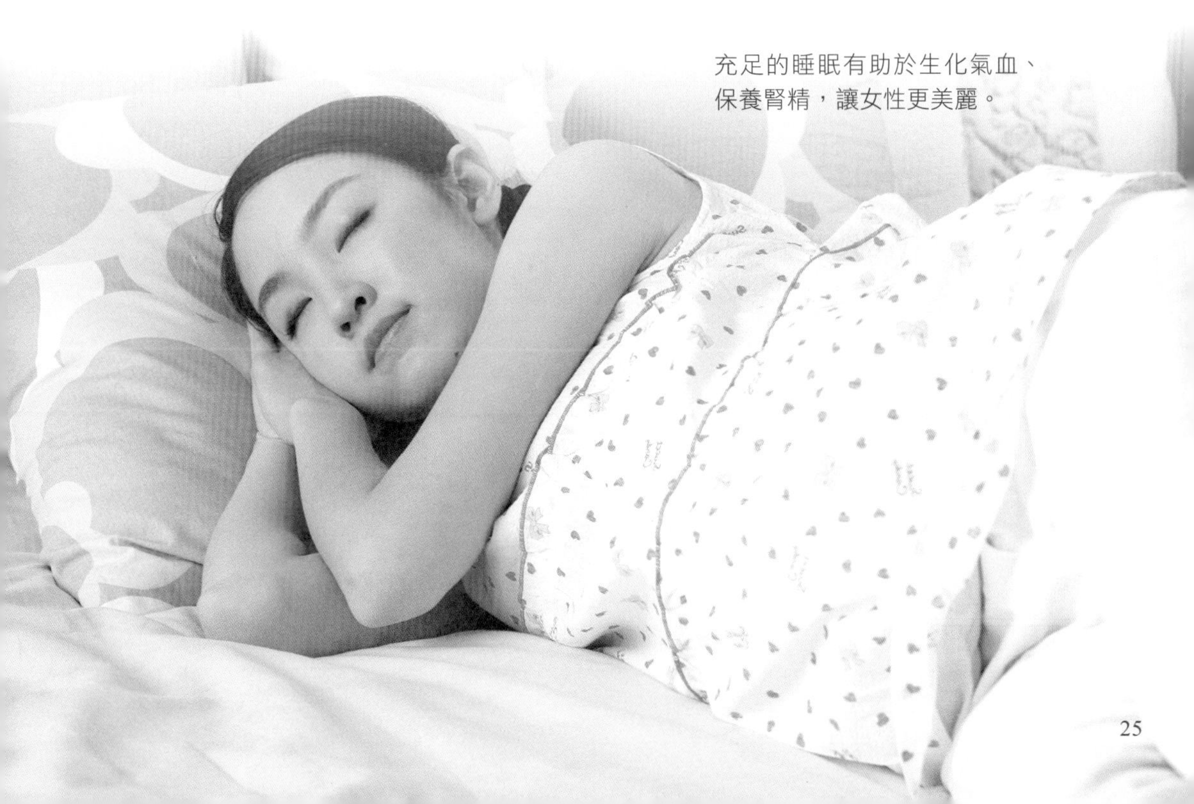

充足的睡眠有助於生化氣血、保養腎精，讓女性更美麗。

3 腎虛等於腎病

腎虛是中醫術語，是指人的腎氣因年齡、習慣、疾病而逐漸衰減，身體陰陽失衡，臟腑功能減退而出現的一組症候群，不是一個獨立的疾病。而腎病則是指單純的腎臟結構或功能發生病變，通過現代醫學手段一般能夠檢測到。腎虛並不等於腎病，大家在區分兩者之前千萬不能根據主觀臆想，更不能亂吃藥物。

4 腎虛就是性功能下降

年齡的增長、不良的生活和飲食習慣或疾病，都會導致腎氣衰弱，隨之帶來各種生理功能的下降，性功能下降可能只是其中一項，也可能出現暈眩、心悸、耳鳴等症狀。性功能會受人的生理、心理、社會環境等因素的影響，性功能下降也未必就是腎虛所引起的，二者不能完全畫上等號。很多人、特別是男性一聽醫生說自己腎虛，馬上就懷疑自己的性功能，這種反應是不正確的。

5 年輕人不需要補腎

年輕人不需要補腎本身就是個錯誤的觀念。近年來，腎病患者低齡化趨勢比較明顯，慢性腎病患者越來越年輕。這部分人群之所以患腎病，除了鏈球菌感染外，還與學習或工作壓力較大、勞累過度、長期熬夜、飲食不規律等有很大關係。建議 20 歲以上的年輕人每年到醫院做一次尿液常規檢查，這是早期監測腎病的有效方法。

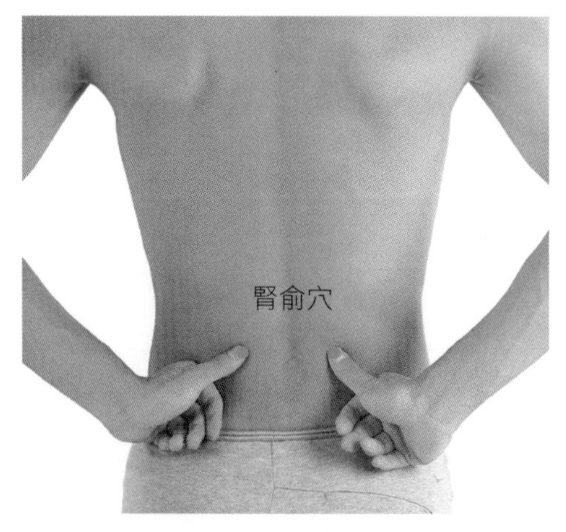

每天按擦腎俞穴 50 ～ 100 次，能有效緩解腎虛導致的腰腿疼痛。

第二章

黑色入腎
吃對大補

補腎滋陰·延年益壽

黑　米

● 與普通白米相比，黑米補腎效果更好

黑米是一種藥食兩用的穀類，屬於糯米類，是米中的「黑珍珠」。它的營養價值比普通白米高很多，所含的維生素C、花青素、葉綠素、胡蘿蔔素，以及銅、錳、鋅等礦物質皆高於普通白米，具有補腎滋陰、明目活血的作用。

● 搭配紅棗，對腎虛白髮、腰膝酸軟有明顯療效

黑米具有益氣養血、健脾補虛的功效，對腎陰虛、腎陽虛、陰陽兩虛患者出現的腎虛白髮、腰膝酸軟、夜盲、耳鳴等症療效甚佳。而紅棗可補血、補氣，兩者搭配起來，像是熬粥，就能夠補腎強腰、烏髮養髮、健脾益胃。

◆ 古籍記載 ◆

古醫書記載黑米有「滋陰補腎、健脾暖胃、活血明目、清肝潤腸」的功效。中醫學認為，黑米有很高的藥用價值，在補肝腎、健脾胃方面效果顯著，是難得的滋補佳品。歷代帝王對腎的補養要求可謂特別高，他們都將黑米作為宮廷養生珍品。

● 胚乳是白色的黑米才是正宗

由於黑米的黑色集中在皮層，胚乳仍爲白色，選購時要注意，可將米粒外面皮層全部刮掉，觀察米粒是否呈白色，若不是白色，則極有可能是人爲染色黑米。黑米外部的皮層中含豐富的花青素，具有抗衰老作用，常食可益壽延年、延緩衰老。

● 食用未煮爛的黑米，易引起消化不良

黑米外皮堅韌，不易煮爛且口感粗糙，若不煮爛，其營養成分不能充分釋出，吃了以後容易引起消化不良。所以煮黑米前，可將黑米先浸泡5～8小時。

● 老年人、兒童不宜多食

消化功能較弱的老年人和兒童不宜多食黑米，因爲黑米外部有堅韌的種皮包裹，且不易煮爛，如果食用過多，容易引起腹脹、消化不良、急性腸胃炎等。

方·壹

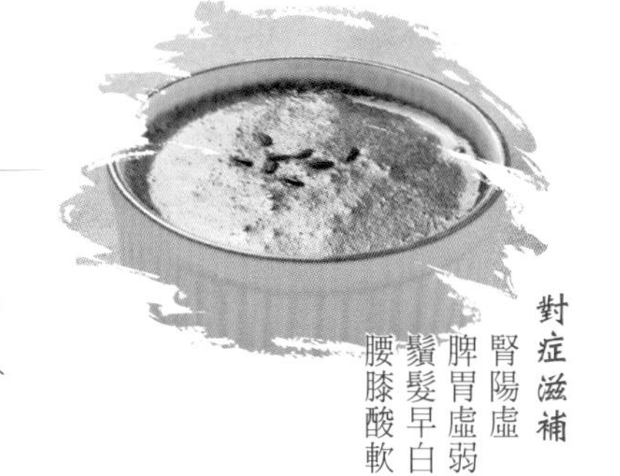

材料　黑米 50 克，板栗 80 克。

做法　黑米洗淨提前浸泡 5 ～ 8 小時；板栗洗淨放入鍋中煮熟，撈出，去殼，剝出板栗肉，切碎。把黑米、板栗放入豆漿機中，加適量水打成糊即成。

功效　可滋補肝腎、潤髮養顏。

對症滋補
腎陽虛
脾胃虛弱
鬚髮早白
腰膝酸軟

方·貳

材料　黑米 50 克，糯米 30 克，蓮子 15 克，冰糖適量。

做法　黑米、糯米、蓮子分別洗淨，黑米提前放入水中浸泡 5 ～ 8 小時。將黑米、糯米、蓮子一起放入鍋中，加適量水，大火煮沸後，調入適量冰糖，轉小火熬煮至米熟即可。

功效　可健脾暖胃、延緩衰老。

對症滋補
神經衰弱
脾胃不調
未老先衰

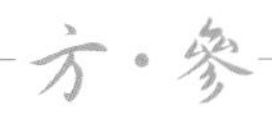

方·參

材料　黑米 30 克，白米 50 克，紅棗 3 ～ 5 顆。

做法　黑米、白米、紅棗分別洗淨；黑米用水提前浸泡 5 ～ 8 小時。浸泡黑米的水不要倒掉，同黑米、白米、紅棗一起放入電鍋中，煮成飯即成。

功效　可益氣活血、緩解貧血。

對症滋補
貧血
腰膝酸軟
頭暈目眩

方·肆

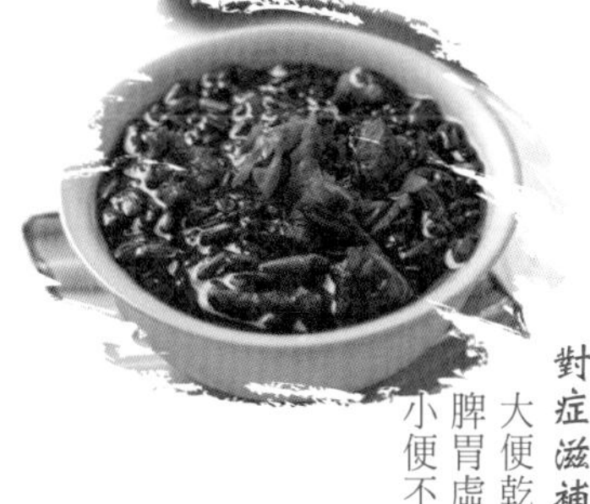

材料　黑米 50 克，銀耳 5 克，紅棗 10 顆。

做法　黑米洗淨，提前浸泡 5 ～ 8 小時；紅棗洗淨；銀耳泡發，撕成小朵。將黑米、紅棗、銀耳放入鍋中，加適量水煮沸後用小火煮約 30 分鐘，至米粒變軟、食材熟透，再煮片刻後盛出即可。

功效　可健脾益氣、清肺潤腸。

對症滋補
大便乾結
脾胃虛弱
小便不利

滋補肝腎‧烏髮養髮

黑芝麻

◆ 古籍記載 ◆

古代養生學家陶弘景對它的評價是「八穀之中，唯此為香」。《神農本草經》記載，芝麻可「補五臟，益氣力，長肌肉，填髓腦。久服，輕身不老」。晉代有一位道家葛洪，他精通醫理，熟諳養生之道，在其所著的《抱朴子》一書中認為，久食芝麻，能除一切痼疾，使身面光澤，白髮反黑，齒落重生。

● 芝麻有黑白之分，補腎以黑芝麻為宜

芝麻分黑白兩種，食用以白芝麻爲宜，藥用滋補以黑芝麻爲宜。中醫學認爲，黑芝麻味甘，性平，爲滋補強壯之品，有滋補肝腎、補血生津、潤腸通便等功效，適用於身體虛弱、鬚髮早白、貧血萎黃、津液不足、大便燥結、頭暈耳鳴等病症。

● 碾碎了吃，滋養肝腎效果更佳

黑芝麻仁外有一層膜，碾碎後其營養成分才能充分釋放，便於人體吸收。每天適量吃一點碾碎的黑芝麻，不僅滋養肝腎，而且可使頭髮變得烏黑有光澤。

● 黑芝麻中的芝麻素能降壓降脂

黑芝麻中獨有的芝麻素，可改善血脂過高的狀況，對保護心臟也有好處。此外，黑芝麻中含有豐富的蛋白質、維生素E、卵磷脂等營養成分，可以防止皮下脂肪氧化，增強組織細胞活力，維護血管彈性，預防心血管疾病。

● 表面潮濕油膩的黑芝麻不宜購買

在購買黑芝麻時，要注意：表面潮濕油膩並有腐油味的黑芝麻不宜購買。挑選時，以色澤均勻、粒大飽滿、嘴尖而小、乾燥、香味正、無雜質的芝麻爲佳。

● 糖尿病患者不宜多食

黑芝麻的熱量高，食用後不利於控制血糖，所以糖尿病患者不宜多食。除此以外，因爲黑芝麻所含油脂較多，凡大便溏泄、陽痿滑精、白帶淋下者亦不宜多食。

方・壹

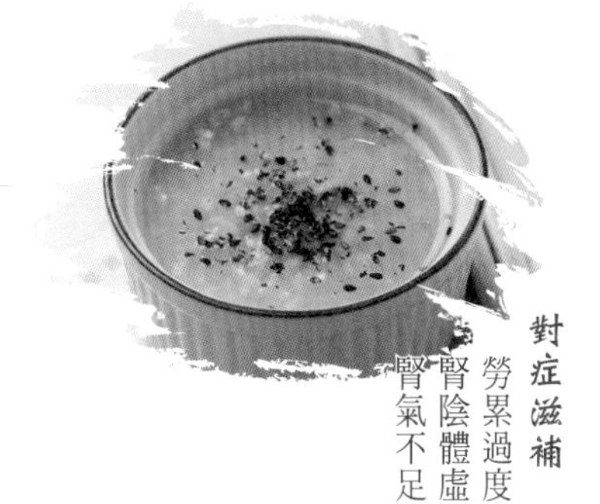

對症滋補
勞累過度
腎陰體虛
腎氣不足

材料 黑芝麻 30 克，白米 50 克，香油適量。

做法 將白米淘淨；黑芝麻在熱鍋內炒熟，研成末。白米放入鍋中，加適量水，大火煮沸後轉小火熬煮至粥熟，撒上黑芝麻末，淋上香油即成。

功效 可滋補肝腎、潤養五臟。

方・貳

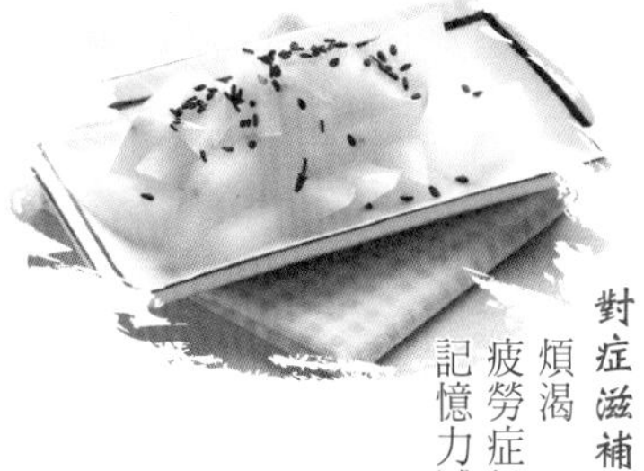

對症滋補
煩渴
疲勞症候群
記憶力減退

材料 熟黑芝麻 20 克，西瓜皮 300 克，蜂蜜、鹽、醋、香油各適量。

做法 將西瓜皮用涼開水洗淨切成塊，撒入鹽拌勻，醃製約 2 小時；濾掉鹽水，加熟黑芝麻、蜂蜜、醋、香油，拌勻即成。

功效 可滋補肝腎、健脾消暑。

方・參

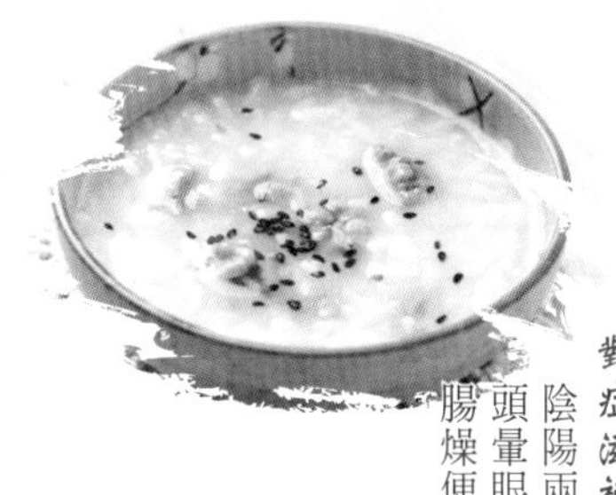

對症滋補
陰陽兩虛
頭暈眼花
腸燥便祕

材料 核桃、黑芝麻各 30 克，白米 50 克。

做法 核桃、黑芝麻放入鍋中炒香，取出；核桃壓碎。白米洗淨放入砂鍋中，加入適量水，大火煮沸，改小火熬煮，待米粥黏稠時，放入核桃碎粒和黑芝麻，攪拌均勻即成。

功效 可補腎溫肺、補中益氣。

方・肆

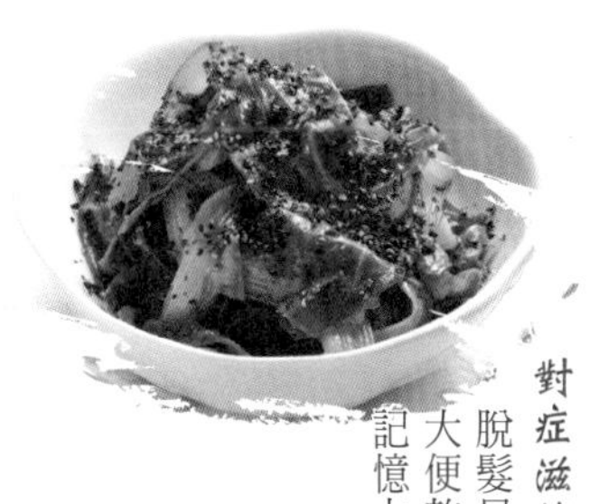

對症滋補
脫髮早白
大便乾結
記憶力減退

材料 黑芝麻 50 克，青菜 350 克，鹽、油各適量。

做法 將黑芝麻去雜，淘淨，放入鍋內，用小火炒至黑芝麻發香，出鍋晾涼後碾成碎末；青菜去黃葉、根，洗淨瀝淨水分，切段。油鍋燒熱，投入青菜段煸炒至半熟，加鹽，用大火炒熟，起鍋裝盤，撒上黑芝麻末即成。

功效 可滋補肝腎、補腦益智。

補腎滋陰·健脾利水

黑　豆

◆ 古籍記載 ◆

根據《本草綱目》記載：「夫豆有五色，各治五臟。唯黑豆屬水性微寒，為腎之穀，故能治水消脹下氣，治風熱而活血解毒，所謂同氣相求也」。古人認為黑豆為「補腎之穀」，黑豆的顏色是腎的本色，又像腎的形狀，長久下來便成為補腎良品。

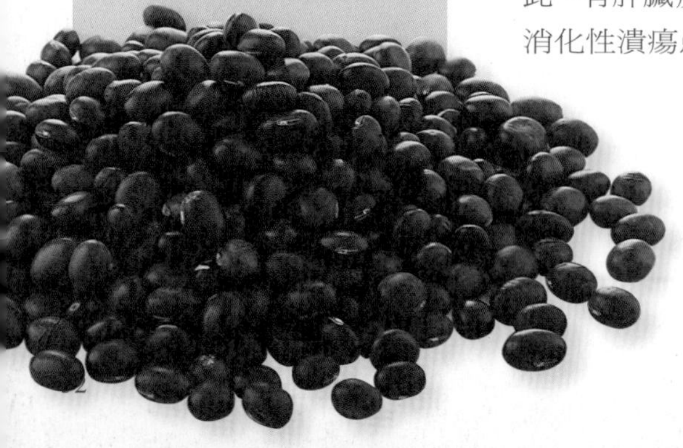

● 腎陰虛、腎氣不固者宜適量多食

黑豆具有補腎滋陰的功效，適合腎虛腰疼、血虛目暗、腹脹水腫、腳氣等患者食用。黑豆作藥物，外用還能治濕疹、神經性皮炎、白癜風等疾病。在購買黑豆時需要注意的是，只有綠瓤的黑豆才入腎，別的沒有補腎功效。

● 黑豆與鯉魚燉湯，補腎效果更好

黑豆有補腎健脾、除濕利水、消腫下氣的功效；鯉魚的蛋白質含量高，可以防治動脈硬化、冠狀動脈疾病。兩者搭配煲湯食用，補腎滋陰、補血催乳的功效更佳，尤其適合產後少乳的女性食用。

● 緩解長期習慣性便祕的理想食物

黑豆所含營養成分較爲齊全，在豆皮、豆渣中含有可溶性纖維，可潤腸通便，治療長期習慣性便祕，增強腸胃蠕動，幫助預防結腸癌。此外，黑豆還可以降低人體血液中膽固醇的含量，對防治動脈粥樣硬化有一定的作用。

● 黑豆炒過吃容易上火

黑豆雖然性寒，但炒熟後熱性大，多食容易上火，且傷脾胃。將黑豆煮食或做成豆漿、豆腐等豆製品食用，更爲滋補而且不會上火。

● 肝臟不好的人不宜多食

黑豆中含有大量的嘌呤鹼，會加重肝臟的代謝負擔，因此，有肝臟疾患者不宜多食黑豆及其製品，腎病、痛風、消化性潰瘍患者也不宜多食。

方·壹

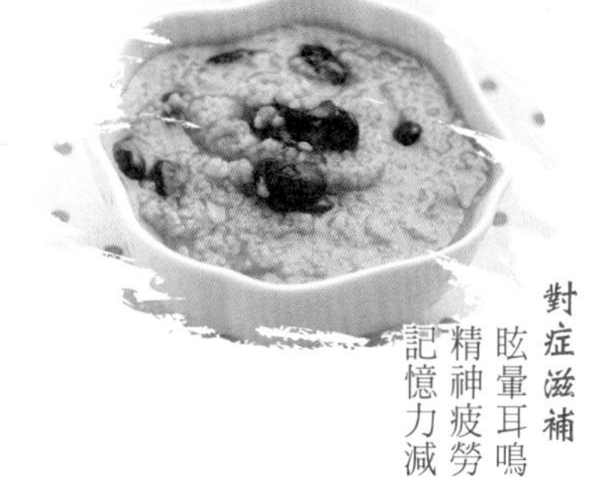

對症滋補

眩暈耳鳴
精神疲勞
記憶力減退

材料 黑豆、小米各 50 克。

做法 將黑豆洗淨放入水中浸泡 4 小時。將小米淘洗淨與黑豆同入砂鍋內，加適量水，大火煮沸後，用小火煨煮至黑豆熟爛即成。

功效 可補腎益氣、健腦補鈣。

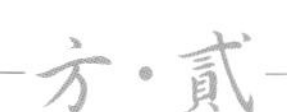

方·貳

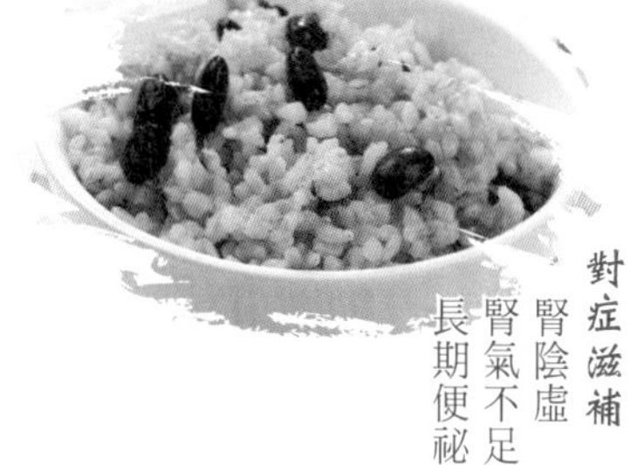

對症滋補

腎陰虛
腎氣不足
長期便祕

材料 黑豆 30 克，白米 100 克。

做法 黑豆洗淨提前用水泡 4 小時；白米洗淨。將黑豆倒入電鍋，加水煮至八成熟；倒入白米，打開煮飯鍵，煮至米飯熟即成。

功效 可補腎滋陰，預防便祕。

方·參

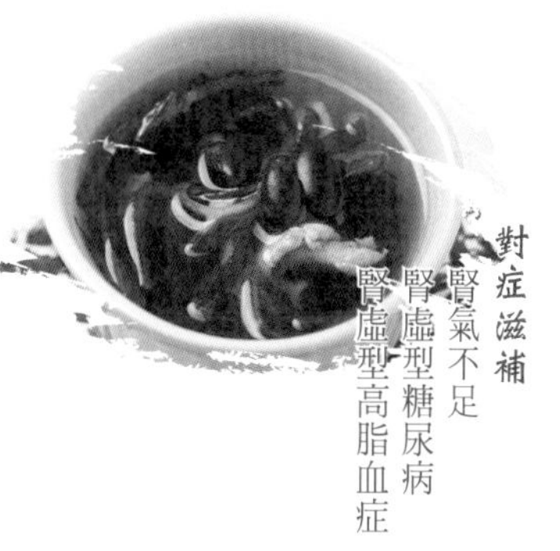

對症滋補

腎氣不足
腎虛型糖尿病
腎虛型高脂血症

材料 黑豆、豬瘦肉各 100 克，海帶 200 克，薑片、蔥段、鹽各適量。

做法 黑豆洗淨用水浸泡 4 小時；豬瘦肉洗淨切小塊；海帶洗淨切絲。將所有食材放入砂鍋中，加適量水，大火煮沸，撇去浮沫，轉小火燉煮 1 小時，關火後加鹽調味即成。

功效 可降血糖、降血脂、抗腫瘤。

方·肆

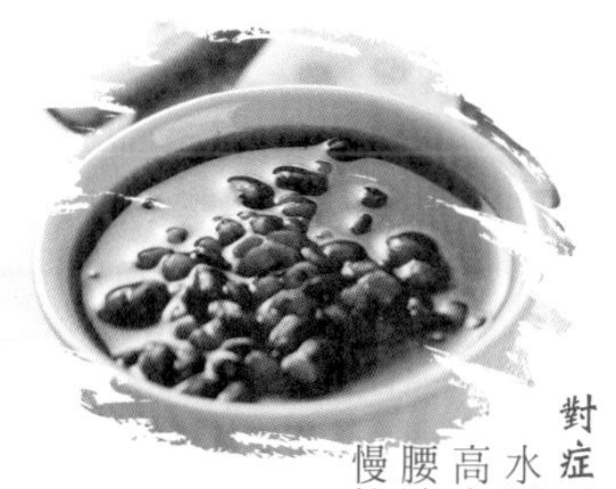

對症滋補

水腫
高血壓
腰膝酸軟
慢性關節炎

材料 黑豆、薏仁各 50 克。

做法 將黑豆和薏仁分別洗淨用水浸泡 4 小時。將泡好的黑豆和薏仁放入鍋中，加適量水大火熬煮，煮沸後改小火熬煮 1 小時，煮至黑豆和薏仁熟爛即成。

功效 可補腎強筋、利水減肥。

補腎防癌·益氣活血

黑木耳

◆ 古籍記載 ◆

黑木耳可食、可藥、可補。自古以來，黑木耳就被人們視為佳品，有「素中之葷」、「素中之肉」的美稱。據《本草綱目》記載，黑木耳有補氣益智、潤肺補腦、活血止血的功效。

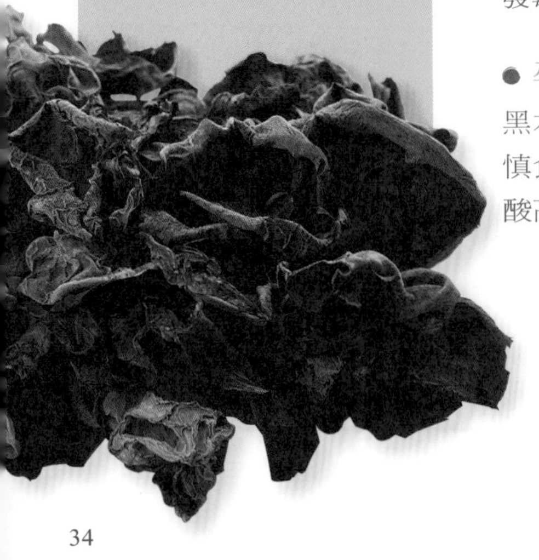

● 多食黑木耳，補腎固精又抗癌

黑木耳不僅具有補腎固精的作用，還有防癌抗癌的功效。黑木耳中豐富的膳食纖維能夠促進胃腸蠕動，促進腸道脂肪食物的排泄，有利於體內有毒物質隨糞便及時排出，發揮預防直腸癌及其他消化系統癌症的作用。

● 與紅棗一起煮粥，養腎兼養顏

黑木耳有養腎補氣、益氣活血的功效，搭配紅棗煮粥食用，可駐顏去斑、健美豐肌，治療面部黑斑、身形瘦弱，還有補血活血的作用，尤其適合於高脂血症、冠狀動脈疾病和中風的患者。

● 泡發黑木耳最好使用涼水

乾木耳在烹製前，可以加點鹽放在涼水中浸泡半個小時，讓乾木耳快速變軟，吃起來更健康。另外，不宜食用新鮮黑木耳，因爲新鮮黑木耳中含有光敏物質，食用後經陽光照射，暴晒的肌膚很容易出現搔癢、疼痛等症狀。

● 食用黑木耳後不宜立即喝濃茶

食用黑木耳後，不宜立即喝濃茶，以免影響黑木耳中鐵元素的吸收。黑木耳也不宜與田螺一起吃，不利於消化。發霉、有腐敗味的黑木耳嚴禁食用，以防中毒。

● 孕婦、慢性腹瀉的人不宜多食

黑木耳有活血的作用，孕婦不宜多吃。慢性腹瀉者也要慎食，因爲黑木耳有通便作用，會加重病情。此外，尿酸高和慢性腎功能不全者也不宜多吃。

方・壹

材料　水發黑木耳 80 克，鴿子 1 隻，紅棗 5 顆，枸杞、清湯、鹽、薑片各適量。

做法　鴿子宰殺，去內臟，洗淨；水發黑木耳洗淨，撕小朵；紅棗洗淨。將鴿肉放入鍋中，加清湯、薑片，大火煮沸，放入黑木耳、紅棗、枸杞，小火燉煮至熟，加鹽調味即成。

功效　可補腎滋陰、益氣補血。

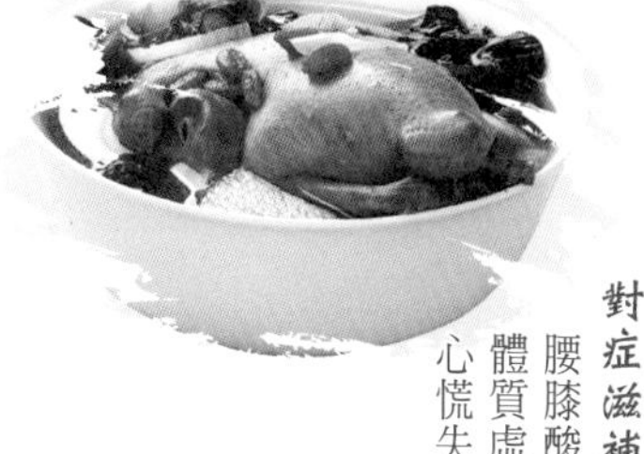

對症滋補
腰膝酸軟
體質虛弱
心慌失眠

方・貳

材料　水發黑木耳 50 克，洋蔥半顆，青椒、紅椒各半顆，油、鹽、花椒、乾辣椒各適量。

做法　洋蔥、青椒、紅椒洗淨切絲；水發黑木耳撕成小朵。油燒熱，倒入裝有花椒、乾辣椒的碗中，澆在洋蔥、黑木耳、青椒、紅椒上，加鹽調勻即成。

功效　可補腎降壓。

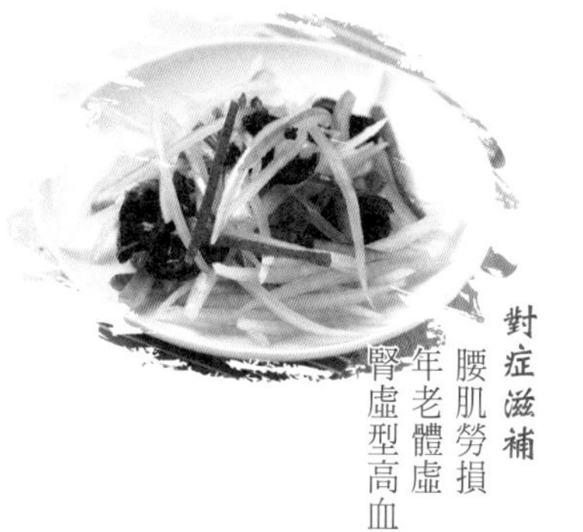

對症滋補
腰肌勞損
年老體虛
腎虛型高血壓

方・參

材料　雞半隻，蘑菇、水發黑木耳各 50 克，胡蘿蔔半根，白菜 100 克，鹽適量。

做法　雞處理乾淨，切塊；胡蘿蔔、蘑菇、白菜均洗淨，切小片；水發黑木耳洗淨，撕小朵。雞塊、胡蘿蔔、蘑菇和黑木耳同放入砂鍋內，加適量水大火煮沸，改小火燉 1 小時，加白菜大火煮沸，改中火煨 20 分鐘，加鹽調味即可。

功效　可補氣補腎、化瘀通絡。

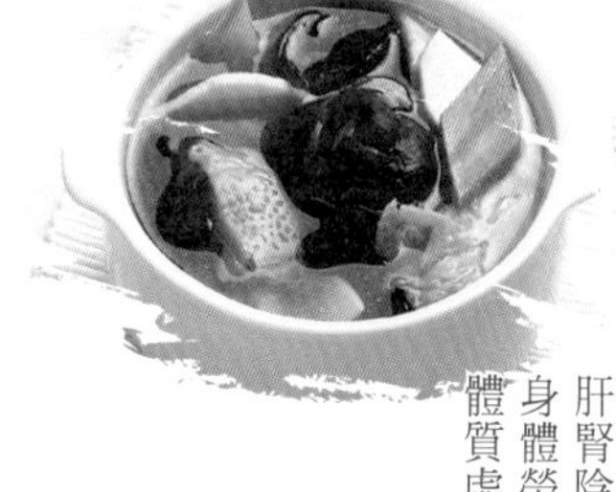

對症滋補
肝腎陰虛
身體勞損
體質虛弱

方・肆

材料　黑木耳 30 克，黃豆 50 克，紅棗 5 顆，山楂片、太白粉水各適量。

做法　將黑木耳用溫水泡發，撕成小朵，洗淨備用。黃豆、紅棗分別洗淨放入砂鍋，加適量水，大火煮沸後，改用小火煨煮一個半小時，待黃豆熟爛，加黑木耳及山楂片，繼續煨煮至黑木耳熟爛，用太白粉水勾芡成羹。

功效　可預防癌症。

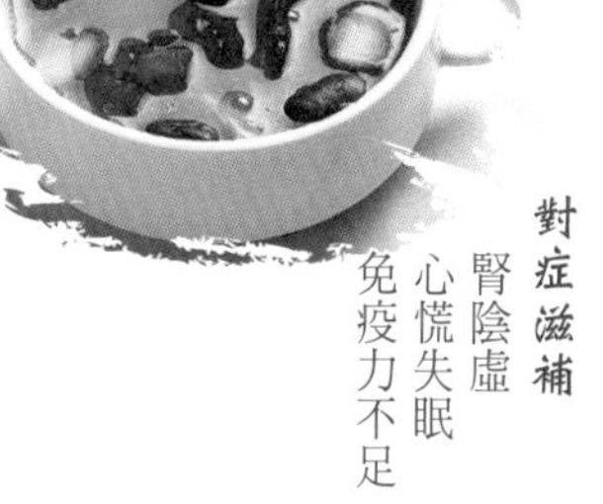

對症滋補
腎陰虛
心慌失眠
免疫力不足

補腎養胃·補氣養血

黑　棗

◆ 古籍記載 ◆

黑棗是傳統補腎食物「黑五類」之一，其他四種在前面都已有所介紹，分別是黑米、黑豆、黑芝麻、黑木耳。據《本草拾遺》記載黑棗能「止渴，去煩熱，令人潤澤」。長期服食可補腎養胃、補氣養血、輕身延年，有「營養倉庫」的稱號。

● 腎氣不足、腎精虧虛者宜多食

黑棗性溫味甘，能滋補肝腎，潤燥生津，尤其適用於腎氣不足、腎精虧虛及腎虛引起的全身疲乏、腰膝酸軟等症狀。黑棗中所含果膠，可抑制人體對膽固醇的吸收，降低人體膽固醇含量，幫助預防高脂血症、肥胖等。

● 與紅棗相比，黑棗補腎養血效果更好

黑棗相比紅棗，它的補腎養胃、養血補中效果更好。黑棗中含有豐富的維生素，有極強的增強免疫力、預防感冒的作用，並對貧血、血小板減少、肝炎、失眠有明顯的療效。

● 黑棗的降壓效果顯著

黑棗中含有礦物質，鉀含量尤為豐富，而鈉的含量則要低一些，尤其適合高血壓患者食用，可以排除體內多餘的鈉，幫助降低血壓。

● 黑棗不宜空腹食用

黑棗含有大量果膠和鞣酸，這些成分與胃酸結合，很容易在胃內結成硬塊，所以空腹時不宜吃黑棗。食用前可將少量燈心草與黑棗同煮，可使棗皮自動脫開，再用手指一搓，棗皮就會脫落。

● 便祕患者慎食黑棗

黑棗具有收斂作用，便祕患者應慎食。另外，黑棗中糖分較高，牙病患者不宜食用。大量食用黑棗容易引起胃酸過多或腹脹，所以不應過量食用。

方·壹

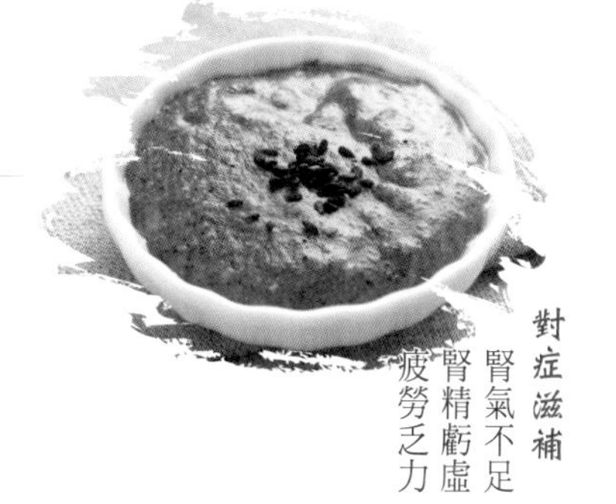

材料　黑棗、白米各 50 克，黑芝麻 20 克。

做法　黑棗去核洗淨；黑芝麻洗淨；白米淘洗乾淨，浸泡 30 分鐘。將白米、黑棗和黑芝麻一起放入豆漿機中，加水至上下水位線之間，按下「米糊」鍵，煮至豆漿機提示米糊做好即可。

功效　可補腎益氣、暖身養血。

對症滋補
腎氣不足
腎精虧虛
疲勞乏力

方·貳

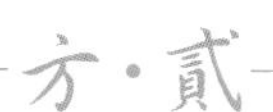

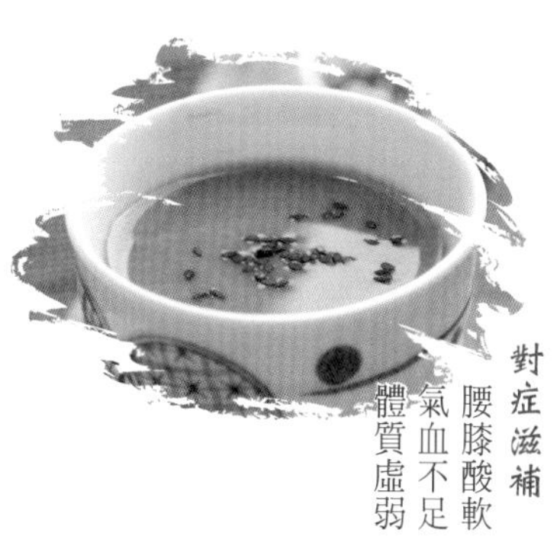

材料　黑棗 30 克，黃豆 100 克，黑芝麻 20 克。

做法　黃豆洗淨，提前浸泡一夜；黑棗洗淨去核；黑芝麻洗淨。將黑棗、黃豆和黑芝麻一起倒入豆漿機中，加水至上下水位線之間，煮至豆漿機提示豆漿做好即可。

功效　可補腎滋陰、補氣養血。

對症滋補
腰膝酸軟
氣血不足
體質虛弱

方·參

材料　黑棗、香菇各 50 克，白米 100 克。

做法　黑棗洗淨去核；香菇洗淨，切花刀。白米淘洗乾淨，放入鍋中，加適量水，大火煮沸，加入黑棗、香菇小火慢慢熬煮至粥黏稠即成。

功效　可養胃補腎、補氣養血。

對症滋補
腎氣不足
腎精虧虛
過度勞累

方·肆

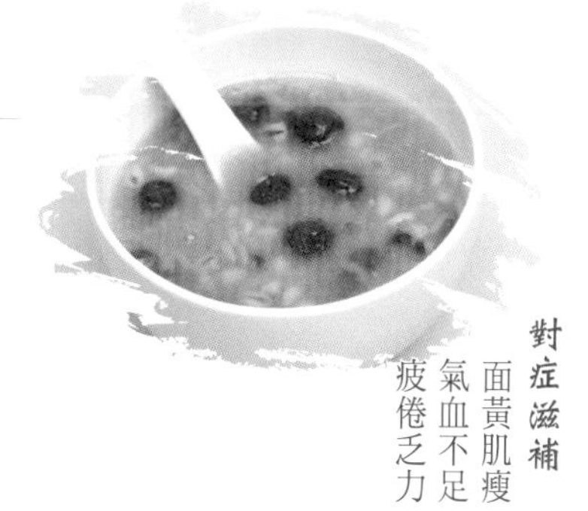

材料　黑棗 30 克，紅豆 100 克，薏仁 50 克，冰糖適量。

做法　將紅豆、薏仁提前浸泡幾個小時，然後和洗淨的黑棗一起下鍋，加 4 碗水，煲約 1 小時，紅豆出沙時，下冰糖攪拌均勻即成。

功效　可健脾益胃。

對症滋補
面黃肌瘦
氣血不足
疲倦乏力

滋陰壯陽·健脾利水

黑 魚

◆ 古籍記載 ◆

《神農本草經》將黑魚列為上品。李時珍說：「鱧首有七星，形長體圓，頭尾相等，細鱗、色黑，有斑花紋，頗類蝮蛇，形狀可憎，南人珍食之。」廣西一帶民間常視黑魚為珍貴補品，用以催乳、補血。黑魚還有滋補腎臟、健脾益氣、利水消腫之效。

● 魚類中以黑魚補腎更佳

黑魚是一種低脂肪、高蛋白的魚類，特別適合腎虛患者補益調養，適用於腎炎、水腫、腳氣、崩漏帶下、腰膝酸軟、痔瘡、癬疥、耳痛等，身體羸弱、氣血不足，急慢性腎病患者都宜食用。

● 搭配白米，滋陰壯陽效果更好

黑魚具有滋陰壯陽、補脾利水、養血補腎的功效；白米可滋養脾胃、補中益氣，維持代謝平衡。兩者搭配做粥食用，既可生精固腎、補腎壯陽，又可調經暖宮、補血滋陰。

● 黑魚以眼睛凸起、腮蓋緊閉、無黏液為佳

選購黑魚時要注意是否新鮮，新鮮的黑魚眼睛突起，澄清並富有光澤，鰓蓋緊閉，腮片呈鮮紅色，沒有黏液。可透過紅燒、煮湯、烤、煎、炸等烹調方法將黑魚製成美味佳餚。因爲黑魚性寒，脾胃虛寒者食用黑魚時宜加生薑、辣椒類調料，以調和性味。

● 痛風患者不宜食用

黑魚是高嘌呤食物，其膽固醇含量在淡水魚中位居首位，痛風患者食用黑魚，不但無法發揮滋補身體的功效，反而會加重病情，還會引起併發症。

● 食用黑魚時不宜喝牛奶

食用黑魚時不宜喝牛奶，易引起身體不適。同時，黑魚也不宜與茄子同食，以免損傷腸胃。一般人不宜多食黑魚，否則會引發頑固性疾病。

方・壹

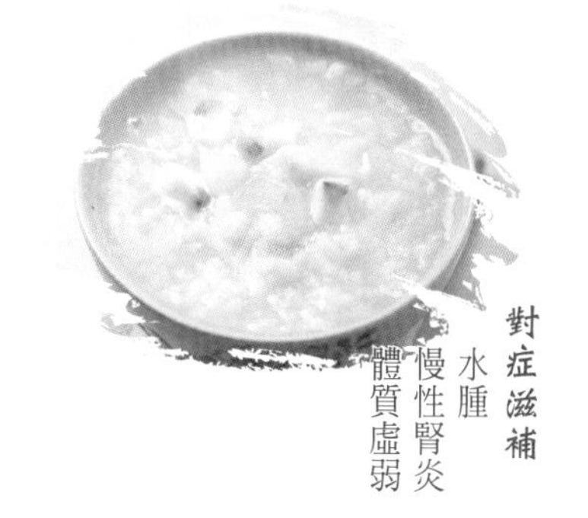

對症滋補
水腫
慢性腎炎
體質虛弱

功效　黑魚肉 150 克，白米 100 克，冬瓜 120 克。

做法　黑魚肉洗淨切丁，焯燙；冬瓜洗淨去皮，切塊；白米淘洗乾淨。將白米放入鍋中，加水熬煮至七成熟時，加冬瓜、黑魚肉熬煮至熟即成。

功效　可溫腎利水、補脾益氣。

方・貳

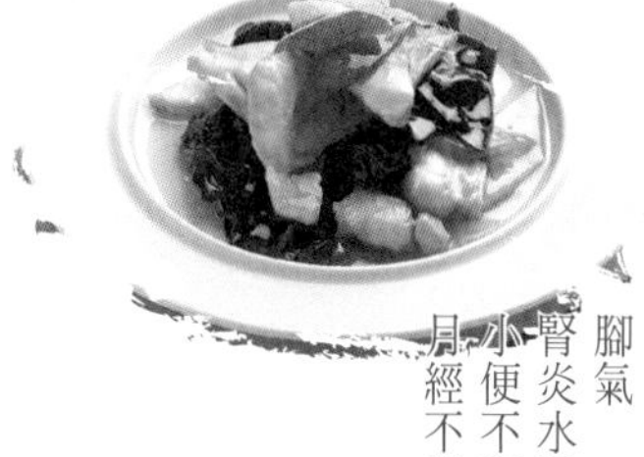

對症滋補
腳氣
腎炎水腫
小便不利
月經不調

功效　黑魚肉 200 克，水發黑木耳 30 克，甜椒 1 顆，料酒、鹽、油各適量。

做法　黑魚肉洗淨切條，用沸水焯燙；水發黑木耳洗淨撕小朵；甜椒洗淨切小塊。油鍋燒熱，放入黑魚肉條煸炒，加料酒；放入黑木耳、甜椒塊翻炒片刻，加鹽調味即成。

功效　可補腎利水、通氣消腫。

方・參

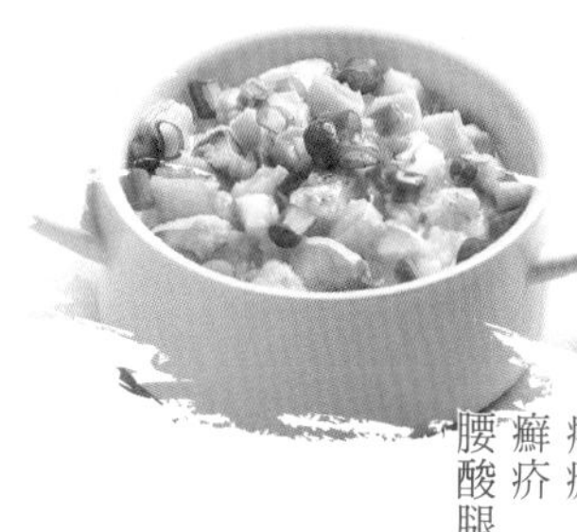

對症滋補
痔瘡
癬疥
腰酸腿軟

材料　白米 100 克，黑魚片 150 克，鹽、薑絲、黃酒、胡椒粉、蔥花各適量。

做法　白米洗淨浸泡 30 分鐘；黑魚片加鹽抓勻至表面黏滑，加薑絲、黃酒和胡椒粉醃製 15 分鐘。白米放入鍋中煮至粥濃稠，放入黑魚片迅速打散，加鹽、蔥花調味即可。

功效　可溫腎利水。

方・肆

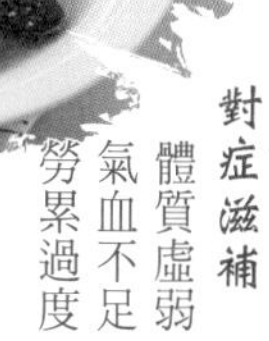

對症滋補
體質虛弱
氣血不足
勞累過度

材料　黑魚 1 條，人參 10 克，黃芪 20 克，紅棗 5 顆，鹽適量。

做法　黑魚宰殺，去鱗、腮、腸臟，洗淨；紅棗洗淨去核。將黑魚、人參、黃芪、紅棗放入鍋中，加適量水，燉煮至熟，加鹽調味即成。

功效　可補腎益氣、補虛生津。

補腎益精·壯陽治痿

海參

◆ 古籍記載 ◆

《本草從新》中記載，海參可「補腎益精，壯陽治痿」。《隨息居飲食譜》也提及海參能「滋陰補血，健陽潤燥，調經養胎利產」。海參性溫，質地雖陰柔，但能補腎之陽氣，為腎陰腎陽雙補之品。故凡腎虛之人，皆宜食之。

● 改善腎虛導致的勃起功能障礙

海參具有補腎益精、養血潤燥的功效，尤其適用於勃起功能障礙、遺精、腸燥便祕等人群。海參含有豐富的微量元素鋅，還可防治前列腺炎和尿道感染。

● 常食海參可增強體質，提高免疫力

海參中所含離胺酸被稱爲人體的「生長素」和「腦靈素」，它是精子形成的必要成分，能促進人體發育，提高人體免疫力。海參尤其適合高血壓、血管硬化、冠狀動脈疾病、肝炎等患者食用，年老體虛、病後宜補的人，常食還可預防阿茲海默症、增強體質。

● 以肥壯飽滿、體長肉厚、體內無沙者為佳

選購海參時以身形粗長、質重、皮薄、肉壁肥厚、水發脹性不大、性糯而爽滑、富有彈性、體內無沙粒者爲佳。家庭食用時，可將乾海參置於冷水中浸泡 24 小時，再用刀剖開去內臟，洗淨置保溫瓶中，倒入開水，蓋緊瓶蓋，發 10 小時左右，中途可倒出來檢查一次，挑出部分已發透的嫩小海參，泡在冷水中備用。

● 煮海參時加醋，會降低營養價值和口感

烹製海參時不宜加醋的原因，是因爲加了醋的海參不但吃起來口感、味道均會下降，而且由於膠原蛋白受到破壞，營養價值也大打折扣。

● 脾胃虛弱、經常腹瀉者不宜吃海參

海參雖好，但脾胃虛弱、經常腹瀉、痰多、便稀、氣喘等患者不宜多食，以免加重腎臟負擔，建議老年人剁碎後食用。

方・壹

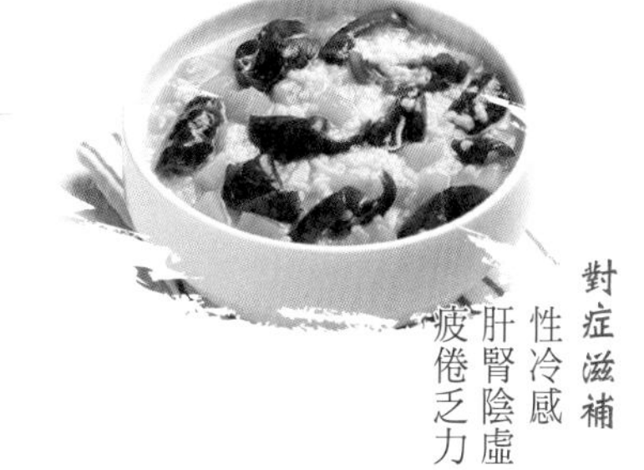

材料 水發海參 50 克，南瓜 1 塊，小米 100 克，蜂王漿 20 克。

做法 將南瓜洗淨切丁；海參溫水浸泡數小時後剖洗切片；小米淘淨。將小米、南瓜丁、海參片一起放入鍋中，加適量水煮粥，煮至海參爛，粥稠，稍涼後調入蜂王漿即成。

功效 可溫腎壯陽、補氣養血。

對症滋補
性冷感
肝腎陰虛
疲倦乏力

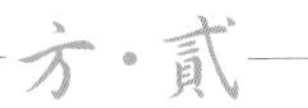

材料 水發海參、豬瘦肉各 100 克，水發黑木耳 50 克，紅棗 10 顆，香油、鹽、薑片各適量。

做法 水發海參洗淨切片；豬瘦肉洗淨切塊。將海參、水發黑木耳、紅棗、豬瘦肉、薑片放入砂鍋內，加水燉 30 ～ 50 分鐘，放入香油、鹽即可。

功效 可補腎益精、補氣養血。

對症滋補
體質虛弱
免疫力降低
性功能減退

方・參

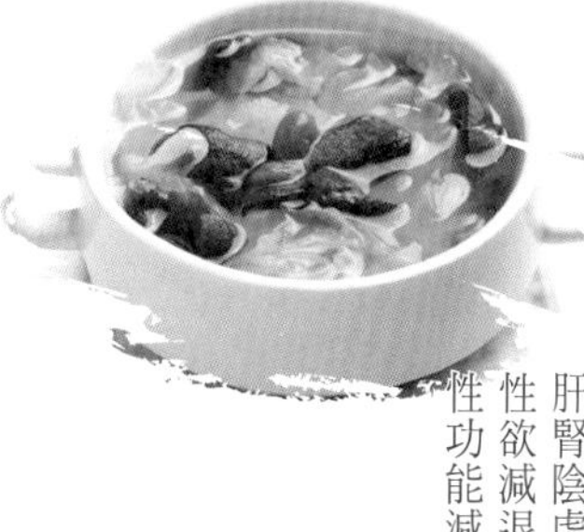

材料 水發海參 50 克，銀耳 5 克，鮮湯、料酒、鹽、枸杞各適量。

做法 將水發海參切片，銀耳泡發後洗淨撕小朵，銀耳、海參用開水焯透。鮮湯加鹽及料酒煮沸，加銀耳、海參、枸杞，小火煨至食材全熟即成。

功效 可補益肝腎、益精養氣。

對症滋補
肝腎陰虛
性欲減退
性功能減退

方・肆

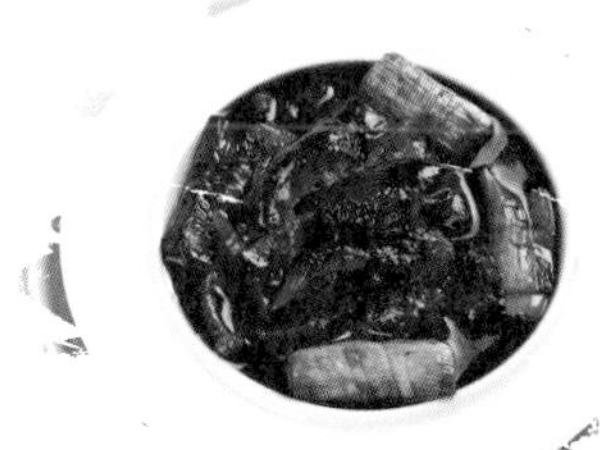

材料 水發海參 500 克，蔥段、料酒、鹽、油、醬油、肉湯、香油各適量。

做法 在水發海參肚內劃十字刀，放入開水鍋內焯水，撈出，瀝乾水分，切小塊。油鍋燒熱，加蔥段煸炒至金黃色，再加肉湯、海參、料酒、醬油、鹽，燒至呈淡黃色時淋上香油，出鍋即成。

功效 可補腎益精、養血潤燥。

對症滋補
氣血不足
疲倦乏力
過度勞累

滋補肝腎·益血填精

淡　菜

◆ 古籍記載 ◆

《本草匯言》中記載「淡菜，補虛養腎之藥也」。《隨息居飲食譜》中也記載其能「補腎，益血填精，治遺、帶、崩、淋，陽痿陰冷，消渴，癭瘤」。《日華子本草》提及其「煮熟食之，能補五臟，益陽事，理腰，治腳氣，消素食，除腹中冷氣」。

● 對治療勃起功能障礙非常有益

淡菜中精氨酸含量豐富，男性食之對治療勃起功能障礙非常有益，長期食用效果顯著。此外，淡菜富含的鋅和精胺酸，還能促進精原細胞分裂和成熟，防治男性性功能減退。淡菜具有補肝腎、益精血、消癭瘤、清心安神、滋陰調經等功效，同樣也是女性的滋補佳品。

● 與豬骨煲湯，有效調理腎精不足

由於淡菜所含的營養成分很豐富，其營養價值高於一般的貝類和魚、蝦、肉等，對促進新陳代謝，確保大腦和身體的營養供給有積極的作用，與豬骨煲湯食用可補腎益精，改善腎精不足所致的腰膝酸軟、記憶力下降、骨質疏鬆等症狀。

● 體質虛弱、氣血不足之人進補尤為適宜

淡菜蒸熟晒乾，肉質鮮嫩，營養豐富，爲滋補營養品，適宜體質虛弱、氣血不足之人食用。市售的淡菜一般多爲乾製品，味美而淡，在加工過程中不加鹽，故稱爲淡菜。以體形肥大、完整，呈黃色或橙黃色，略有光澤，乾燥適度，味鮮而且帶有自身的香氣，顆粒均勻，無雜質者爲優。

● 痛風患者與脾胃虛寒者忌食

雖然淡菜營養價值高於一般的貝類和魚、蝦、肉等，但其嘌呤含量過高，痛風患者需慎食。此外，脾胃虛寒者也應該少食淡菜，甲狀腺攝碘試驗前需慎食淡菜等含碘豐富的食物。皮膚病患者不宜食用淡菜，因其所含蛋白質進入人體後，可能成爲過敏原，引起皮膚搔癢，加重症狀。

方・壹

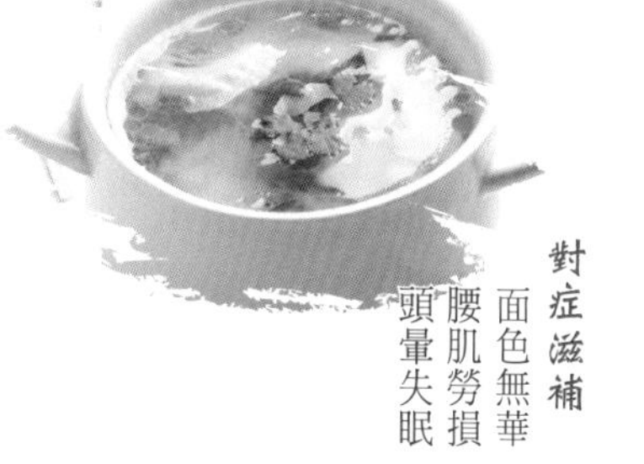

對症滋補
面色無華
腰肌勞損
頭暈失眠

材料 淡菜、筍尖各100克，蚌肉200克，蔥花、薑末、料酒、鹽各適量。

做法 將淡菜、蚌肉分別洗淨，放入開水鍋中，大火煮沸，加蔥花、薑末、料酒、筍尖，小火煨爛，撇去浮沫，加少許鹽調味即成。

功效 可補腎強筋、預防抗骨質疏鬆。

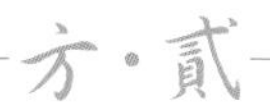

方・貳

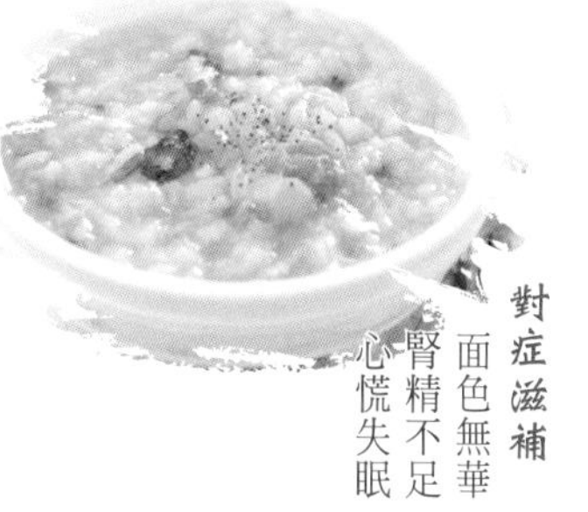

對症滋補
面色無華
腎精不足
心慌失眠

材料 淡菜、羊肉各100克，白米50克，薑絲、蒜末、鹽、料酒、蔥花各適量。

做法 淡菜剪洗乾淨；羊肉洗淨，焯水，切小塊，加料酒、蒜末、薑絲醃製入味。白米洗淨，放入鍋內，加適量水，煮沸後倒入羊肉塊、淡菜，小火熬至粥熟，加鹽撒上蔥花即可。

功效 可養血益精、清心安神。

方・參

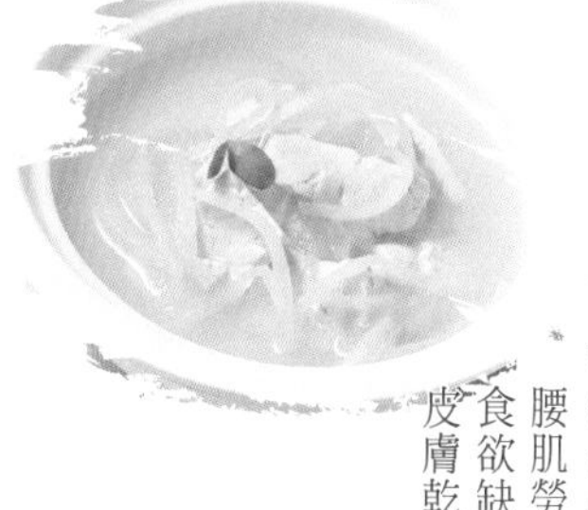

對症滋補
腰肌勞損
食欲缺乏
皮膚乾燥

材料 淡菜100克，豆腐、白蘿蔔各200克，薑絲、鹽、料酒各適量。

做法 白蘿蔔洗淨切絲；豆腐切小方塊。鍋中加適量水燒開，放入淡菜、白蘿蔔絲、薑絲、料酒，煮沸後用小火煮至白蘿蔔絲熟軟；放入豆腐塊，加少許鹽調味，再煮至食材熟透即成。

功效 可生津潤燥、消食化滯。

方・肆

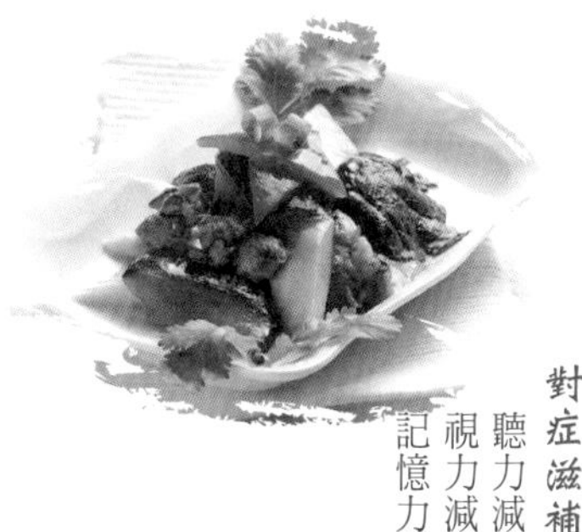

對症滋補
聽力減退
視力減弱
記憶力下降

材料 淡菜250克，香菇片、筍片各50克，鹽、料酒、蔥花、薑末、油、鮮湯、太白粉水各適量。

做法 淡菜洗淨，上籠蒸透。油鍋燒熱，加蔥花、薑末煸炒出香味；加鮮湯及香菇片、筍片、淡菜、料酒，中火煮10分鐘；加鹽拌勻，入味後用太白粉水勾芡即成。

功效 可補腎強身、健腦增智。

養腎生精·調中益氣

泥　鰍

◆ 古籍記載 ◆

泥鰍在民間素有「天上斑鳩，河裡泥鰍」的美諺。因其肉質鮮美，營養豐富，脂肪成分較低，膽固醇少，既是美味佳餚，又是益壽藥品，有「水中人參」的美譽。據《本草綱目》記載，泥鰍可暖中益氣，醒酒，解消渴，治陽事不起。

● 男性常食泥鰍可調節性功能

成年男子常食泥鰍有補腎固精、滋補強身的作用，可緩解腎虛、調節性功能，對腎虛陽痿、肝炎等均有輔助治療作用。泥鰍中所含的不飽和脂肪酸，可幫助人體抵抗血管衰老，尤其適宜患有心血管疾病及高血壓的老年人食用。

● 搭配豆腐營養互補，養腎生精效果好

豆腐富含蛋白質、維生素、微量元素，但缺乏甲硫胺酸，泥鰍富含甲硫胺酸，能彌補豆腐這一不足。兩者搭配起來煮湯，能起到營養互補、食療加倍的功效，還可適用於濕熱傷絡引起的腰痛。

● 辣椒可以讓泥鰍吐淨腹中泥土

泥鰍體表的黏性物質是一種膠質營養素，具有利尿通淋、解毒消腫的作用，過度沖洗，會造成營養流失。將泥鰍與辣椒一起放入水中，可以使其吐淨腹中泥土。

● 忌食沒煮熟的泥鰍

泥鰍應烹製熟透才能食用，因爲泥鰍的肌肉中有時會有顎口線蟲的幼蟲寄生，食用未熟透的泥鰍，有可能使顎口線蟲的幼蟲進入人體，使人體出現移行性皮下腫塊，並可能寄生於人的眼部和腦部。

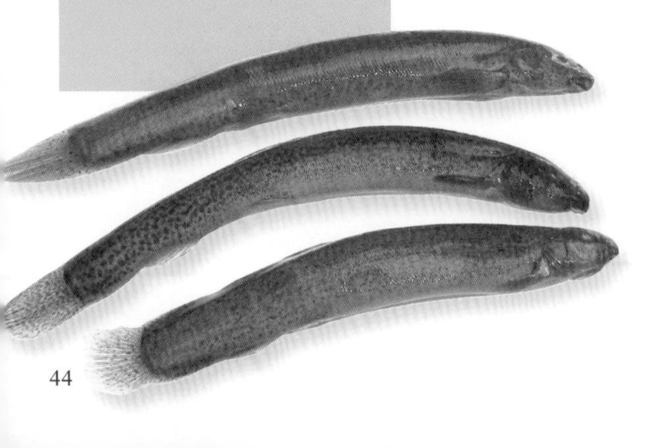

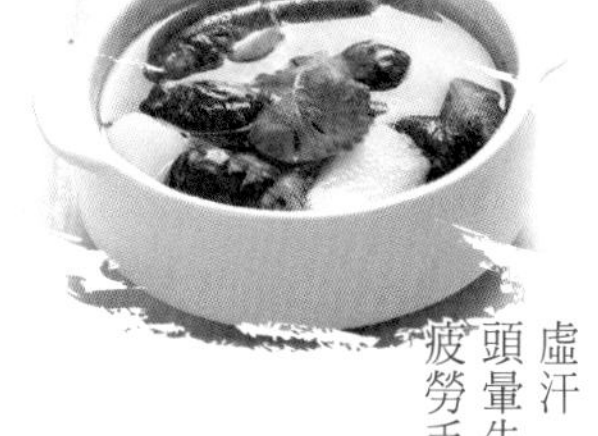

對症滋補

虛汗
頭暈失眠
疲勞乏力

方・壹

材料　泥鰍 120 克，黃芪、黨參、山藥各 30 克，紅棗 5 顆，薑片、鹽、油各適量。

做法　泥鰍剖開，去鰓及內臟，洗淨；紅棗、黃芪、黨參、山藥均洗淨，山藥去皮切片。油鍋燒熱，放薑片爆香，放入泥鰍略炸；將黃芪、黨參、紅棗、山藥與泥鰍放入砂鍋，加適量水，用小火慢煲 2 小時，用鹽調味即成。

功效　可益氣補腎、滋補強身。

對症滋補

脾胃虛寒
腰膝酸軟
記憶力減退

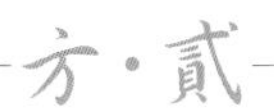

材料　泥鰍 250 克，豆腐 150 克，薑片、鹽各適量。

做法　泥鰍剖開，去鰓及內臟，洗淨；豆腐切塊。將泥鰍、薑片放入鍋中，加適量水，燉煮至六成熟，加豆腐，燉煮至熟，加鹽調味即成。

功效　可補益脾腎、清熱解毒。此湯適用於濕熱傷絡引起的腰痛。

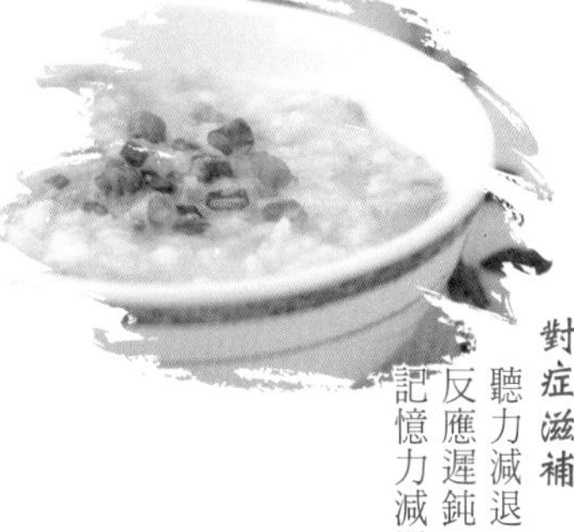

對症滋補

聽力減退
反應遲鈍
記憶力減退

方・參

材料　泥鰍 250 克，白米 100 克，火腿末 25 克，蔥花、薑末、料酒、鹽各適量。

做法　將泥鰍處理乾淨，放入碗中，加蔥花、薑末、料酒、鹽，上籠蒸至爛熟後去刺、頭，取泥鰍肉。將白米淘淨入鍋，加水大火燒開，再轉用小火熬煮成稀粥，加泥鰍肉、火腿末稍煮即成。

功效　可消渴醒酒、暖中益氣。

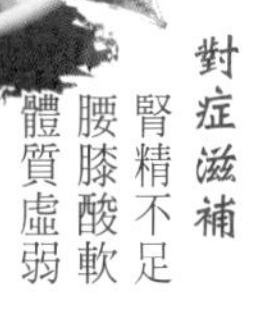

對症滋補

腎精不足
腰膝酸軟
體質虛弱

方・肆

材料　泥鰍 250 克，黑豆 60 克，豬瘦肉 100 克，鹽適量。

做法　泥鰍剖開，去鰓及內臟，洗淨；豬瘦肉洗淨切碎；黑豆洗淨用水浸泡 4 小時。將泥鰍、豬瘦肉與黑豆同放入鍋中，加適量水，小火煮至熟透，加鹽調味即成。

功效　可補腎滋陰、補中益氣。

滋補肝腎·養血固脫

鱔　魚

◆ 古籍記載 ◆

據《本草綱目》記載，鱔魚有補血、補氣、消炎、消毒、除風濕等功效。中醫學認為，鱔魚性溫，味甘，為溫補強壯之品，具有壯腎陽、補虛損、除風濕、強筋骨、止痔血等功效，適用於腎虛腰痛、四肢無力、氣血虧虛、消瘦、子宮脫垂、風濕痺痛等症狀。

● 小暑前後的鱔魚營養最為豐富

民間素有「小暑鱔魚賽人參」之說，人們提到鱔魚更有「夏吃一條鱔，冬吃一棵參」的說法。夏季爲慢性支氣管炎、支氣管哮喘、風濕性關節炎等疾病的緩解期，而每年小暑前後的鱔魚體壯而肥、肉嫩鮮美、營養豐富，滋補作用最強，此時若食用鱔魚，可達到調節臟腑、強身的目的。

● 搭配山藥，益腎補虛、健腦益智

鱔魚搭配山藥炒食，能促進人體對蛋白質的吸收，有益腎補虛的功效。鱔魚中所含豐富的 DHA 和卵磷脂，是腦細胞不可缺少的營養，因此常吃能夠健腦益智。

● 鱔魚必須煮透才能食用

鱔魚雖然營養價值高，但必須煮熟透才能食用，因爲鱔魚是顎口線蟲的宿主，在沒有煮熟或者完全炒熟的情況下，無法完全殺死寄生蟲，繼而引發顎口線蟲感染。人如果食用了未煮熟透的鱔魚，感染寄生蟲半個月後體溫會不斷升高，出現厭食現象，頸頜部、腋下、腹部皮下還會出現疙瘩。

● 死鱔魚應忌食

鱔魚宜現殺現烹，死鱔魚應忌食。因爲鱔魚死後體內的組胺酸會轉變爲有毒物質。食用後會出現組胺中毒症狀，輕則頭暈、頭痛，重則呼吸急迫、心跳加快。

● 皮膚病患者慎食

凡是有搔癢性皮膚病、淋巴結核、紅斑性狼瘡等患者應慎食或忌食鱔魚。另外，有口渴咽乾、唇舌乾燥、便祕、尿少而黃等陰虛內熱者也需慎食鱔魚。

方・壹

材料　鱔魚 250 克，白米 50 克，鹽適量。

做法　鱔魚去腸雜，切絲，洗淨；白米洗淨。白米放入鍋中，加適量水，大火煮沸轉小火煮 10 分鐘，加鱔魚絲煮熟，加鹽調味即成。

功效　可補腎強筋、補氣養血。

對症滋補

身倦乏力
頭暈目眩
食少腹冷

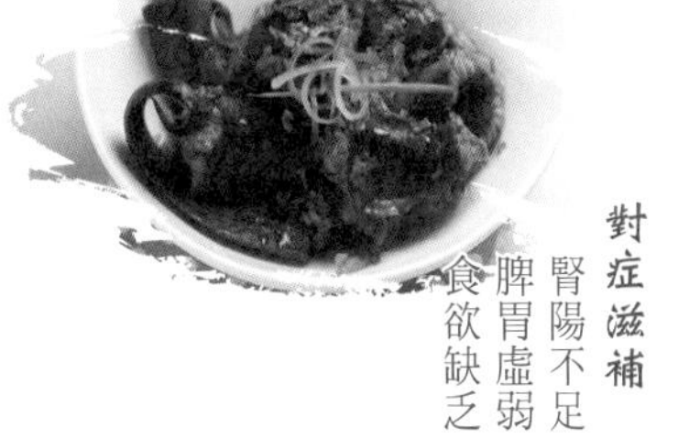

方・貳

材料　鱔魚 250 克，雞內金 6 克，鹽、胡椒粉各適量。

做法　雞內金焙黃，研末；鱔魚去內臟，洗淨切段。將雞內金粉和鹽撒在鱔魚上，然後放入蒸鍋中，隔水蒸熟，取出後加胡椒粉即成。

功效　可溫陽益脾、消食健胃。

對症滋補

腎陽不足
脾胃虛弱
食欲缺乏

方・參

材料　鱔魚絲 350 克，金針菇 100 克，鹽、料酒、醬油、蒜瓣、薑絲、蔥絲、太白粉水、油各適量。

做法　油鍋燒熱，放入鱔魚絲，加醬油、鹽、料酒，燒至鱔絲半熟後，放金針菇、薑絲、蔥絲、蒜瓣，燒至鱔絲熟透，用太白粉水勾芡即成。

功效　可養心補腎、清肝明目。

對症滋補

過度疲勞
頭暈目眩
用腦過度

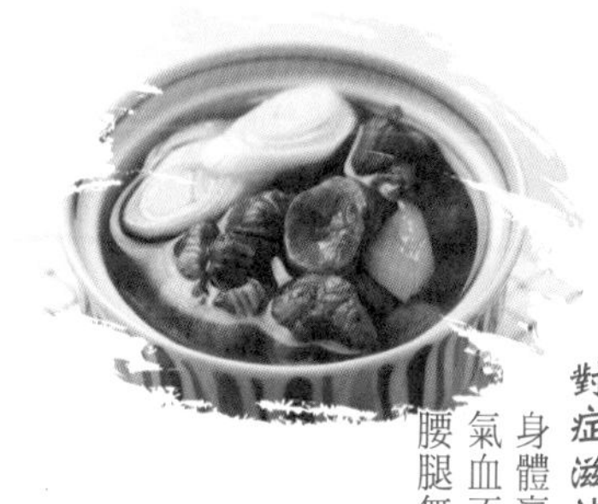

方・肆

材料　鱔魚 400 克，板栗 100 克，薑片、蒜瓣、鹽、料酒各適量。

做法　鱔魚洗淨用熱水燙去黏液，切段，放鹽、料酒拌勻；板栗洗淨去殼。將鱔魚段、板栗、薑片、蒜瓣同放入鍋內，加水煮沸後轉小火再煲 1 小時，出鍋時加鹽調味即成。

功效　可填精養血、強健筋骨。

對症滋補

身體羸弱
氣血不足
腰腿無力

補腎滋陰·防癌抗癌

甲　魚

◆ 古籍記載 ◆

中國歷來都把甲魚當作珍貴的藥用動物。據《名醫別錄》中記載，甲魚肉「益氣，補不足」。唐代醫學家孟詵談及「婦人漏下……宜常食之」。《隨息居飲食譜》中記載「鱉甘平，滋肝腎之陰，清虛勞之熱，宜蒸煮食之」。

● 腎陽虛、腎陰虛都宜食用

腎陽虛、腎陰虛、陰陽兩虛、腎氣不固者都宜食甲魚，甲魚能「補勞傷，壯陽氣，大補陰之不足」，具有補腎壯陽、滋陰涼血、清熱散結、益氣養血、強筋健骨的功效，可防治腎虛所致的腰膝酸軟、頭暈、遺精、陽痿等症狀。

● 春、秋季的甲魚滋補作用最大

甲魚在一年中以春、秋兩季最爲壯實，此時食用，滋補作用最大。甲魚富含蛋白質、礦物質、維生素 A、維生素 B1、維生素 B2 等多種營養成分，具有較強的抗氧化性，能延緩衰老、補腎強精。食補時，宜選購 500 ～ 750 克的甲魚爲佳。

● 常食甲魚防癌抗癌效果顯著

甲魚能有效防癌抗癌，對放射性治療引起的貧血、羸弱也有輔助治療作用。除此以外，甲魚殼還能抑制癌細胞生長，提高機體的免疫力，適合癌症患者食用。

● 甲魚不宜與莧菜、鴨肉同食

甲魚與莧菜同食，不容易消化，可能導致身體不適。而當甲魚和鴨肉同食時，很容易引起便祕。

● 孕婦與產後虛寒者應忌食

甲魚屬於高蛋白質食物，特別是它的邊緣肉裙部分還含有動物膠質，不容易消化吸收，孕婦及產後虛寒、腹瀉、失眠者不宜食用。此外，食欲缺乏、消化功能較差的人也不宜食用甲魚，以免導致消化不良、腸胃損傷。

方・壹

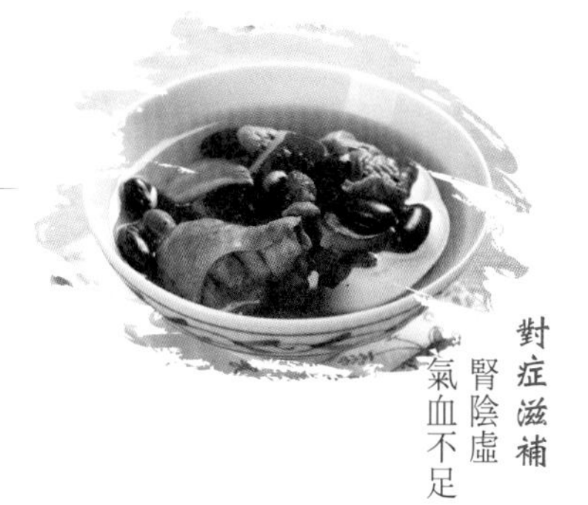

材料　甲魚 1 隻，黑豆 30 克，鹽適量。

做法　先將甲魚處理乾淨，剁塊；黑豆洗淨浸泡 4 小時。將甲魚、黑豆放入砂鍋中，加適量水，燉煮至熟，加鹽調味即成。

功效　可補腎養血、滋陰清熱。

對症滋補
腎陰虛
氣血不足

方・貳

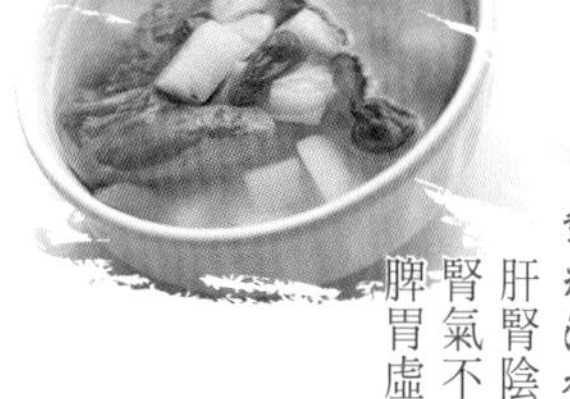

材料　甲魚 1 隻，枸杞 6 克，山藥 30 克，薑 3 片，鹽適量。

做法　甲魚處理乾淨，剁塊；山藥去皮，洗淨切塊。把全部食材一起放入燉盅內，加適量開水，小火燉 2 小時，加鹽調味即成。

功效　可健脾補腎、滋陰養血。

對症滋補
肝腎陰虛
腎氣不足
脾胃虛弱

方・參

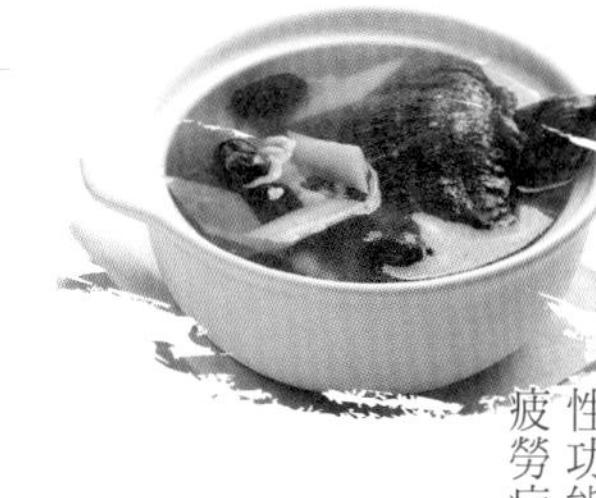

材料　甲魚 1 隻，薏仁 20 克，紅棗 6 顆，蔥段、薑片、料酒、鹽各適量。

做法　甲魚宰殺、汆燙，除去內臟，洗淨；薏仁洗淨後納入甲魚腹中，甲魚放在蒸盤中；紅棗洗淨與蔥段、薑片拌勻放入盤中，加料酒、鹽，大火蒸 1 小時即成。

功效　可促進性欲、增強性功能。

對症滋補
失眠健忘
性功能減退
疲勞症候群

方・肆

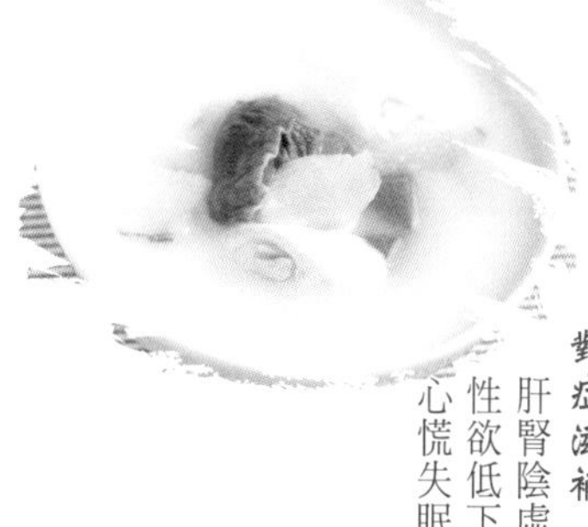

材料　甲魚 1 隻，胡蘿蔔 1 根，乾百合 5 克，料酒、蔥段、薑片、鹽各適量。

做法　胡蘿蔔洗淨，切塊；乾百合泡發，洗淨；甲魚宰殺，汆燙，除去內臟，洗淨切塊。甲魚塊入砂鍋，加水、蔥段、薑片煮沸，烹入料酒，加胡蘿蔔、百合，改小火燉至肉熟爛，加鹽，煮沸即成。

功效　可補腎滋陰、增強性功能。

對症滋補
肝腎陰虛
性欲低下
心慌失眠

補腎養血·強筋健骨

烏骨雞

◆ 古籍記載 ◆

烏骨雞又稱烏雞，據《本草綱目》中記載，烏骨雞可「補虛勞羸弱，治消渴，益產婦，治女人崩中帶下虛損諸病，大人小兒下痢噤口」。《本草再新》提及其有「平肝去風，除煩熱，益腎養陰」之效。《泰和縣誌》記載「能治虛證、陰證、痘證，其功效在湯不在肉」。

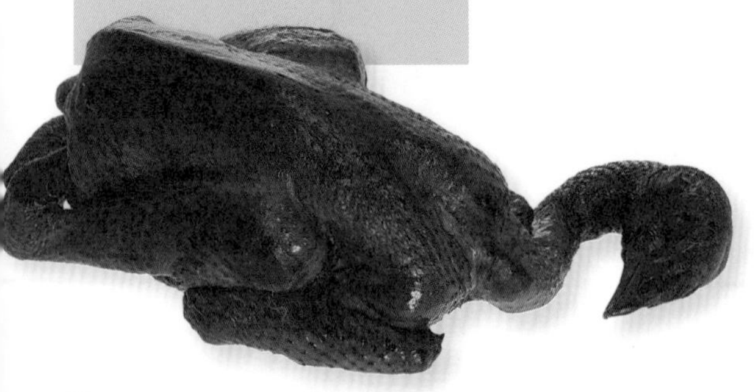

● 男性性功能低下者可常食

與一般雞肉相比，烏骨雞的蛋白質、維生素B2、菸鹼酸、維生素E、磷、鐵、鉀、鈉的含量更高，是比較好的全營養型滋補食品。烏骨雞肉含有10種胺基酸，被人們稱爲「黑心寶貝」，對男性性功能低下有特殊的食補作用，可提高生理功能、強身健骨，對骨質疏鬆、佝僂病也有明顯功效。

● 與黃芪搭配，煲湯可養血

烏骨雞和紅棗一起燉食，有滋陰、補益氣血、益肝明目的功效。烏骨雞性平，味甘，對於病後、產後貧血者具有補血益氣的食療功效，可調理女性月經紊亂。與黃芪煲湯時，還可改善心肌供血，提高免疫力，而且能夠延緩衰老。

● 最好用砂鍋小火慢慢燉煮

燉煮烏骨雞時，最好不要用壓力鍋，宜用砂鍋小火慢燉，這樣可使其所含的營養物質充分釋放出來，有利於人體充分吸收和利用。另外，選購時宜挑選皮油亮、毛孔清晰、無異味、骨色肉色較深的烏骨雞。烹飪前將雞內臟挖淨，燉煮時加少許薑片，可提高鮮味，去除腥味。

● 嚴重皮膚病患者需慎食

烏骨雞雖是補益佳品，但多食會生痰助火，生熱動風，故急性細菌性痢疾腸炎初期和嚴重皮膚病患者要慎食，嚴重感冒者也不宜食用，同時還應忌辛辣油膩食物以及菸酒等。

方·壹

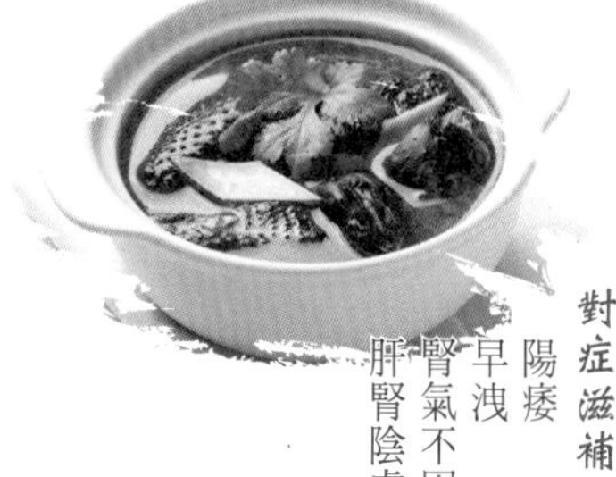

對症滋補

陽痿

早洩

腎氣不固

肝腎陰虛

材料 烏骨雞 1 隻，淡菜 20 克，黑木耳、銀耳、料酒、薑片、鹽各適量。

做法 淡菜、黑木耳、銀耳分別泡發洗淨；烏骨雞洗淨汆透後過涼。雞腹中放入淡菜、黑木耳、銀耳，放入砂鍋內，加適量水，放薑片。大火煮沸，烹入料酒，改用小火煨燉熟爛，加鹽煮至沸即成。

功效 可補腎益精、強筋健骨。

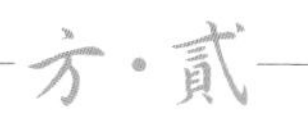

對症滋補

大腦疲勞

神經衰弱

記憶力減退

材料 烏骨雞 1 隻，乾荔枝 10 顆，當歸 15 克，枸杞、薑片、料酒、鹽各適量。

做法 乾荔枝取肉；枸杞洗淨；當歸洗淨切片；烏骨雞宰殺去雜，洗淨放入沸水汆一下取出，再洗淨。將以上食材同放入燉盅內，加料酒、薑片及適量水，蓋上燉盅蓋，放入鍋內，隔水燉 4 小時，加鹽調味即成。

功效 可滋肝補腎、增強記憶力。

方·參

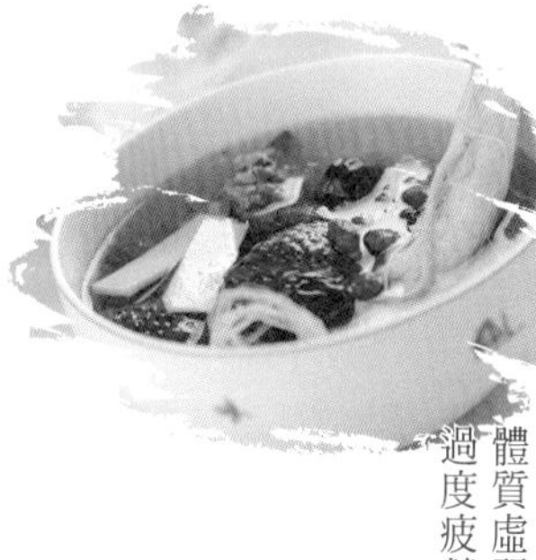

對症滋補

腎精不足

體質虛弱

過度疲勞

材料 烏骨雞 1 隻，人參 15 克，薑片、枸杞、鹽各適量。

做法 烏骨雞宰殺，處理乾淨，剁塊；人參浸泡。將烏骨雞塊、人參、薑片、枸杞放入鍋中，加適量水，燉煮至熟，加鹽調味即成。

功效 可大補元氣、補脾益肺。

方·肆

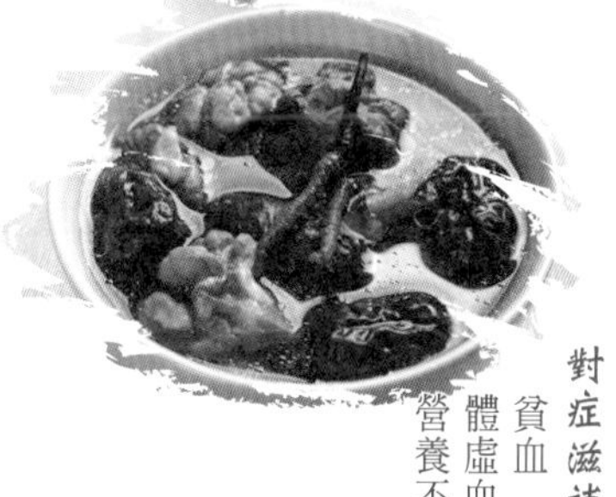

對症滋補

貧血

體虛血虧

營養不良

材料 烏骨雞 1 隻，核桃 20 克，冬蟲夏草 10 克，紅棗 10 顆，薑片、鹽各適量。

做法 冬蟲夏草、紅棗洗淨。烏骨雞洗淨去雜，同冬蟲夏草、紅棗、核桃、薑片一起放入沸水鍋中，中火煲 3 個小時，用鹽調味即成。

功效 可補虛勞、產後調理。

強腰補腎·健脾養胃

板　栗

◆ 古籍記載 ◆

《本草綱目》中記載「栗治腎虛，腰腿無力，能通腎益氣，厚腸胃也」。據《名醫別錄》記載，板栗「主益氣，厚腸胃，補腎氣」。據說，慈禧太后每天都要吃板栗麵製成的小窩窩頭，用以健腦益智、健體養顏。

● 對腎陽虛患者有良好療效

板栗營養豐富，是補養治療的良藥，可與人參、黃芪、當歸相媲美，尤其對腎陽虛患者有良好療效，所以被稱爲「腎之果」。板栗中所含的不飽和脂肪酸和礦物質，能防治高血壓、冠狀動脈疾病，是老年人理想的保健果品。

● 與白米煮粥，可補腎強筋、增進食欲

板栗具有補腎強腰、養胃健脾的功效，搭配白米做粥食用，既能增強食欲，又能起到補腎強筋的作用，還可預防動脈硬化、冠狀動脈疾病、高血壓、骨質疏鬆、腰腿酸軟、筋骨疼痛、乏力等病症。

● 板栗最好在兩餐之間食用

食用板栗最好在兩餐之間，或做在飯菜裡吃，不要在飯後大量食用。這是因爲板栗含澱粉較多，飯後吃容易攝取過多熱量，不利於維持體重。在烹製板栗前，可在板栗上用刀劃道口，這樣煮熟後很容易就能剝掉皮。

● 以外殼附有一層薄薄的絨毛為佳

新鮮的板栗顏色稍淺，外殼附有一層薄薄的絨毛，陳年的板栗則外殼光滑，顏色光亮，深如巧克力。另外，在購買時還需仔細檢查表面是否有蟲眼。

● 脾胃虛弱、消化不良者不宜多食

板栗生食不易消化，熟食又易滯氣。所以，脾胃虛弱、消化不良者不宜多食，否則會傷及脾胃，影響健康。風濕病患者也不宜多食。

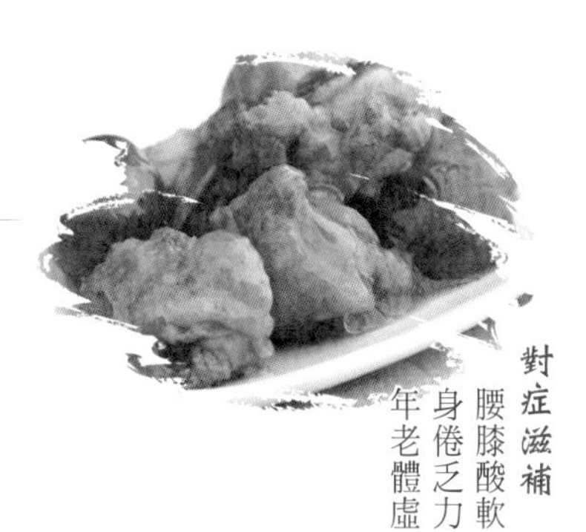

對症滋補
腰膝酸軟
身倦乏力
年老體虛

方·壹

材料　板栗15顆，雞1隻，高湯、醬油、鹽、料酒、糖、蒜蓉各適量。

做法　板栗洗淨去殼；雞洗淨切塊，放醬油、糖、鹽、料酒醃製10分鐘。鍋中加高湯、醬油、板栗、雞塊、糖、鹽、料酒，燜燒至板栗熟爛，再調至大火，加蒜蓉繼續燜5分鐘，收湯汁即成。

功效　可補腎強筋、補中益氣。

對症滋補
腎脾兩虛
消化不良
心煩氣躁

方·貳

材料　板栗100克，山楂、蓮子各25克，藕粉50克，蜂蜜適量。

做法　板栗洗淨蒸熟，去殼；蓮子洗淨加水煮熟，撈出；山楂去蒂、子，洗淨。將板栗、蓮子、山楂倒入鍋內，加適量水，大火煮沸，倒入藕粉，攪拌調成羹，盛出放溫，調入蜂蜜即成。

功效　可補腎養胃、清心醒脾。

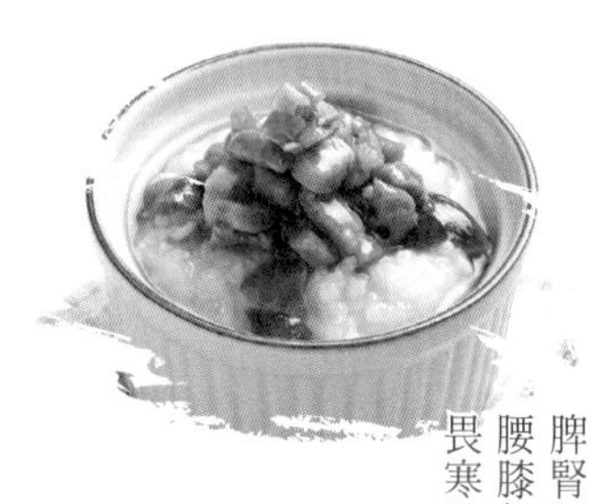

對症滋補
脾腎陽虛
腰膝無力
畏寒肢冷

方·參

材料　板栗50克，豬肉150克，白米100克，鹽、蔥花各適量。

做法　將豬肉洗淨切碎；板栗洗淨將殼淺剁十字口，放入沸水鍋中焯一下撈出，剝去殼；白米淘淨。將上述食材同入鍋內，加適量水，煮成粥，調入鹽、蔥花，攪勻即成。

功效　可補中益氣、溫陽潤腸。

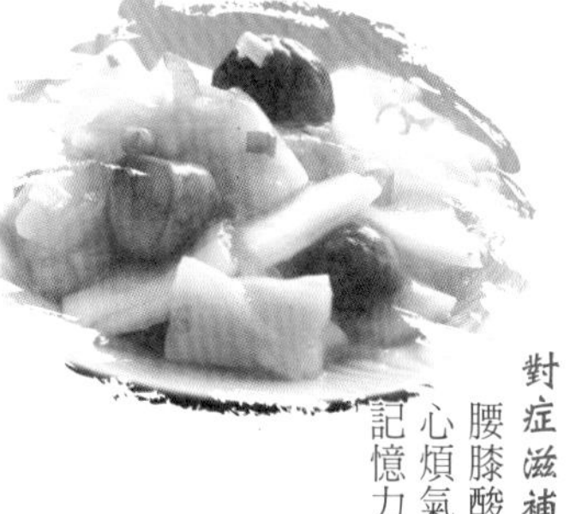

對症滋補
腰膝酸軟
心煩氣躁
記憶力減退

方·肆

材料　板栗100克，白菜200克，油、鹽、蔥花、薑絲、高湯各適量。

做法　白菜剝開，洗淨切長段；板栗洗淨將殼淺剁十字口，放在鍋內煮熟撈出，去皮，剖兩半。油鍋燒熱，放蔥花、薑絲爆香，放白菜翻炒，調入鹽、高湯；放入板栗燒爛即成。

功效　可滋陰補腎、改善腎功能。

補腎滋陰·防癌抗癌

香　菇

◆ 古籍記載 ◆

香菇是「四大山珍」之一，有「素中之肉」的美稱，被公認為「健康食品」。歷代醫藥學家對香菇的藥性及功用均有著述，《本草求真》記載，香菇能「益胃助食，及理小便不禁」，且「中虛服之有益」。現代醫學研究發現，香菇具有抗病毒、調節免疫功能等功效。

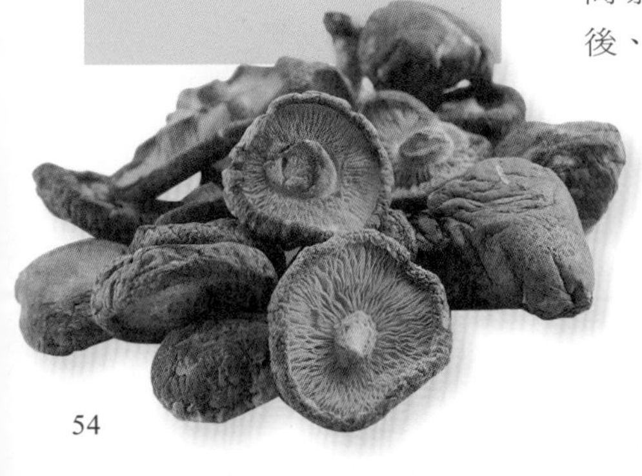

● 常食香菇對腎氣不固者有益

香菇性平、味甘，有補肝腎、健脾胃、益智安神、美容養顏的功效。香菇富含18種胺基酸，活性高，易吸收，能爲腎氣不固者補充維生素、蛋白質和礦物質等營養元素，有利於緩解病情，還可輔助治療脾胃虛弱、食欲缺乏、少氣乏力等症狀。

● 香菇可防癌抗癌、降壓降脂

香菇中的多糖可提高身體的免疫功能，菌蓋部分所含的核糖核酸，還可產生干擾素抗癌，具有防癌抗癌的功效。除此之外，香菇中含有的嘌呤、膽鹼、酪氨酸、氧化酶以及某些核酸物質，還能發揮到降血壓、降血脂的作用，繼而有效預防動脈粥樣硬化、肝硬化等。

● 搭配雞腿燉食，補腎滋陰效果好

雞腿與香菇搭配燉食，不僅熱量低，還能補腎滋陰，補充優質蛋白，對氣血不暢、陰精不足所致的疲勞乏力、腰膝酸軟、失眠等症狀，有很好的輔助治療效果。

● 最好用70℃左右的熱水泡發香菇

乾香菇烹調前，最好先用約70℃的熱水適度泡發，這樣才能釋放出鮮味，但不可浸泡過久，以免香菇的鮮味物質流失。需要注意的是，泡發香菇的水不要丟棄，可留待備用，因爲很多營養物質都溶在水中。

● 高尿酸與慢性腎功能不全者慎食

高尿酸與慢性腎功能不全者需慎食香菇，因爲香菇屬於高嘌呤食物，會增加血液中的尿酸。另外香菇性膩，產後、病後和畏寒有滯者也都不宜食用。

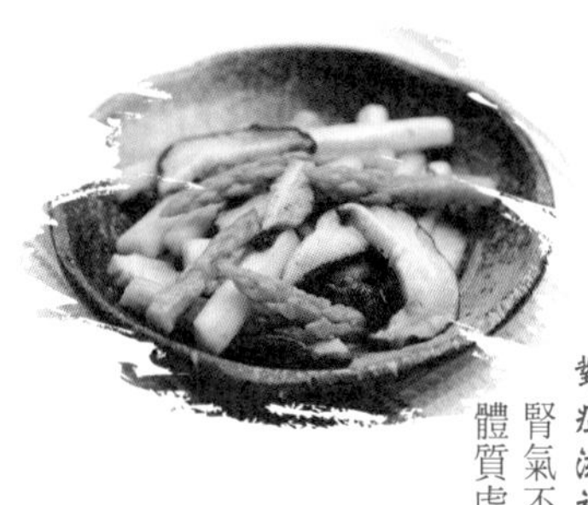

方·壹

材料 香菇 50 克，蘆筍 100 克，鹽、油各適量。

做法 香菇洗淨切成條狀；蘆筍洗淨切成段。油鍋燒熱，先放香菇，炒至六七分熟，加鹽，再下蘆筍，翻炒至熟即成。

功效 可滋補肝腎、防癌抗癌。

對症滋補
腎氣不固
體質虛弱

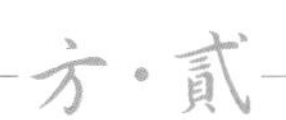

方·貳

材料 乾香菇 6 朵，白米 50 克，豬肉餡 100 克，洋蔥絲、醬油、油各適量。

做法 乾香菇泡發後切絲；肉餡加醬油攪拌均勻；白米洗淨。油鍋燒熱，放入肉餡、香菇、洋蔥絲，大火快炒至熟，盛出。將白米放入鍋內，加適量水，大火煮至半熟，倒入香菇肉餡，用小火煮熟即成。

功效 可提高抵抗力、開胃健脾。

對症滋補
身體疲勞
食欲缺乏
免疫力下降

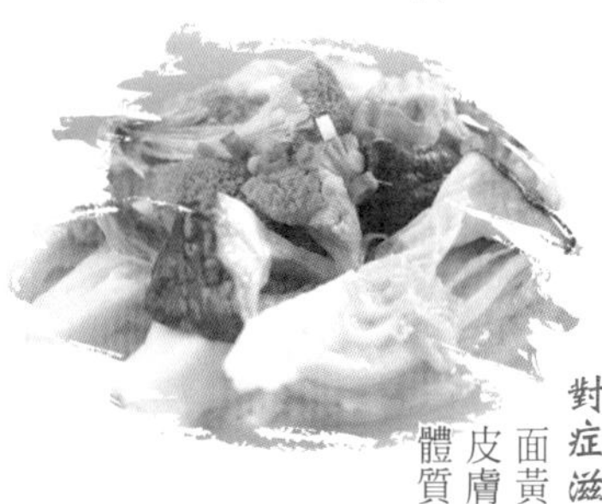

方·參

材料 香菇、娃娃菜各 100 克，猴頭菇 200 克，牛奶、鹽、太白粉水各適量。

做法 猴頭菇、娃娃菜分別洗淨切片；香菇洗淨，對半切，同下入沸水中煮熟撈出。鍋內放適量牛奶和水，用鹽調味，放入猴頭菇、香菇、娃娃菜，煮沸後用太白粉水勾薄芡即成。

功效 可滋陰養顏、防癌抗癌。

對症滋補
面黃肌瘦
皮膚乾燥
體質虛弱

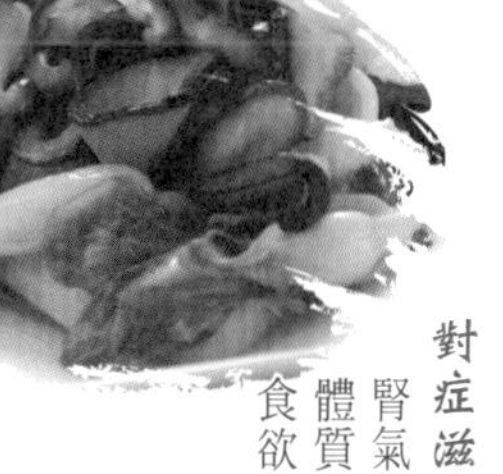

方·肆

材料 乾香菇 6 朵，油菜 250 克，鹽、油各適量。

做法 油菜擇洗乾淨，切成段，梗葉分置；香菇用溫水泡發去蒂。油鍋燒熱，先放油菜梗，炒至六七分熟，加鹽，再下油菜葉一起炒，接著放入香菇和浸泡香菇的水，燒至菜梗軟爛即成。

功效 可滋補肝腎、增進食欲。

對症滋補
腎氣不固
體質虛弱
食欲缺乏

補腎利水·潤肺降脂

海　帶

◆ 古籍記載 ◆

據《本草綱目》記載，海帶可治各種甲狀腺腫大，頸淋巴結核潰爛。《食物本草》中說，海帶「主女人赤帶白下，男子精泄夢遺」。中醫學認為，海帶有消痰軟堅、泄熱利水、止咳平喘、去脂降壓、散結抗癌等功效。

● 海帶中的藻酸對腎病有預防作用

海帶中含有一種叫海藻酸的物質，這種物質能使人體中過多的鹽排出體外，對腎病有獨特的預防作用。另外，海帶中富含膳食纖維、鈣，能清除附著在血管壁上的膽固醇，促進膽固醇的代謝，降低血脂。

● 搭配銀耳，補腎健脾、潤肺疏肝

銀耳有補腎強心、滋陰清熱、潤肺止咳的作用，搭配海帶食用，能發揮補腎健脾、潤肺疏肝的良好效果。海帶富含碘，還能提升甲狀腺機能，繼而預防因甲狀腺機能減退而引起的甲狀腺腫大。

● 烹調前浸泡 2 小時吃得更放心

在烹調海帶前最好先用水浸泡 2 小時，中間至少換 2 次水，這樣其含砷量才能下降到食用的安全指標，食用才更加放心。注意浸泡時間不宜超過 6 小時，以免造成水溶性營養物質流失。

● 食用海帶後不宜立即喝茶

食用海帶後不要立即喝茶或者吃酸澀的水果，因為茶與這些水果中含有單寧酸，容易與海帶中的鐵及鈣質發生反應，不利於營養物質的吸收。

● 孕產婦、畏寒胃痛者不宜多食

孕產婦不宜過多食用海帶，因為海帶性寒，碘含量過多，很可能引起胎兒和嬰兒甲狀腺發育障礙，每週 1 次左右即可。畏寒胃痛者同樣不宜多食，以免加重病情。

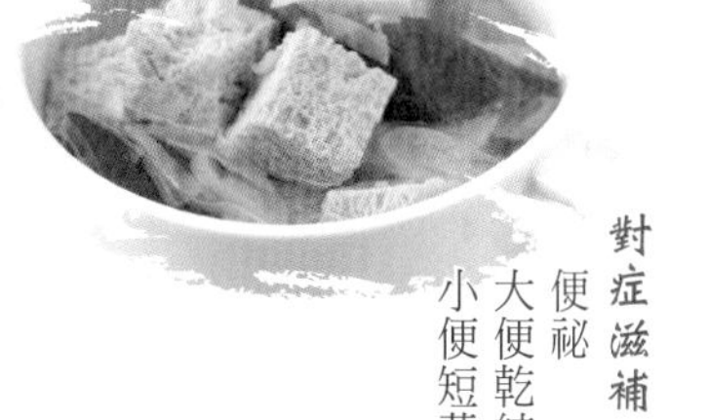

方·壹

材料　海帶 50 克，凍豆腐 200 克，鹽、香油、油各適量。

做法　海帶洗淨切條；凍豆腐洗淨切塊。油鍋燒熱，倒入凍豆腐煎成金黃色，加適量水，再放入海帶，煮至食材爛熟時加鹽、香油調味即成。

功效　可幫助身體排毒、防治便祕。

對症滋補
便祕
大便乾結
小便短黃

方·貳

材料　海帶 80 克，冬瓜 100 克，排骨 300 克，薑片、鹽各適量。

做法　冬瓜洗淨，切片；海帶洗淨切絲；排骨剁塊，汆去血水，將浮沫沖洗乾淨。將排骨放進燉鍋中，放入薑片，加適量水，大火煮開後改小火慢燉，燉煮至排骨肉熟，加入洗淨的海帶絲和冬瓜片，再煮 5 分鐘，加鹽調味即成。

功效　可抑制白髮、補血養顏。

對症滋補
鬚髮早白
面黃肌瘦
腎功能衰退

方·參

材料　海帶 50 克，牡蠣肉 100 克，枸杞、鹽、香油各適量。

做法　將海帶洗淨切成細絲，放入砂鍋，加適量水，先用大火煮沸，待海帶絲熟軟後放入牡蠣肉和枸杞，再用大火煮沸，加鹽、香油調味，同煮熟即成。

功效　可補腎健脾、強筋壯骨。

對症滋補
腰膝酸軟
骨質疏鬆
腰肌勞損

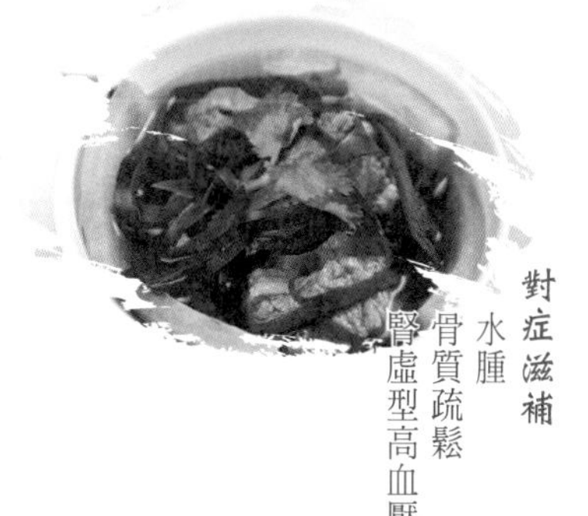

方·肆

材料　海帶 100 克，排骨 500 克，鹽、料酒、蔥段、薑片各適量。

做法　排骨洗淨入沸水汆一遍；海帶洗淨切絲。排骨、海帶、蔥段、薑片放入砂鍋，加適量水，大火燒開，撇去浮沫，轉小火繼續燉至爛熟，放入鹽、料酒調味即成。

功效　可預防骨質疏鬆、降壓利尿。

對症滋補
水腫
骨質疏鬆
腎虛型高血壓

養腎養心·補血補鈣

紫　菜

◆ 古籍記載 ◆

唐代孟詵《食療本草》有紫菜「生南海中，正青色，附石，取而乾之則紫色」的記載。而據《本草綱目》記載，紫菜可治咽喉炎，「凡癭結積塊之疾，宜常食紫菜」。在《隨息居飲食譜》提及其「和血養心，清煩滌熱，治不寐，利咽喉，除腳氣癭瘤，主時行瀉痢，析醒開胃」。

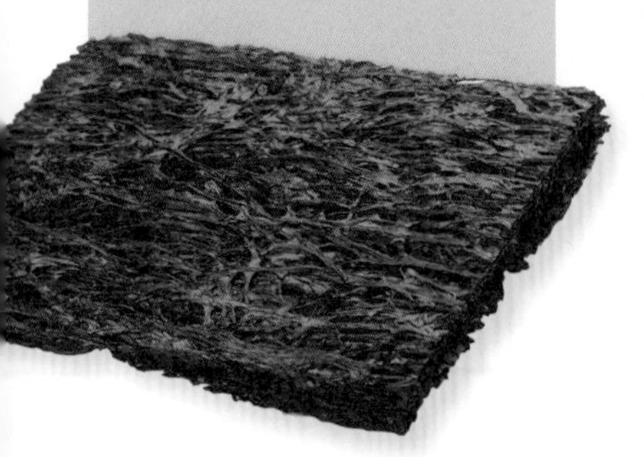

● 輔助治療由腎虛引起的耳鳴

紫菜有化痰軟堅、清熱利尿、補腎養心的作用，不僅對腎虛引起的耳鳴有很好的輔助治療效果，還是治療女性貧血、兒童貧血的良好食物。紫菜有「海洋蔬菜」、「營養寶庫」的美稱，那是因爲紫菜的蛋白質、鐵、磷、鈣、胡蘿蔔素等含量都較爲豐富，其所含碘還可促進有害物質和炎症滲出物的代謝。

● 搭配白蘿蔔，養腎養心、清熱解暑

白蘿蔔可化痰止咳，搭配紫菜一起食用，具有養腎養心、順氣消食的功效。此外，紫菜中含有一定量的甘露醇，是一種天然的利尿劑，可作爲治療水腫的輔助食品。

● 烹調前最好用清水泡發

從超市買來的包裝完好的紫菜最好用清水泡發，而且要換 1 ～ 2 次水，以免汙染物質附著在紫菜上，造成人體傷害。紫菜中的碘很難溶於水，因此適合各種烹調方法。選購紫菜時以色澤紫紅、無泥沙雜質、乾燥的爲佳。

● 紫菜不宜與柿子、菠菜同食

紫菜富含鈣，與含鞣酸過高的柿子同食，容易生成不溶性結合物。紫菜也不宜與菠菜同食，紫菜中的鈣與菠菜中的草酸結合會產生草酸鈣，容易在胃腸內形成結石。

● 消化功能不好、脾胃虛寒者不宜多食

紫菜性涼，消化功能不好、脾胃虛寒者不宜多食，否則會導致腹瀉。大便溏薄者更需慎食。因爲紫菜爲發物，皮膚病患者應慎食。

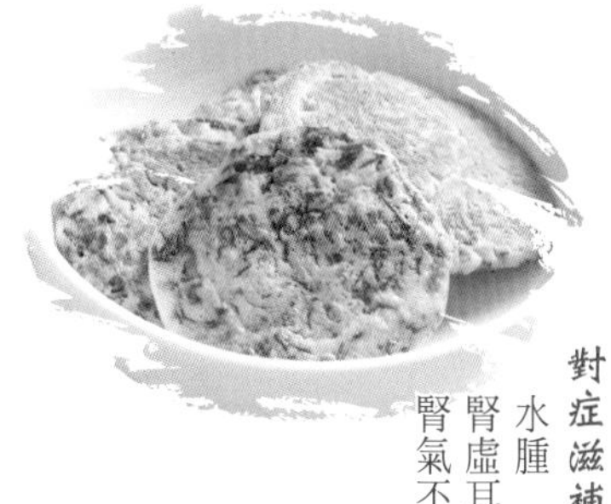

對症滋補
水腫
腎虛耳鳴
腎氣不足

方・壹

材料　紫菜 1 張，麵粉 80 克，雞蛋 1 顆，鹽適量。

做法　麵粉中加溫水和成麵團，餳 20 分鐘；雞蛋打在碗中攪勻；紫菜撕碎泡在雞蛋液中。將麵團擀成圓餅狀，將泡過蛋液的紫菜鋪在麵餅上，撒鹽調味。用平底鍋將麵餅烙熟。

功效　可補腎養心、除煩除濕。

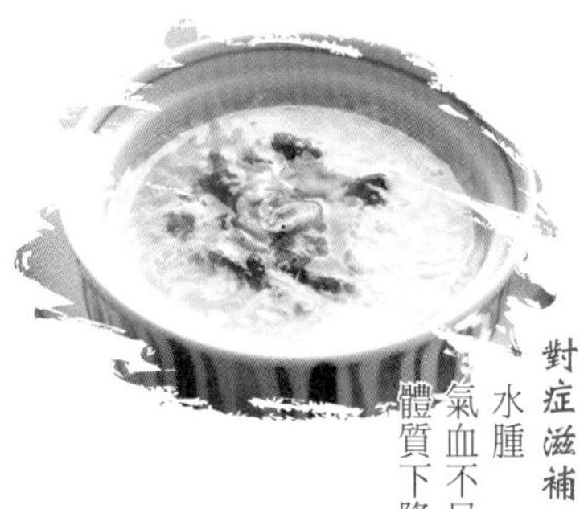

對症滋補
水腫
氣血不足
體質下降

方・貳

材料　紫菜 1 張，蝦皮 10 克，雞蛋 1 顆，蔥花、鹽、油各適量。

做法　蝦皮用溫水洗淨；紫菜撕碎；雞蛋磕入碗中打散。油鍋燒熱，下入蔥花略煸，加水，放入蝦皮，用小火煮片刻，再加紫菜，淋入蛋液，加鹽調味即成。

功效　可利尿消腫、補鈣補血。

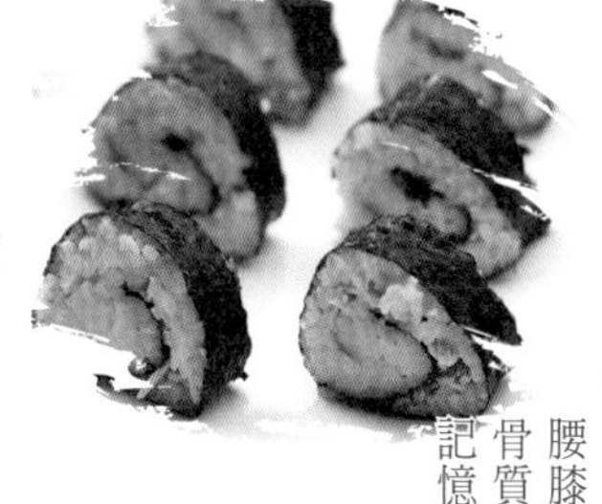

對症滋補
腰膝酸軟
骨質疏鬆
記憶力減退

方・參

材料　紫菜 1 張，白米 500 克，雞蛋 1 顆，火腿、黃瓜、沙拉醬、醋各適量。

做法　黃瓜洗淨切條，加醋醃製 30 分鐘；白米洗淨蒸熟，倒入醋拌勻放涼；雞蛋打散；火腿切條。鍋中放油，將雞蛋攤成餅，切絲；將米飯平鋪在紫菜上，擺上黃瓜條、火腿條、雞蛋絲，抹上沙拉醬，捲起，切厚片即成。

功效　可增強記憶力、促進骨骼健康。

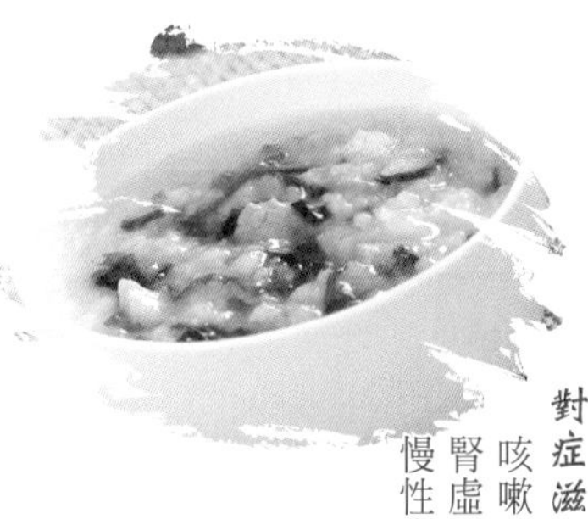

對症滋補
咳嗽
腎虛耳鳴
慢性支氣管炎

方・肆

材料　紫菜 1 張，白米、豬肉各 50 克，鹽、香油、蔥花各適量。

做法　紫菜洗淨撕小塊備用；豬肉洗淨切末。白米洗淨放入鍋中加水煮成粥。將肉末、紫菜、鹽、蔥花一起放入粥中稍煮片刻，淋上香油即成。

功效　可清熱解毒、化痰軟堅。

滋補腎精·強健筋骨

葡萄

◆ 古籍記載 ◆

據《神農本草經》中記載，葡萄「主筋骨濕痹，益氣，倍力強志，令人肥健，耐饑，忍風寒。久食輕身，不老延年」。《隨息居飲食譜》提及其能「補氣，滋腎液，益肝陰，強筋骨」。中醫學認為，葡萄食用或研酒飲用可通利小便。

● 多吃葡萄告別腎虛、脾虛

葡萄是一種滋補品，有補肝腎、生津液、利小便的作用，腎虛、脾虛等身體虛弱、營養不良的人，多吃些葡萄或者葡萄乾，有助於恢復健康。因爲葡萄含有蛋白質、胺基酸、維生素等多種營養成分，特別是糖分的含量很高，而且主要是葡萄糖，容易被人體直接吸收。

● 「吃葡萄不吐葡萄皮」很有道理

葡萄皮中含有大量的營養成分，尤其是花青素，其抗氧化的功效比維生素 C 高出 18 倍，比維生素 E 高 50 倍；還含有降低冠狀動脈疾病發病和死亡率的白藜蘆醇。若是單吃果肉，無形中會降低營養使用率，妨礙營養成分的完整攝取。

● 與山藥榨汁食用，滋補腎精效果好

山藥能滋補腎脾肺三臟之陰，與同樣具有滋補肝腎之陰的葡萄一起榨汁食用，可改善腎精不足所致的體虛乏力、煩熱口渴、記憶力下降等症狀。

● 食用完葡萄不宜立即喝牛奶

葡萄中含有果酸，會導致牛奶中所含蛋白質凝固，影響蛋白質吸收，嚴重時還會引起腹脹、腹痛、腹瀉等症狀。所以最好在食用葡萄 1 小時以後，再喝牛奶。

● 糖尿病、便祕患者不宜食用

糖尿病、便祕、陰虛內熱、津液不足、脾胃虛寒者不宜多食。孕婦也要少食葡萄，因爲吃太多可能會影響鈣的吸收，而且葡萄含糖量高，可能會導致妊娠糖尿病。

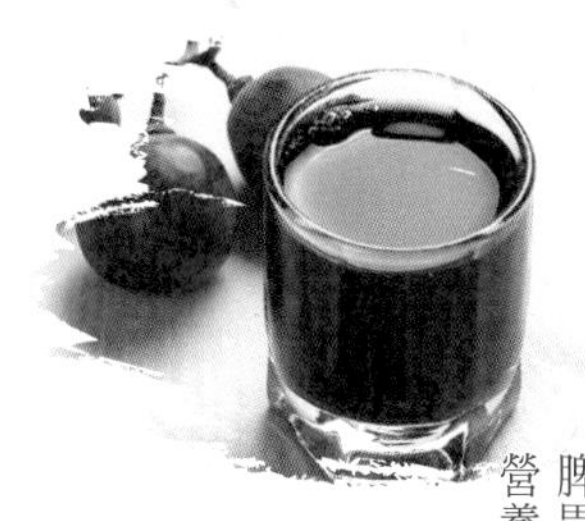

方・壹

材料　葡萄 250 克。

做法　洗淨，放入榨汁機中榨取汁液即成。

功效　可補肝腎、補氣血、生津液。

對症滋補
腎虛
脾胃虛弱
營養不良

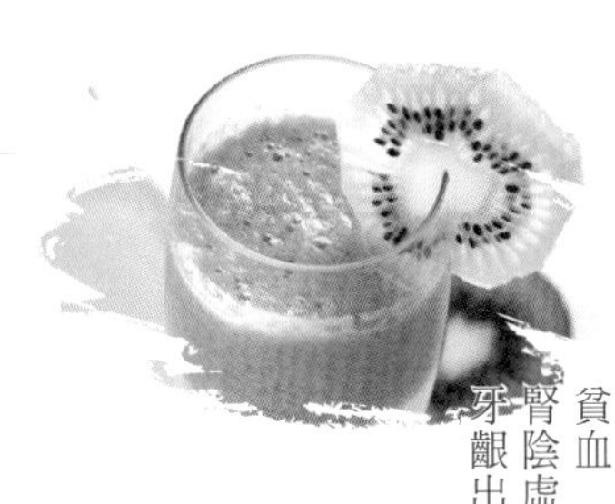

方・貳

材料　葡萄 200 克，奇異果 1 顆。

做法　葡萄洗淨；奇異果洗淨去皮，切成小塊。將葡萄和奇異果放入榨汁機中加半杯純淨水榨汁即成。

功效　可滋補肝腎、補充維生素 C。

對症滋補
貧血
腎陰虛
牙齦出血

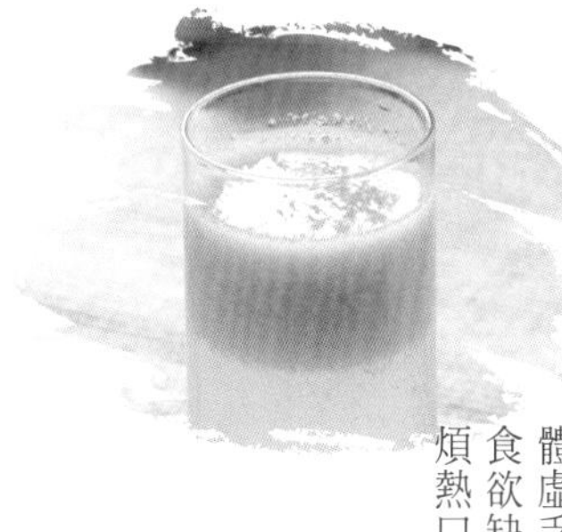

方・參

材料　葡萄 100 克，蘋果 200 克，香蕉 1 根，蜂蜜適量。

做法　葡萄洗淨；將洗好的蘋果去核切成小塊；香蕉去皮，切小塊。三者一起放入榨汁機，倒入適量純淨水榨汁；倒入適量蜂蜜拌勻即成。

功效　可滋補肝腎、消食生津。

對症滋補
體虛乏力
食欲缺乏
煩熱口渴

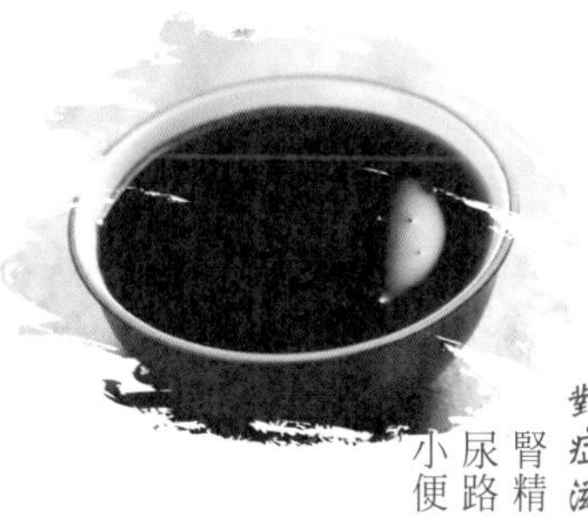

方・肆

材料　葡萄汁、鮮藕汁各 250 毫升，生地黃 200 克，蜂蜜適量。

做法　將生地黃發透，加水煎煮取汁，小火煎熬濃縮至較黏稠；加鮮藕汁、葡萄汁，繼續熬成膏狀，加等量的蜂蜜，煮沸即成。

功效　可滋補肝腎、清熱涼血。

對症滋補
腎精不足
尿路感染
小便短赤

養腎烏髮·益血益智

桑葚

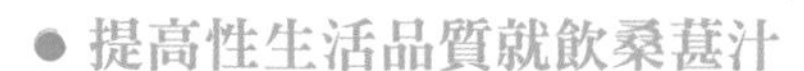

● 提高性生活品質就飲桑葚汁

桑葚味甘酸，性微寒，可補血滋陰、生津止渴、潤腸燥，適合陰虛體質者食用。對於性機能失調屬寒熱混雜體質的男性來說，可以通過飲用桑葚汁來補充體力，提高性生活的品質。此外，桑葚的補腎作用還體現在它是很多治療死精症方劑的重要組成藥物。

● 補腎以黑桑葚為佳

桑葚有黑白兩種，黑色桑葚更具藥用價値，具有補益肝腎，通利關節，解酒毒的功效，是滋陰補腎的上品。以個大、長圓、肉厚、果色暗紅或紫黑色的桑葚爲好。

● 與豬骨燉食，養腎烏髮效果更好

中醫學認爲，桑葚色黑，入腎而養血，能營養毛髮，促使早白的毛髮由白變黑。與豬骨燉食，有滋陰補血、益腎強筋的功效，適用於骨質疏鬆、更年期症候群、頭暈、耳聾、神經衰弱等症狀。

● 忌用鐵器盛放

盛放桑葚時忌用鐵器，因爲桑葚會分解出酸性物質，與鐵器發生化學反應，生成有毒物質。

● 兒童不宜多食

兒童不宜多食，因爲桑葚內含有較多的胰蛋白酶抑制物一鞣酸，會影響兒童對鐵、鈣、鋅等物質的吸收。除此之外，脾胃虛寒、便溏者也需少食。

◆ 古籍記載 ◆

《本草經疏》記載：「桑葚者，桑之精華所結也，其味甘，其氣寒，其色初丹後紫，味厚於氣，合而論之，甘寒益血而除熱，其為涼血、補血、益陽之藥無疑矣。」在《本草綱目》中還提到桑葚「令人聰敏」，具有開發智力的功效。

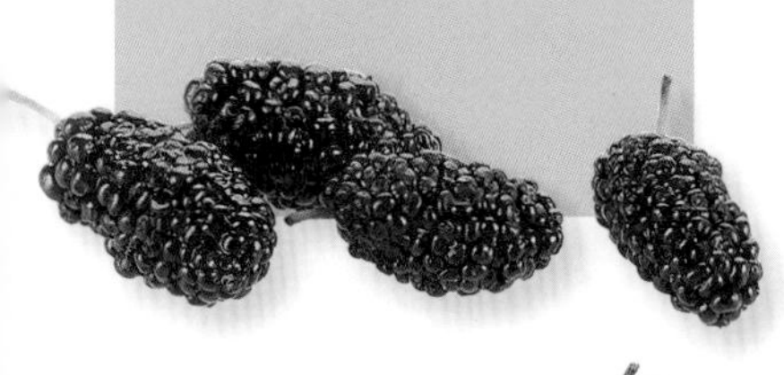

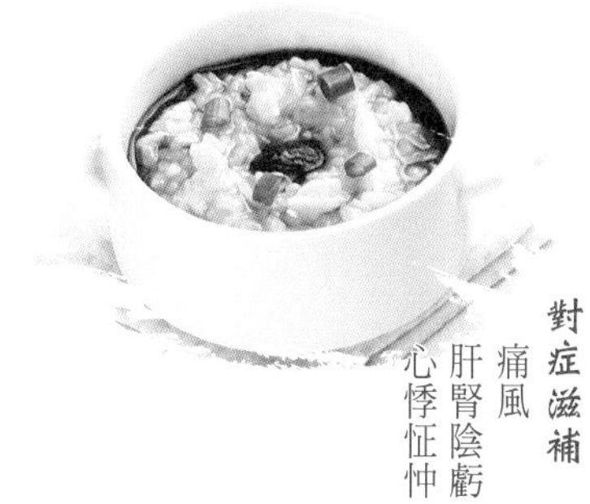

對症滋補
痛風
肝腎陰虧
心悸怔忡

方．壹

材料　紅棗 10 顆，桑葚、百合各 30 克，白米 100 克。

做法　將紅棗、桑葚、百合分別洗淨，放入鍋中，加水煎取汁液；去渣後與淘淨的白米一起煮粥。

功效　可滋補肝腎、養血去風、降低血尿酸。

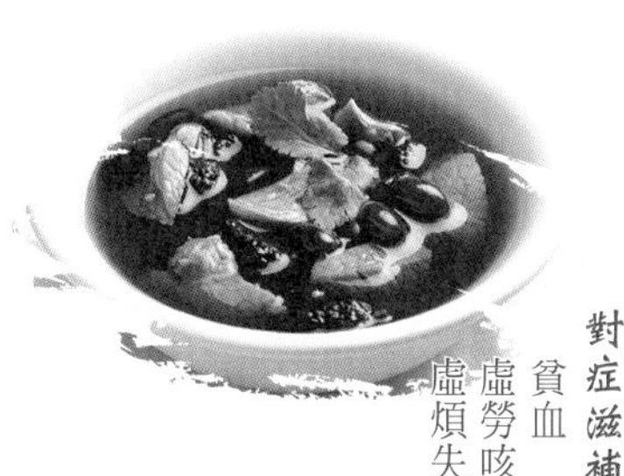

對症滋補
貧血
虛勞咳嗽
虛煩失眠

方．貳

材料　桑葚、雞血藤各 30 克，豬肉 100 克，黑豆 60 克，香油、鹽各適量。

做法　桑葚、雞血藤、黑豆分別洗淨；將豬肉洗淨後，切成塊，放入砂鍋中，加水適量及桑葚、雞血藤、黑豆，用大火煮開後改用小火燉煮，待水量減少 1/3 時，棄去雞血藤，加香油、鹽調味，稍煮即成。

功效　可養陰健腦、益智養血。

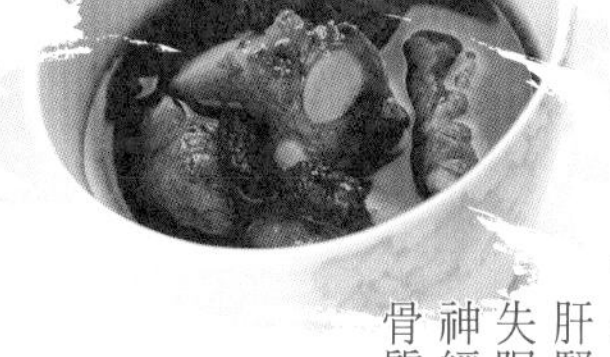

對症滋補
肝腎陰虧
失眠頭暈
神經衰弱
骨質疏鬆

方．參

材料　桑葚 25 克，牛骨 400 克，薑、蔥、酒、糖、鹽各適量。

做法　將桑葚洗淨加酒、糖少許蒸製；另將牛骨置鍋中水煮，開鍋後撇去浮沫，加薑、蔥再煮。見牛骨發白時撈出，加已蒸製的桑葚，開鍋後再去浮沫，加鹽調味即成。

功效　可益腎強筋、滋陰補血。

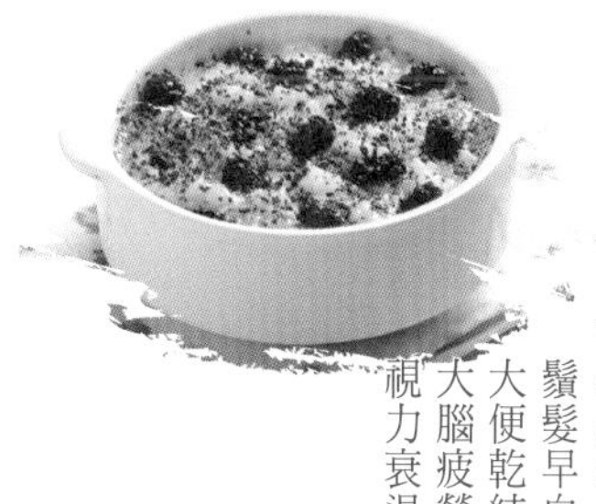

對症滋補
鬚髮早白
大便乾結
大腦疲勞
視力衰退

方．肆

材料　桑葚、黑芝麻、白米各 50 克，糖適量。

做法　桑葚、黑芝麻、白米分別洗淨後，將黑芝麻搗碎。將三者一同放入砂鍋內，加水 1,000 毫升，用大火煮沸後轉小火熬煮成稀粥，加糖調味即成。

功效　可烏髮明目、健腦益智。

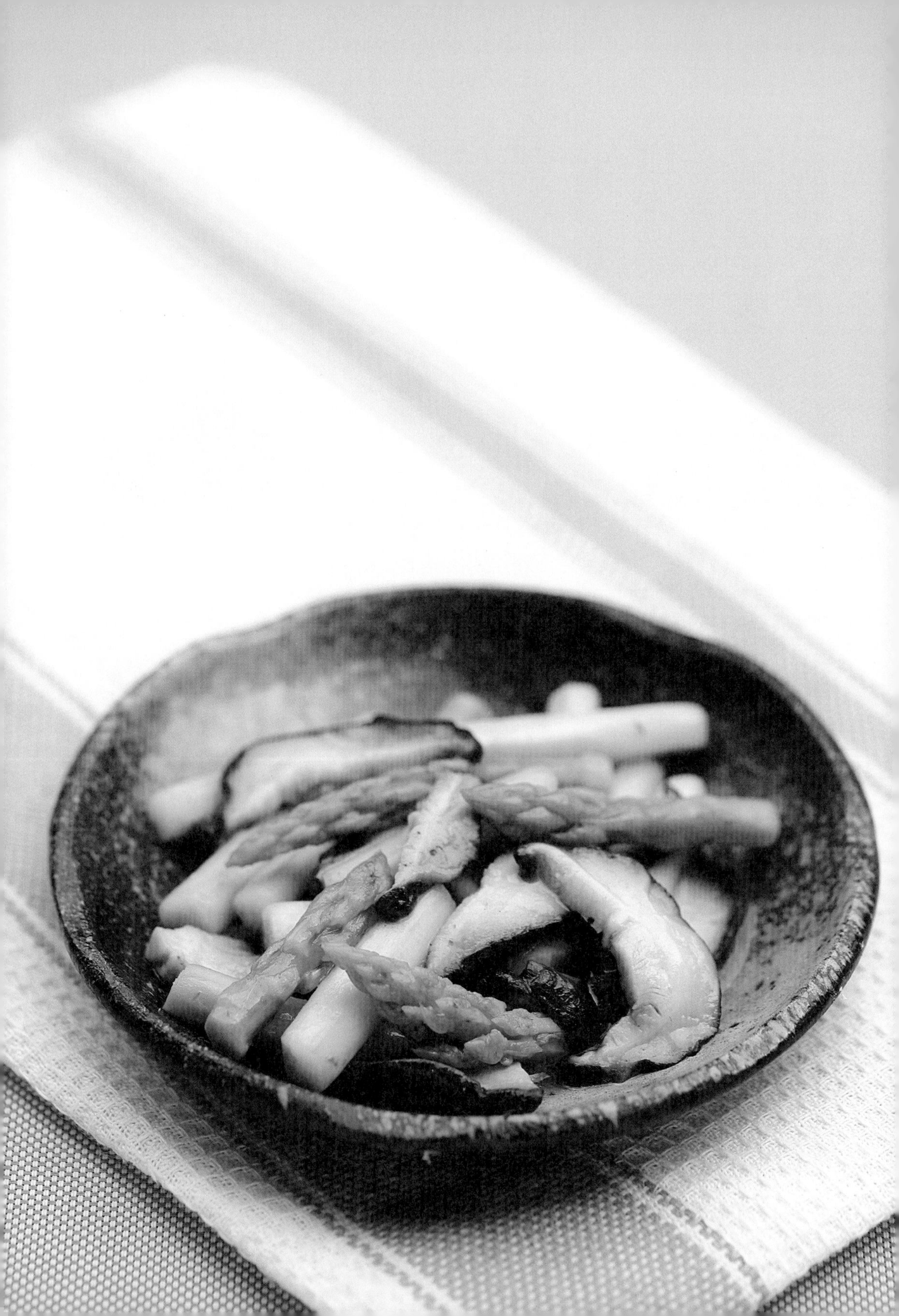

第三章

素食也補腎

養陰健腦·補腎益智

山藥

◆ 古籍記載 ◆

《神農本草經》中記載，山藥「主傷中，補虛羸，除寒熱邪氣，補中，益氣力，長肌肉，強陰。久服耳目聰明」。張錫純在《醫學衷中參西錄》中讚賞說「山藥之性，能滋陰又能補氣，能潤滑又能收澀，是以能補肺補腎，兼補脾胃，在滋補中誠為無上之品」。目前人們所熟悉的傳統中成藥「六味地黃丸」、「金匱腎氣丸」等，皆重用山藥。

● 鐵棍山藥被稱為「天然補腎王」，以蒸食最營養

鐵棍山藥被稱爲「天然補腎王」，其所含的山藥多醣、尿囊素、蛋白質、皂素和鐵、鈣、鋅的含量都遠遠高於普通山藥。鐵棍山藥中富含的DHEA（青春因子）具有改善性功能、抗衰老、增強免疫功能的作用，以洗淨帶皮蒸食營養效果最佳。

● 治療腎精不足的良藥

山藥是常見的滋補佳品，被歷代藥物專著視爲補虛良藥。它有益肺腎、健脾胃、補虛羸的功效，可治腎氣不足，或腎精不足導致的食少便溏、虛勞、喘咳、尿頻、帶下、消渴等症狀。

● 常食山藥可補腎益智、改善血液循環

山藥作爲補腎益智食品，可明顯地提高大腦的記憶力和思維能力。其重要成分之一多巴胺，能改善血液循環，有效防治心腦血管疾病。當人體多巴胺不足時，智力會受到影響，工作能力降低，而山藥中含有的膽鹼，還可有效改善這種狀況，提高記憶力。

● 山藥不宜與豬肝同食

山藥富含維生素C，而豬肝中的銅、鋅等微量元素豐富，維生素C會加速氧化和破壞這些微量元素，導致營養價值降低。因此，食用豬肝後不宜大量食用山藥。

● 便祕者不宜食用

山藥有收斂作用，便祕、感冒者不宜食用。另外山藥富含澱粉，食用後容易產生飽腹感，所以吃山藥時儘量減少主食，以免引起消化不良。

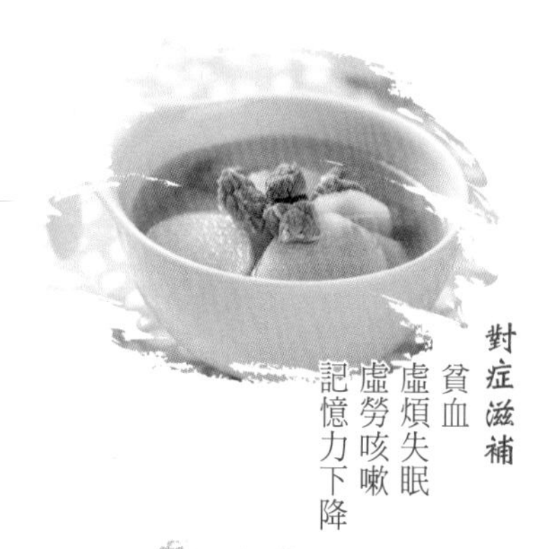

方・壹

材料　山藥 100 克，豬瘦肉 50 克，鹽適量。

做法　將山藥洗淨去皮切成塊，和豬瘦肉一起入鍋，加水煮沸，至熟爛加鹽調味即成。

功效　可養陰健腦、益智養血。

對症滋補
貧血
虛煩失眠
虛勞咳嗽
記憶力下降

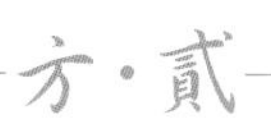

方・貳

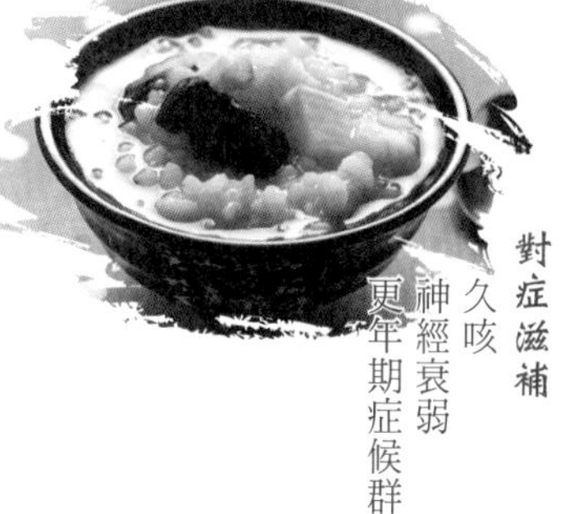

材料　山藥 200 克，紅棗 5 顆，白米 100 克。

做法　山藥洗淨去皮切塊；紅棗洗淨。白米洗淨後放入鍋內，加適量水，大火煮沸，再加山藥塊與紅棗，改用小火燜煮 30 分鐘即成。

功效　可益肺腎、健脾胃。

對症滋補
久咳
神經衰弱
更年期症候群

方・參

材料　山藥 100 克，甲魚 1 隻，料酒、蔥花、薑末、鹽、枸杞各適量。

做法　將山藥去皮洗淨，切塊；甲魚處理乾淨，入沸水鍋汆透，撈出，再在水中過涼，切塊。將甲魚塊放入砂鍋內，加薑末、水，大火煮沸；烹入料酒，加山藥、枸杞，改小火煨燉 1 小時，待甲魚肉熟爛後，加蔥花、鹽，煮沸即成。

功效　可促進性欲、增強性功能。

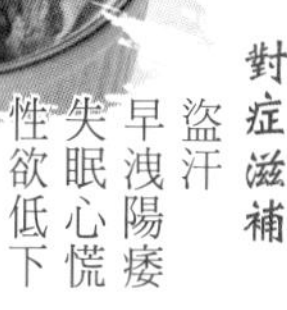

對症滋補
盜汗
早洩陽痿
失眠心慌
性欲低下

方・肆

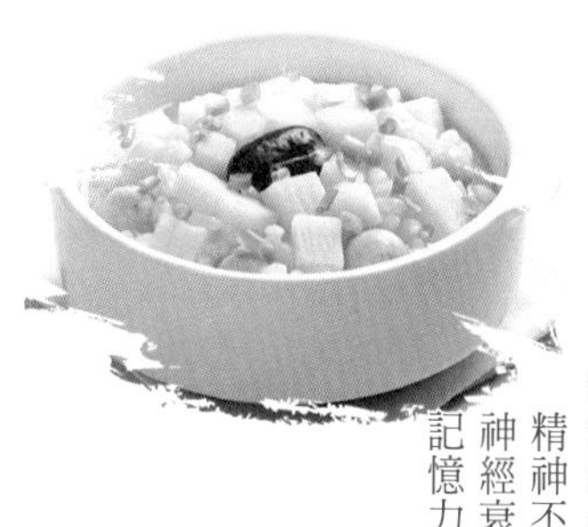

材料　山藥 25 克，蓮子 20 克，紅棗 10 顆，白米 50 克，糖、蔥花各適量。

做法　將山藥去皮洗淨切塊，和洗淨的蓮子、紅棗、白米一起放入鍋內，加適量水煮粥，臨熟時加糖，調入蔥花即成。

功效　可補充大腦營養、增強記憶力、延緩大腦老化。

對症滋補
精神不振
神經衰弱
記憶力下降

溫補腎陽·調和腑臟

韭菜

◆ 古籍記載 ◆

據《本草經疏》中記載：「韭，生則辛而行血，熟則甘而補中，益肝、散滯、導瘀是其性也。以其微酸，故入肝而主血分，辛溫能散結，凡血之凝滯者，皆能行之，是血中行氣藥也。」據《本草綱目》記載，韭菜有補腎壯陽，止泄精，治婦女月經失調的功效。

● 韭菜被稱為「壯陽草」，改善勃起功能障礙效果好

韭菜在古代醫書中被稱爲「壯陽草」，顧名思義，就是溫補腎陽的良藥。其具有溫中開胃、行氣活血、調和臟腑的功效，適用於勃起功能障礙、腎陽虛、遺精等症狀，尤其適合便祕、寒性體質者食用。

● 搭配雞蛋炒食，壯陽促性欲、增強性功能

雞蛋具有養心安神、滋陰潤燥的功效，搭配韭菜炒食，可壯陽促性欲、增強性功能，可治療腎陽虛型性欲低下、腰腿酸軟。炒製雞蛋時，將雞蛋滑入鍋中炒至五分熟即撈出，既可保持雞蛋鬆散鮮嫩的口感，又不失營養價值。

● 初春時節韭菜品質最佳

韭菜有春韭和夏韭之分，春韭香氣濃郁而鮮甜，夏韭則帶點苦澀味。初春時節的韭菜品質最佳，晚秋次之，夏季最差，素有「春食則香，夏食則臭」之說，所以春季吃韭菜口味最好。

● 清洗時加點鹽，輕鬆去除農藥殘留

在清洗韭菜時，可在水中加點鹽，浸泡半個小時，再用沸水焯一下，這樣就可以輕輕鬆鬆將韭菜上的農藥殘留清洗掉。

● 炒熟的韭菜隔夜後不宜食用

炒熟的韭菜隔夜後不宜食用，因爲韭菜中含有硝酸鹽，炒熟放置過久後硝酸鹽會轉化爲有毒的亞硝酸鹽，人吃後會出現頭暈、噁心、腹瀉等症狀。

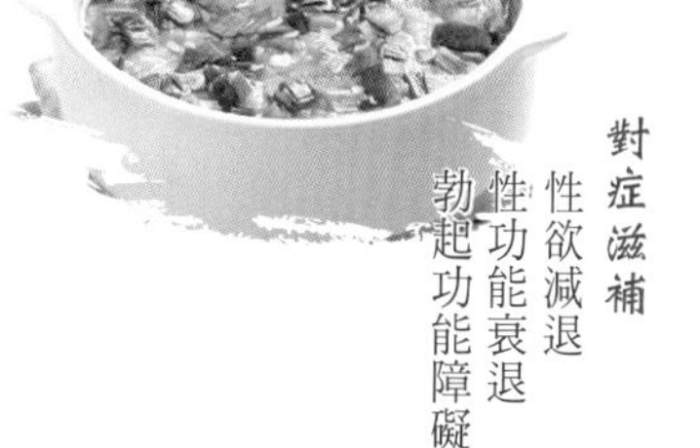

方・壹

材料 韭菜250克，小米100克，蜂王漿20毫升。

做法 將韭菜擇洗乾淨，切成碎末；小米淘淨。將小米放入砂鍋內，加適量水，大火煮沸後，改用小火煨煮30分鐘。待小米熟爛，加韭菜碎末，拌和均勻，繼續用小火煨煮至沸，放涼後調入蜂王漿即成。

功效 可溫腎壯陽、增強性功能。

對症滋補
性欲減退
性功能衰退
勃起功能障礙

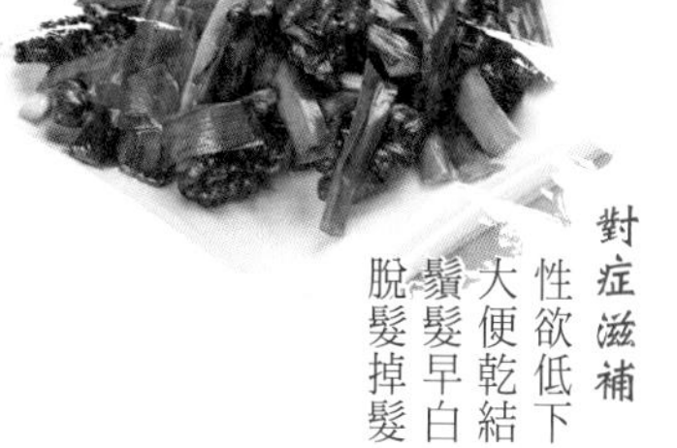

方・貳

材料 韭菜150克，核桃60克，鹽、油各適量。

做法 將核桃下油鍋炸黃，加洗淨、切成段的韭菜，炒熟，調入鹽即成。

功效 可溫陽補腎、補腦益智。

對症滋補
性欲低下
大便乾結
鬚髮早白
脫髮掉髮

方・參

材料 韭菜100克，蝦仁50克，糯米、鹽各適量。

做法 蝦仁洗淨；糯米淘淨；韭菜洗淨切段。將蝦仁、糯米放入砂鍋內，加適量水煮粥，待粥熟時加韭菜段，煮沸後，加鹽調味即成。

功效 可填精益髓、堅固牙齒。

對症滋補
早洩
疲勞症候群
勃起功能障礙
慢性前列腺炎

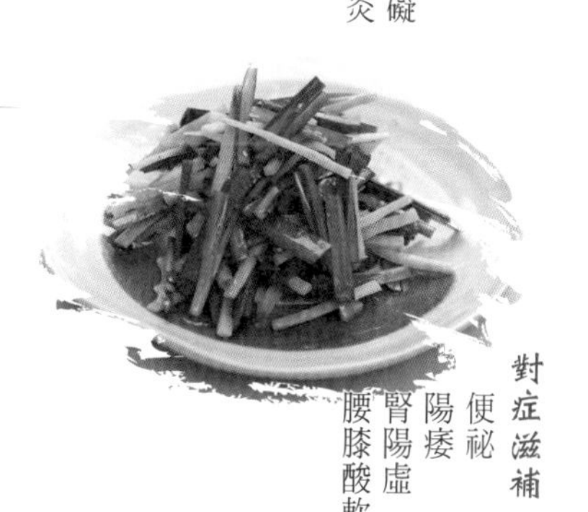

方・肆

材料 韭菜100克，筍肉25克，鹽、醬油、糖、香油、油各適量。

做法 韭菜洗淨切成段；筍肉切成細絲，放入開水鍋裡煮熟去筍澀味後撈出，瀝淨水。油鍋燒熱，放入筍絲、韭菜段翻炒，加鹽、醬油、糖炒拌均勻，裝入盤裡，淋上香油即成。

功效 可壯陽促性欲、增強性功能。

對症滋補
便祕
陽痿
腎陽虛
腰膝酸軟

補腎填精·健腦壯骨

綠花椰菜

◆ 古籍記載 ◆

花椰菜有白、綠兩種，綠色的叫綠花椰菜。綠花椰菜可補腎填精、健腦壯骨、補脾和胃，主治久病體虛、肢體酸軟、耳鳴健忘、脾胃虛弱、小兒發育遲緩等病症，還可防癌抗癌，保護男性前列腺。

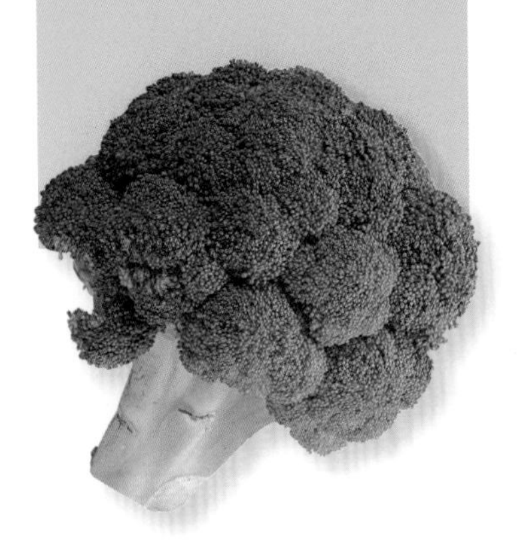

● 男性多食綠花椰菜保護前列腺健康

綠花椰菜性涼、味甘，歸腎、脾經，可有效預防男性二號癌症殺手—前列腺癌，男性常食可助體內出現「抗癌基因」，繼而保護男性免受前列腺癌的襲擊。

● 高血壓、心臟病患者補腎佳蔬

綠花椰菜不僅有補腎抗癌的功效，因其含有的類黃酮化合物較多，還有維持微血管壁的正常通透性、抗血栓、保護心腦血管的作用，尤其適用於調節和預防高血壓與冠狀動脈疾病，促進人體的新陳代謝。

● 烹製前用鹽水浸泡更健康

烹製綠花椰菜前，可以將其放在水裡先浸泡 10 分鐘，可去除農藥殘留和菜蟲，然後再烹飪，食用更健康。在烹調時可在起鍋前再加鹽，以減少水溶性營養物質隨著湯汁流出。

● 綠花椰菜不宜與豬肝同食

綠花椰菜與含有銅、鐵的豬肝同食，會降低身體對這些礦物質的吸收率。同樣，豬肝中的銅會使綠花椰菜中的維生素 C 氧化，而失去營養價值。

● 忌焯燙時間太久

綠花椰菜涼拌食用，可以避免高溫加熱導致的營養流失，但焯燙綠花椰菜時間不宜太長，否則口感不佳。焯水後，應放入涼開水內過涼，顏色會依然翠綠，而且口感更加爽脆。涼拌時儘量不要加醬油。

方・壹

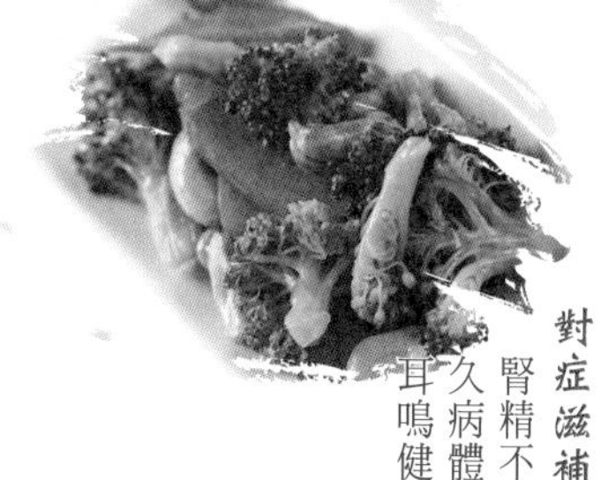

對症滋補
腎精不足
久病體虛
耳鳴健忘

材料　綠花椰菜 350 克，腰果 50 克，胡蘿蔔半根，糖、鹽、太白粉水、油各適量。

做法　將綠花椰菜、胡蘿蔔分別洗淨，綠花椰菜切小朵，放進開水中焯一下，胡蘿蔔切片。油鍋燒熱，放入綠花椰菜、胡蘿蔔翻炒，加鹽、糖及適量水，用太白粉水勾芡，放入腰果略炒即成。

功效　可補腎抗癌、提高身體抗病能力。

方・貳

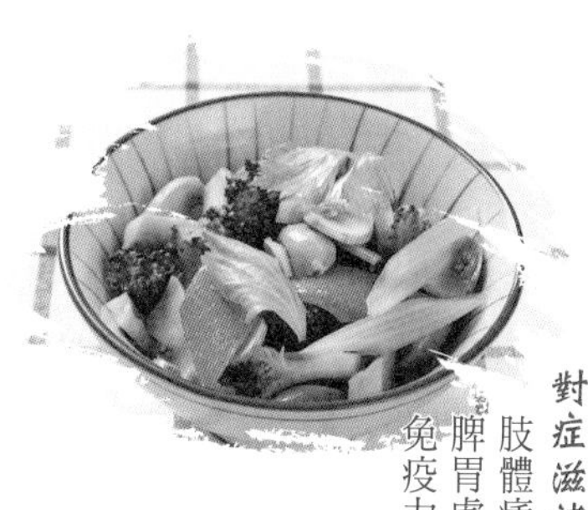

對症滋補
肢體痿軟
脾胃虛弱
免疫力不足

材料　綠花椰菜 100 克，草菇 50 克，胡蘿蔔 20 克，高湯、鹽、油各適量。

做法　綠花椰菜切成小朵，洗淨待用；胡蘿蔔洗淨切片；草菇放入水中浸泡半小時。油鍋燒熱，清炒綠花椰菜，然後加高湯，放入草菇和胡蘿蔔燉煮至熟，加鹽調味即成。

功效　可補腎填精、增強免疫力。

方・參

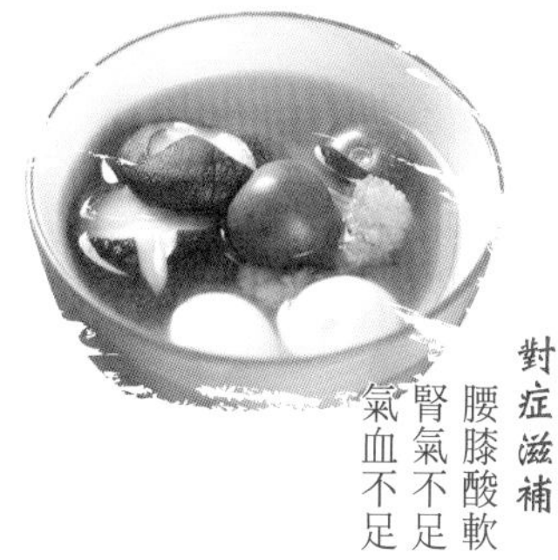

對症滋補
腰膝酸軟
腎氣不足
氣血不足

材料　綠花椰菜 100 克，鵪鶉蛋、聖女小番茄各 5 顆，鮮香菇 20 克，鹽適量。

做法　綠花椰菜切小朵洗淨放入沸水中焯水；鵪鶉蛋煮熟去殼；鮮香菇去蒂洗淨；聖女小番茄洗淨。將鮮香菇放入鍋中，加適量水大火煮沸，再煮 10 分鐘，加鵪鶉蛋、綠花椰菜、聖女小番茄煮沸，加鹽調味即成。

功效　可補腎填精、強身健腦。

方・肆

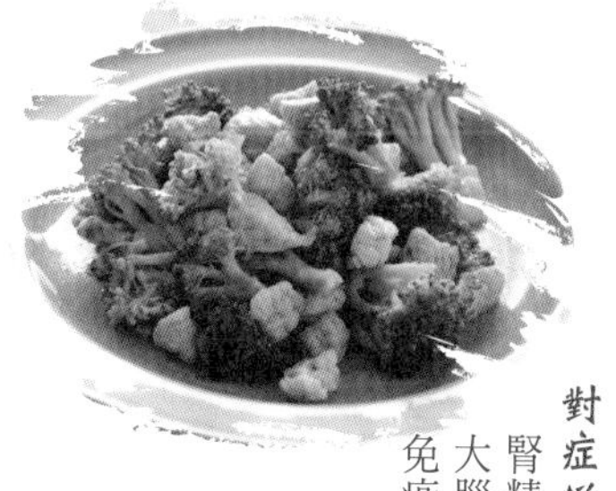

對症滋補
腎精不足
大腦疲勞
免疫力不足

材料　綠花椰菜 200 克，瘦肉 50 克，油、鹽、醬油、蔥段、薑片各適量。

做法　綠花椰菜洗淨剝小朵；瘦肉洗淨，切小塊。油鍋燒熱，將蔥段、薑片炒香，加肉塊炒至變色。加綠花椰菜炒熟，加醬油、鹽調味即成。

功效　可消除疲勞、提高免疫力。

補腎滋陰·清熱利尿

萵　苣

● 調節腎臟，改善水液代謝失調

中醫學認爲，萵苣有補腎滋陰、清熱利尿的功效，可用於調節腎臟，改善因腎功能失調而導致的尿少、水腫等水液代謝失調問題。對於治療腎炎引起的尿頻、水腫等症狀也有輔助治療的功效。

● 控制餐後血糖效果好

萵苣除了具有調節腎功能、清熱利尿的作用，還是糖尿病患者補腎虛、降血糖的極好食材。因爲萵苣脂肪含量很低，能夠避免脂肪的大量攝取，其含有的大量膳食纖維，還能夠促進腸胃蠕動，延緩腸道對糖、脂肪和膽固醇的吸收，有助於控制餐後血糖升高。

● 涼拌萵苣，可增強消化功能

萵苣味道清新且略帶苦味，將萵苣去皮洗淨涼拌食用，可刺激消化酶分泌，增進食欲，其乳狀漿液可增強胃液、消化腺和膽汁的分泌，從而增強消化功能、潤腸通便，尤其適用於消化功能減弱的人和便祕患者。

◆ 古籍記載 ◆

據《日用本草》記載，萵苣能夠利五臟，通經脈，開利胸膈。還能壯筋骨，利小便，消除口臭，使牙齒變白，使眼睛明亮。產後婦女食萵苣，還有催乳作用。

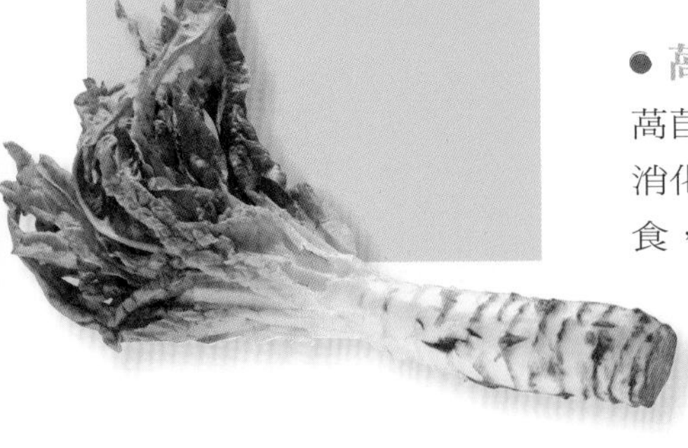

● 萵苣葉營養價值高，不要隨手扔掉

萵苣葉中所富含的葉綠素，素有「綠色精靈」的美譽，其具有潤膚美容、清潔口腔、防齲除臭的功效，棄食萵苣葉會大大降低萵苣的營養價值。

● 萵苣不宜與乳酪同食，以免消化不良

萵苣性寒，而乳酪是油脂性食物，二者同食很容易導致消化不良，或腹痛、腹瀉。 另外，萵苣也不宜與蜂蜜同食，以免損傷腸胃，引起腹瀉。

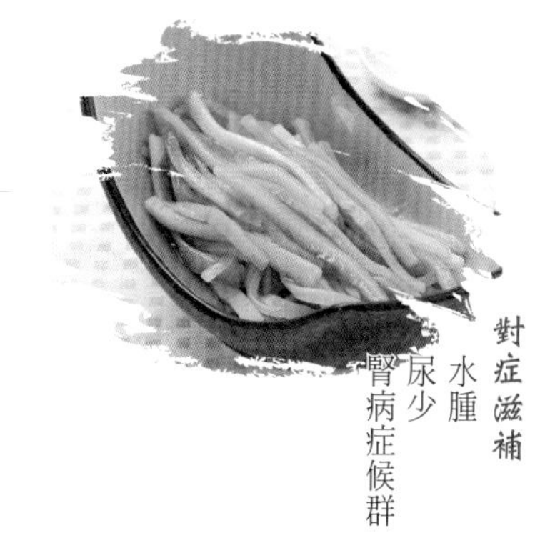

方・壹

材料　萵苣 1 根，醬油、辣椒油、鹽各適量。

做法　將萵苣去皮洗淨，切成絲，用適量鹽拌一下，放置一會後倒掉鹽水；加適量醬油，再淋上辣椒油即成。

功效　可增強消化功能、潤腸通道。

對症滋補
水腫
尿少
腎病症候群

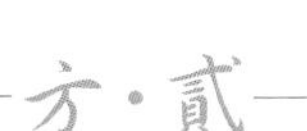

方・貳

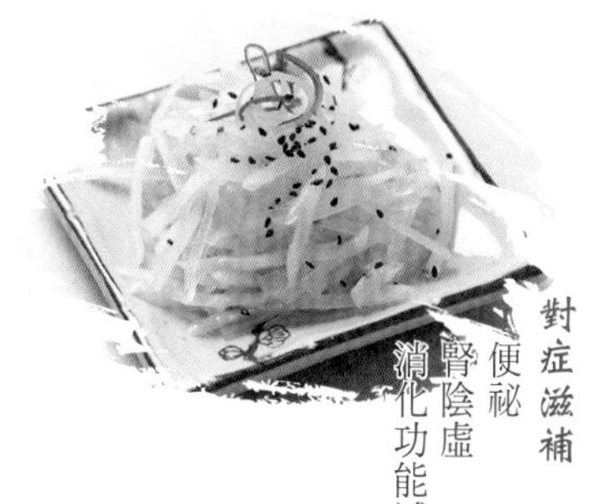

材料　萵苣 1 根，熟黑芝麻 20 克，油、醋、鹽各適量。

做法　萵苣去皮，洗淨切絲。油鍋燒熱，加萵苣絲，快速翻炒 3 分鐘後，加適量醋和鹽調味，裝盤後撒上熟黑芝麻即成。

功效　可補肝益腎、強身健體。

對症滋補
便祕
腎陰虛
消化功能減弱

方・參

材料　萵苣半根，白米 80 克，豬瘦肉 100 克，醬油、鹽、香油各適量。

做法　萵苣去皮，洗淨切細絲；白米淘淨；豬瘦肉洗淨切成末，放入碗內，加少許醬油、鹽，醃 10 ～ 15 分鐘。鍋中放入白米，加適量水，大火煮沸，加萵苣絲、豬肉末，改小火煮至米爛時，加鹽、香油攪勻即成。

功效　可補中益氣、清熱利尿。

對症滋補
水腫
胃火過旺
身體燥熱

方・肆

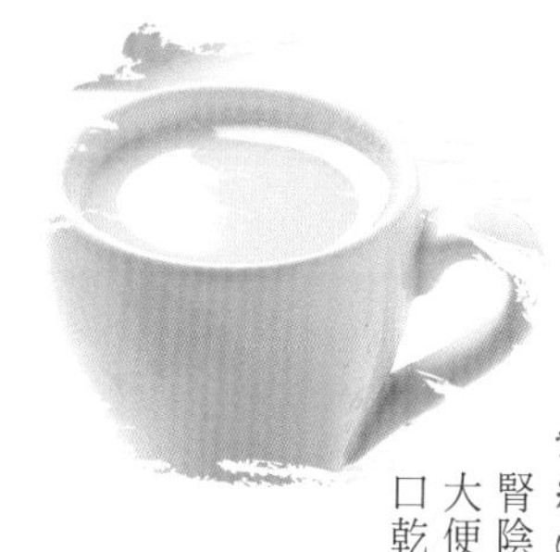

材料　萵苣半根，芹菜 1 棵，豆漿 150 毫升。

做法　將萵苣洗淨去皮，切條，放入開水中煮至八分熟；芹菜洗淨，切段。將萵苣、芹菜、豆漿一起放入榨汁機中榨汁即可。

功效　可滋陰補腎、補虛潤燥。

對症滋補
腎陰虛
大便乾結
口乾舌燥

潤腎命·壯元陽

胡蘿蔔

◆ 古籍記載 ◆

胡蘿蔔原產於亞洲東南部及歐洲，元朝時從西域引進。《醫林纂要》認為胡蘿蔔能「潤腎命，壯元陽，暖下部，除寒濕」。據《本草綱目》記載其有「下氣補中，利胸膈腸胃，安五臟」的功效。

● 胡蘿蔔被譽為「東方小人參」

中醫學認爲，胡蘿蔔可補肝腎、壯元陽、安五臟、健胃消食，可用於治療消化不良、久痢、咳嗽等症狀，故被譽爲「東方小人參」。其所含的槲皮素、山柰酚能增加冠狀動脈血流量，降低血脂，是糖尿病、高血壓、冠狀動脈疾病患者的食療佳品。

● 搭配紫菜，治療腎虛引起的耳鳴效果顯著

紫菜化痰軟堅、利咽止咳、利水除濕，與胡蘿蔔搭配食用，對於治療腎虛引起的耳鳴有明顯的食療功效，還可補腎養心、健脾和中，促進人體新陳代謝、緩解乾燥症狀、減少色素沉著、去除臉部皺紋。

● 常食胡蘿蔔，可保護腸黏膜、輔助治療夜盲症

現代醫學研究發現，胡蘿蔔中的胡蘿蔔素、核酸物質和雙歧因子等，能夠有效保護腸黏膜。其所含大量的胡蘿蔔素進入人體以後，大約 50% 可轉變成維生素 A，還有輔助治療夜盲症、補肝明目的作用。

● 生吃胡蘿蔔不利於維生素 A 吸收

沒有油脂作爲溶解維生素 A 的「載體」，其吸收率反而會大打折扣。所以胡蘿蔔最好油炒肉燉，以便於維生素 A 溶解於油或肉類的脂肪中，更容易被人體吸收。

● 食用完胡蘿蔔不宜立即飲酒

食用完胡蘿蔔不要立即飲酒，因爲胡蘿蔔中的 β - 胡蘿蔔素與酒精混合進入人體後，會在肝臟中產生毒素，對身體造成損傷。

方·壹

材料 胡蘿蔔1根，菊花6克，蔥花、鹽、高湯、香油各適量。

做法 胡蘿蔔洗淨切成片。將鍋置於爐火上，注入高湯、水，放入菊花、鹽、胡蘿蔔後煮熟，淋上香油即成。

功效 可補腎養心、清肝明目。

對症滋補
頭痛
脾腎虛弱
外感風熱

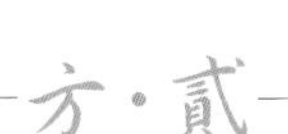

方·貳

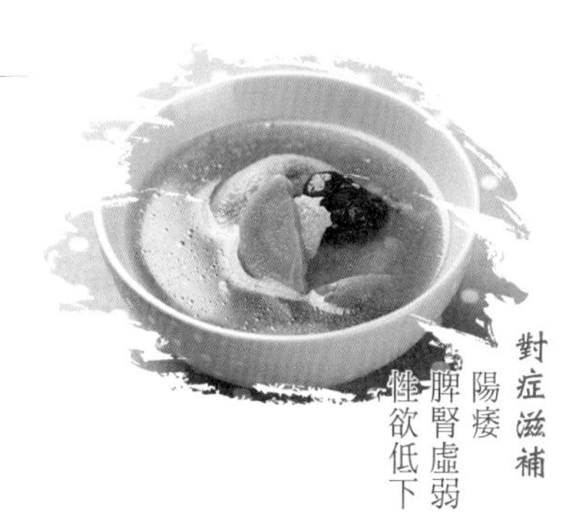

材料 胡蘿蔔1根，鹿肉200克，紅棗10顆，料酒、醬油、薑片、鹽各適量。

做法 將鹿肉洗淨放沸水鍋汆去血水，撈出洗淨切成塊；紅棗洗淨去核；胡蘿蔔洗淨切塊。將鹿肉下鍋後，加適量水、料酒、胡蘿蔔塊、紅棗、鹽、薑片，燉至鹿肉八成熟，加醬油，再燉至熟爛即成。

功效 可溫腎促性欲、健胃消食。

對症滋補
陽痿
脾腎虛弱
性欲低下

方·參

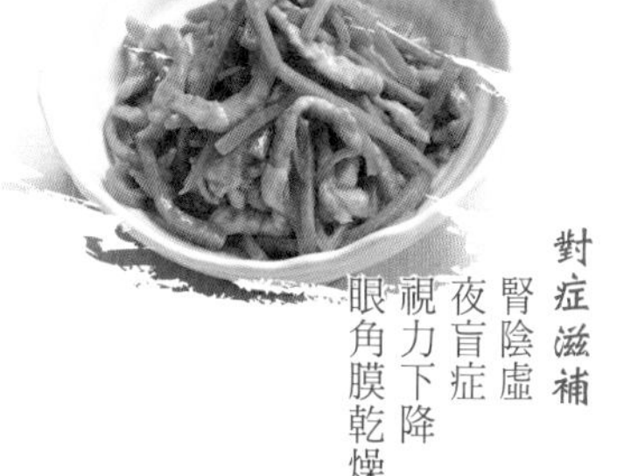

材料 胡蘿蔔2根，豬肉100克，芹菜1棵，蔥花、薑末、鹽、醬油、香油、油各適量。

做法 胡蘿蔔、豬肉、芹菜分別洗淨切成細絲。油鍋燒熱，下蔥花、薑末爆香，加肉絲煸炒，再加胡蘿蔔絲、芹菜絲、醬油、鹽，炒熟後淋入香油，稍炒即成。

功效 可補腎明目、健脾和中。

對症滋補
腎陰虛
夜盲症
視力下降
眼角膜乾燥

方·肆

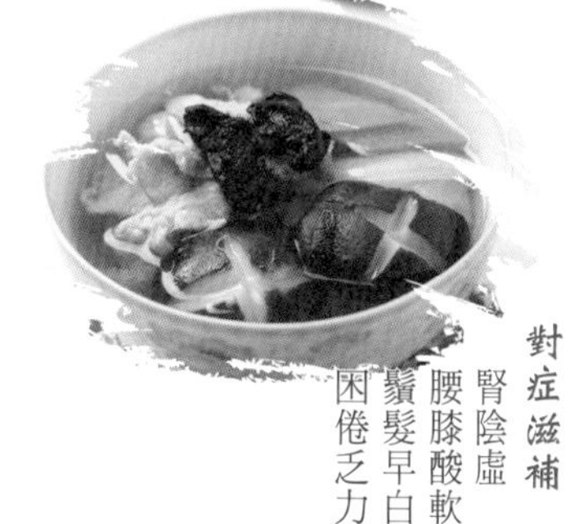

材料 胡蘿蔔1根，黃精35克，豬瘦肉200克，白菜100克，香菇20克，鹽適量。

做法 豬瘦肉洗淨切片，放入開水中汆去血水，撈出備用；白菜和黃精洗淨；胡蘿蔔去皮切片；香菇去柄洗淨，切十字刀。水煮沸，放入豬瘦肉大火煮20分鐘，再放入其他所有材料，小火煲1小時，加鹽調味即成。

功效 可滋補腎陰、補中益氣。

對症滋補
腎陰虛
腰膝酸軟
鬚髮早白
困倦乏力

補氣益腎·填精益髓

芋　頭

◆ 古籍記載 ◆

據《滇南本草》記載，芋頭可「治中氣不足，久服補肝腎，添精益髓」。芋頭含有豐富的黏液皂素及多種微量元素，可幫助身體糾正缺乏微量元素所導致的生理異常，同時能增進食欲，幫助消化，故中醫認為其有補中益氣的功效。

● 常食芋頭可補氣益腎、增強免疫力

芋頭中富含胡蘿蔔素、維生素B群、維生素C、磷、鉀、鎂等多種對身體有益的成分，具有補氣益腎的功效，可增強人體的免疫力。對慢性腎炎、胃痛、痢疾等病症還有一定的療效，尤其適合身體虛弱的人食用。

● 與雞肉燉食，輔助治療腎結石

雞肉有補虛填精、益脾胃、活血脈、強筋骨的功效，搭配芋頭燉食，對輔助治療腎結石有良好的食療效果，還有增進食欲、幫助消化的作用。

● 芋頭可有效調節人體酸鹼平衡

芋頭爲鹼性食物，能中和體內積存的酸性物質，調節人體的酸鹼平衡，發揮烏黑頭髮、潤膚養顏的作用。其所含一種天然的多醣類高分子植物膠體，具有很好的止瀉效果。

● 芋頭未煮熟不宜食用

芋頭一定要在煮熟之後才可以食用，因爲未煮熟的芋頭中含有的黏液會刺激咽喉，從而導致咽喉不適。此外，芋頭在未烹調熟透的情況下，不宜添加調味料，以免過早吸收調味料，造成食用時口感發硬。

● 過敏體質、糖尿病患者慎食芋頭

過敏性體質、糖尿病患者、胃納欠佳者以及小兒食滯需慎食芋頭，因爲芋頭是黏性食物。也不宜在食用芋頭的同時吃香蕉，以免導致腹痛腹脹。

方・壹

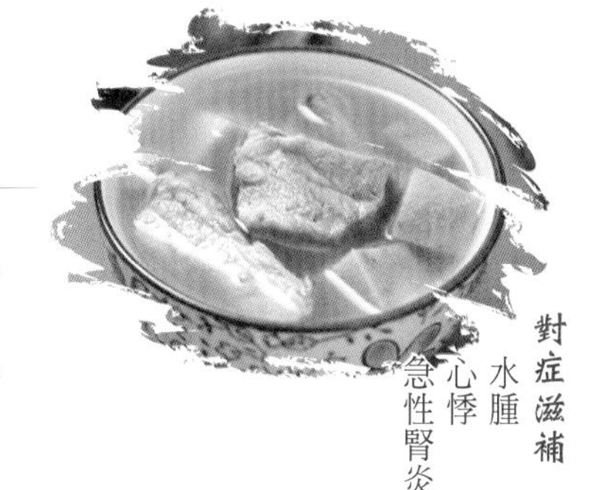

對症滋補
水腫
心悸
急性腎炎

材料　芋頭 150 克，排骨 250 克，蔥段、薑片、鹽、料酒各適量。

做法　芋頭去皮洗淨切塊，上鍋隔水蒸 10 分鐘；排骨洗淨斬段，汆水。先將排骨、薑片、蔥段、料酒放入鍋中，加水煮沸，轉中火燜煮 15 分鐘，揀出薑片、蔥段，小火慢煮 45 分鐘；加芋頭塊一起煮，撒鹽調味即成。

功效　可補中益腎、補鈣益氣。

方・貳

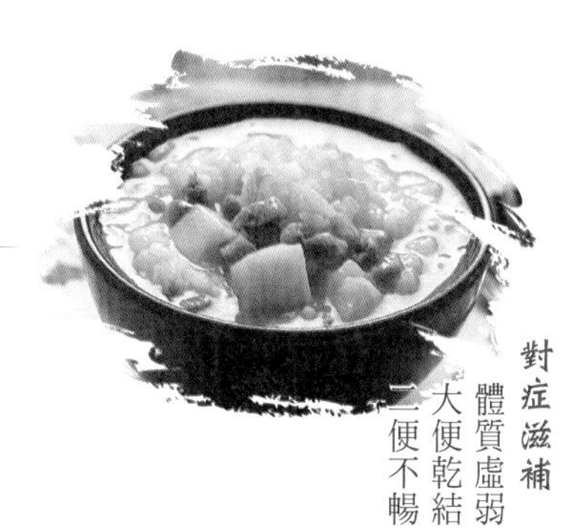

對症滋補
體質虛弱
大便乾結
二便不暢

材料　芋頭、白米、豬瘦肉各 50 克，料酒、鹽、香油各適量。

做法　芋頭去皮洗淨切塊；豬瘦肉洗淨切小丁；白米洗淨後煮成稀粥。鍋中倒入香油燒熱，下豬瘦肉丁，加料酒炒熟；將豬瘦肉丁放入粥鍋中，加芋頭熬煮，待米粥黏稠，調入鹽即成。

功效　可補腎益血、滋陰潤燥。

方・參

對症滋補
腹瀉
二便不暢
口乾舌燥

材料　芋頭 150 克，白米 100 克，蓮子 50 克，糖適量。

做法　芋頭去皮洗淨切塊；蓮子洗淨，去心；白米洗淨。將鍋內加水燒開，放入白米熬煮成粥；加入芋頭塊、蓮子，小火煮至粥黏稠，加適量糖即成。

功效　可補氣益腎、健腦養心。

方・肆

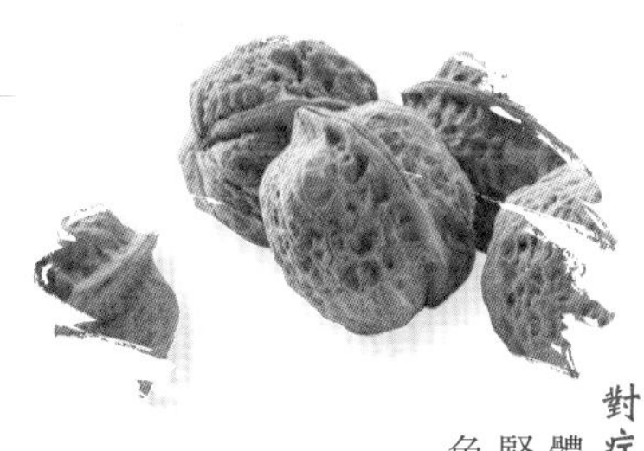

對症滋補
體質虛弱
腎氣不足
免疫力下降

材料　芋頭 250 克，糖、油各適量。

做法　芋頭去皮洗淨切成比拇指略小的塊狀。鍋中倒入適量油，待油六成熱後，下芋頭塊小火炸 3 分鐘左右撈出，稍涼後中火下鍋再炸 1 分鐘上色。另取炒鍋開火，倒入水和糖翻炒，化成漿後下炸好的芋頭翻炒，讓糖漿均勻地裹在芋頭塊上，關火即成。

功效　可補虛填精、增進食欲。

補肝腎・潤命門

核　桃

◆ 古籍記載 ◆

中國歷代醫家及中藥典籍都非常重視核桃的藥食價值，將核桃視為補腎抗衰佳品。《禦藥院方》中記載「核桃仁益血補髓，強筋壯骨，明目，悅心，滋潤肌膚」。《醫林纂要》中提及「核桃仁補腎，潤命門，固精，潤大腸，通熱祕，止寒瀉虛瀉」。

● 核桃被稱為「長壽果」，治療肝腎虧虛效果顯著

核桃在中國享有「長壽果」的美稱，具有滋補肝腎、強筋健骨的功效，對治療由於肝腎虧虛引起的腰腿酸軟、筋骨疼痛、牙齒鬆動、鬚髮早白、虛勞咳嗽、小便清冷等症狀有明顯的食療功效。

● 常食核桃能滋養腦細胞、增強記憶力

核桃含有較多的蛋白質及人體必需的不飽和脂肪酸，這些成分是大腦組織細胞代謝的重要物質，能滋養腦細胞，增強腦功能。核桃所含的精胺酸、油酸、抗氧化物對保護心血管，預防冠狀動脈疾病、中風、阿茲海默症等病均有裨益。

● 先蒸後泡再一敲，輕鬆取出核桃仁

想要吃上完整的核桃仁，還需要巧剝核桃皮。先把核桃放在蒸屜上蒸 3 ～ 5 分鐘，取出即刻放入冷水中浸泡 3 分鐘，撈出來用錘子在核桃四周輕輕敲打，剝殼後就能取出完整的核桃仁，去掉外層褐色的皮口味更佳。

● 核桃雖好，但一次不能吃太多

核桃含有多種人體所需要的微量元素，疲勞時，嚼些核桃仁可有效緩解疲勞和壓力。但核桃屬於高油脂類食物，建議一次食用 3 ～ 5 粒爲宜。

● 口乾、口苦、手足心發熱者不宜多食

口乾、口苦、手足心發熱者不宜多吃核桃，特別是炒過的核桃。哮喘痰黃或大便稀爛者也不宜多食。

方·壹

材料　核桃 3 顆，豬腰 1 顆，白米 100 克，鹽、蔥花各適量。

做法　核桃去殼取仁；白米洗淨；豬腰去臊腺，洗淨切細。將白米、核桃放入鍋內，加水煮沸，然後放入豬腰，小火熬煮至粥熟，加鹽調味，撒上蔥花即成。

功效　可補腎壯陽、健腦明目。

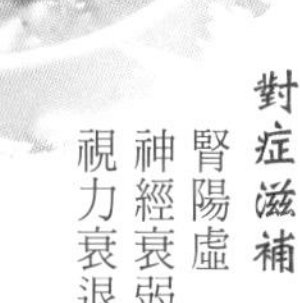

對症滋補

腎陽虛
神經衰弱
視力衰退

方·貳

材料　核桃 5 顆，桂圓肉 30 克，雞肉 350 克，料酒、太白粉、油、醬油、蔥花、薑片、鹽各適量。

做法　核桃去殼取仁；雞肉洗淨切丁，用料酒、太白粉、醬油拌勻。油鍋燒熱，下薑片、蔥花爆香，放入雞丁煸炒至變色，加核桃、桂圓肉，炒至熟時，加鹽調味即成。

功效　可補腎陽、潤肺護膚。

對症滋補

腎陽虛
失眠多夢
大腦疲勞

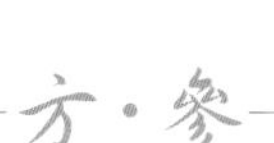

方·參

材料　核桃 3 顆，紫米 50 克，枸杞 10 克。

做法　核桃去殼取仁；紫米、枸杞均洗淨。先將紫米放入鍋內，加適量水大火煮沸，轉小火繼續煮 30 分鐘，再將核桃與枸杞放入鍋內，繼續煮 15 分鐘即成。

功效　可補腎固精、強腰平喘。

對症滋補

腎陰虧
腰膝酸軟
肝血不足
視力衰退

方·肆

材料　核桃 5 顆，白米 100 克，牛奶 250 毫升。

做法　白米洗淨，放入水中浸泡 1 小時；核桃去殼取仁。將白米放入鍋中，加適量水，大火煮沸，轉小火繼續煮 30 分鐘，加核桃、牛奶煮沸即可。

功效　可補腎潤腸、補氣養血。

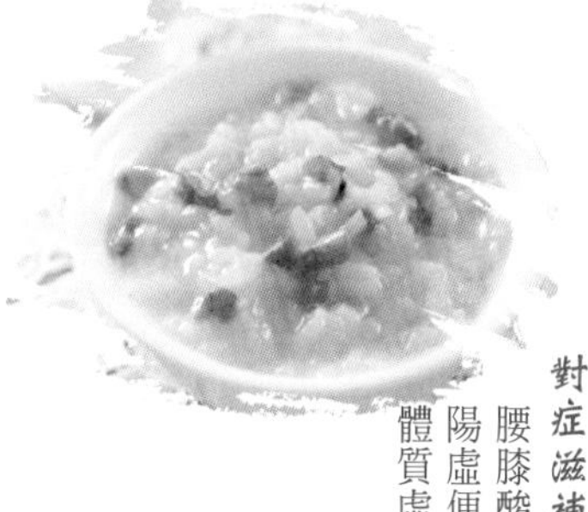

對症滋補

腰膝酸軟
陽虛便祕
體質虛弱

補腎養血·延年益壽

花　生

● 花生被稱為「長生果」，常食可補腎養血

花生素有「長生果」的美稱，在我國，花生被認爲是「十大長壽食品」之一，具有補腎養血、益智抗衰的功效，它可促進人體新陳代謝、增強記憶力、健腦益智、延年益壽。花生含鈣量豐富，還可幫助預防老年人骨質增生，促進兒童骨骼發育。

● 搭配白米，滋補脾腎效果更好

據現代科學測定，花生的蛋白質含量高達 30%，其營養價值可與雞蛋、牛奶、瘦肉等媲美，且易被人體吸收。搭配白米食用，其滋補脾腎的效果更佳，可輔助治療由於腎炎引起的尿頻、尿急等症狀。

● 吃花生要連紅衣一起吃

吃花生時別忘記連紅衣一起吃，因爲花生紅衣能抑制纖維蛋白的溶解，增加血小板的含量，改善血小板的品質，促進骨髓造血機能，對各種出血及出血引起的貧血、再生不良性貧血等疾病有明顯效果。但跌打瘀腫者不宜食用，以免加重瘀腫。

● 花生不宜生食或油炸

從健康方面考慮，首先是不可生吃花生，因爲花生在生長過程中會感染黃麴毒素。黃麴毒素對健康危害極大，長期生吃花生會導致黃麴毒素在肝臟中累積，誘發肝癌。除此之外，油炸花生也不宜食用。最健康的食用方法是煮食，既安全，又易於消化。但是膽病患者、血黏度高或有血栓的人應忌食。

◆ 古籍記載 ◆

據《本草綱目》中記載，花生可悅脾和胃、潤肺化痰、滋養補氣、清咽止癢。《藥性考》中提及「食用花生養胃醒脾，滑腸潤燥」。清代趙學敏在《本草綱目拾遺》中寫道，花生仁「味甘氣香，能健脾胃，飲食難效運者宜之」。

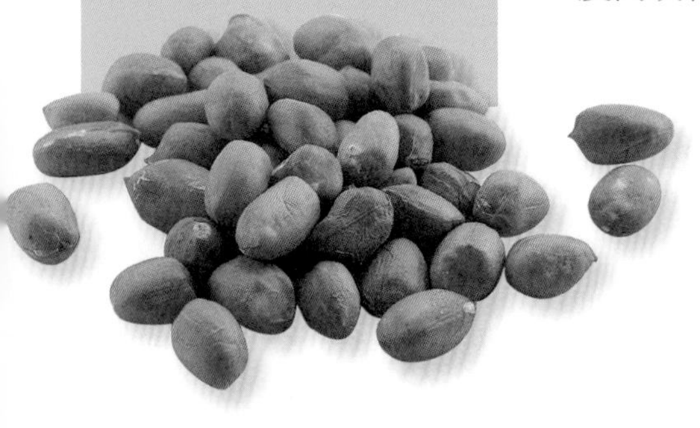

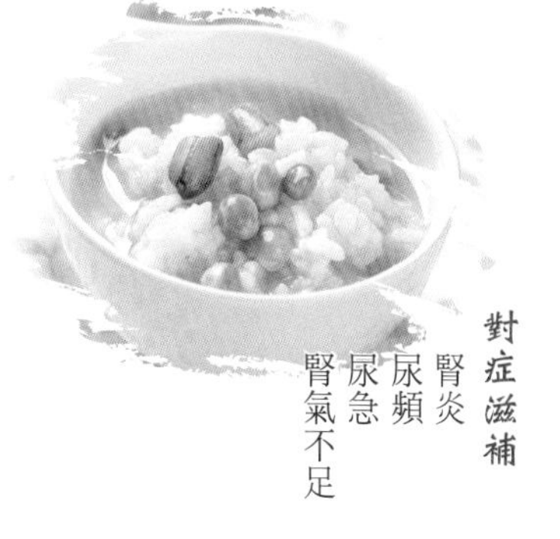

方・壹

材料　花生 80 克，豌豆 50 克，白米 100 克，鹽適量。

做法　花生和白米洗淨；豌豆洗淨浸泡 3 小時。將花生、豌豆、白米放入鍋中，加適量水，熬煮成粥，加鹽調味即成。

功效　可健脾利腎、利水去濕。

對症滋補

腎炎
尿頻
尿急
腎氣不足

方・貳

材料　花生、白米各 50 克，排骨 200 克，鹽、蔥花各適量。

做法　花生浸泡；排骨洗淨焯燙；白米洗淨浸泡 30 分鐘。將白米、花生放入鍋中，加水煮沸後放入排骨煮熟，加鹽，撒上蔥花調味即成。

功效　可滋陰壯陽、補脾益氣。

對症滋補

陽痿
氣陰兩虛
慢性腎炎
性功能衰退

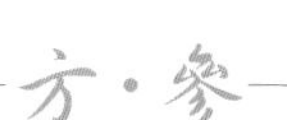

方・參

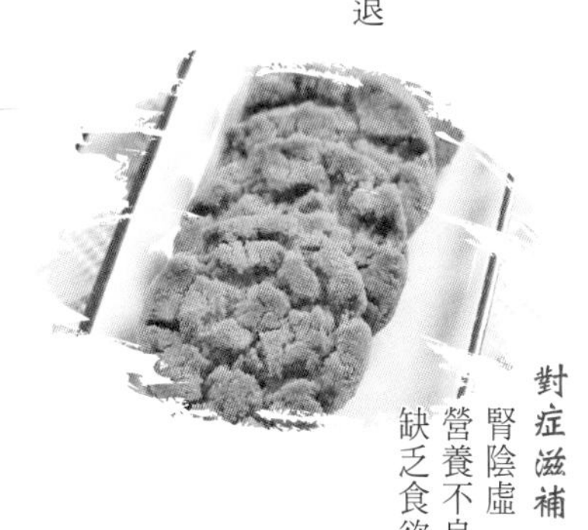

材料　花生 20 克，核桃 3 顆，松子 15 克，茯苓粉 100 克，麵粉 200 克，發酵粉適量。

做法　核桃研細；花生搗碎。將麵粉、茯苓粉、發酵粉混合，加適量水，揉成麵團；將核桃、松子、花生撒於麵團內，製成餅，放入烤箱烤熟即成。

功效　可補腎養血、健脾利濕。

對症滋補

腎陰虛
營養不良
缺乏食欲

方・肆

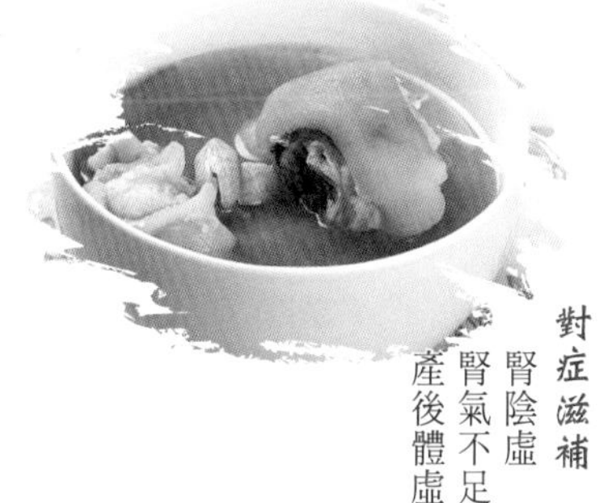

材料　花生 50 克，豬蹄 1 隻，醬油、高湯、薑片、蔥段、料酒、鹽、油各適量。

做法　把豬蹄剁開，入沸水汆去血汙，撈出。油鍋燒熱，加蔥段、薑片煸炒，倒入料酒、高湯、豬蹄、花生、醬油，燉煮至熟，加鹽調味，收湯汁即成。

功效　可補脾益血、催乳增乳。

對症滋補

腎陰虛
腎氣不足
產後體虛

強陽補骨·健腦益智

松　子

◆ 古籍記載 ◆

據《本草綱目》記載，松子可以去死肌，散水氣，潤五臟，逐風痹寒氣，補不足，肥五臟，散諸風，濕腸胃，久服身輕，延年不老。松子性平味甘，具有補腎益氣、養血潤腸、滑腸通便、潤肺止咳等作用，能明顯改善老年人體弱、腰痛、便祕、眩暈等症狀。

● 治療體虛疲勞的佳品

經常食用松子，可強陽補骨、增強性功能，對於治療體虛疲勞、遺精盜汗、心悸失眠、頭暈目眩、便祕等症狀均有良好的食療功效。其所含的不飽和脂肪酸，還具有增強腦細胞代謝、維護腦細胞功能和神經系統功能的作用。

● 搭配玉米，輔助治療腎氣不足效果好

松子搭配玉米炒食，不但味道可口、營養豐富，還可用於輔助治療腎氣不足、乾咳少痰、皮膚乾燥、大便乾結等症狀，是防治肥胖、高脂血症、高血壓、冠狀動脈疾病的良好膳食。

● 男女老少皆宜的健腦零食

現代醫學研究表明，松子對大腦大有裨益，是學生、上班族等腦力勞動者的健腦零食。其中富含的油脂，能達到滋養女性肌膚、消除皺紋的功效。還適用於阿茲海默症與心血管疾病的預防。

● 松子產生油耗味時不宜食用

存放時間長的松子會有油耗味，不宜食用。所以，最好將散裝的松子放在密封的容器裡，以防油脂氧化變質。由於松子油性較大，每天食用 20 ～ 30 克爲宜。

● 脾虛、腹瀉以及多痰患者慎食

脾虛、腹瀉以及多痰者慎食松子。此外，松子不宜與黃豆一起食用，以免引發噁心、嘔吐等症狀。

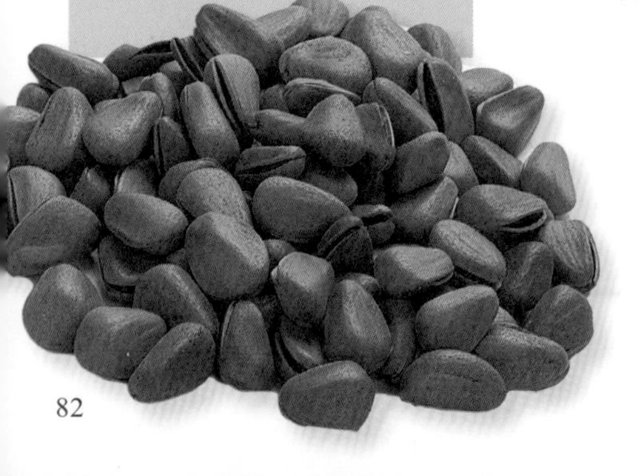

方・壹

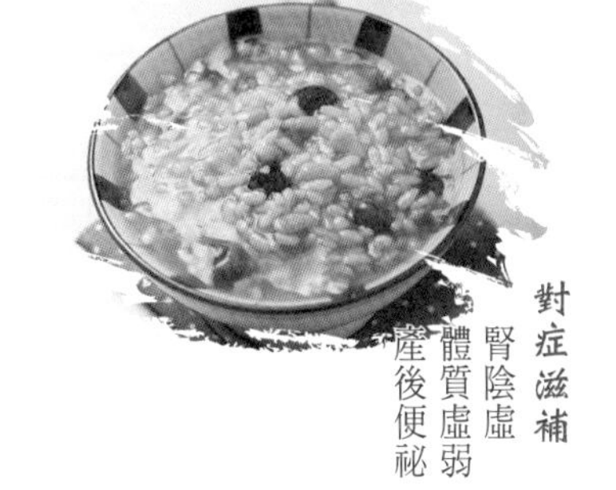

材料　松子 10 克，花生 20 克，白米 50 克。

做法　松子、花生、白米分別洗淨。將松子、花生、白米放入鍋中，加適量水，大火煮沸後轉小火煮 30 分鐘即成。

功效　可補腎陰、潤腸躁。

對症滋補
腎陰虛
體質虛弱
產後便祕

方・貳

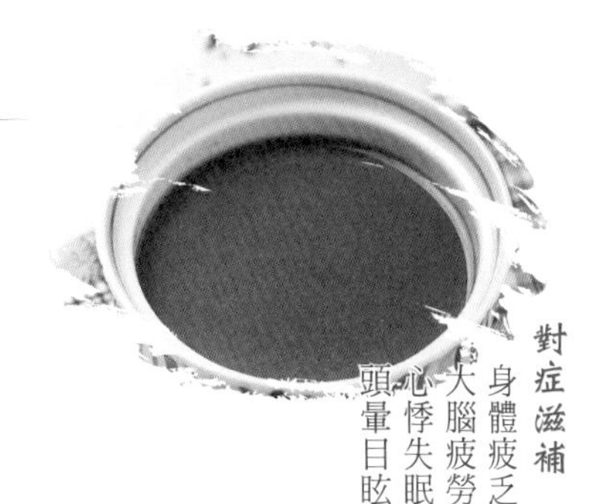

材料　松子、黑芝麻各 15 克，核桃 5 顆，糖適量。

做法　松子、黑芝麻、核桃均炒熟，研末。用開水沖調，加糖食用，每天 1 次。

功效　可補肝益腎、健腦益智。

對症滋補
身體疲乏
大腦疲勞
心悸失眠
頭暈目眩

方・參

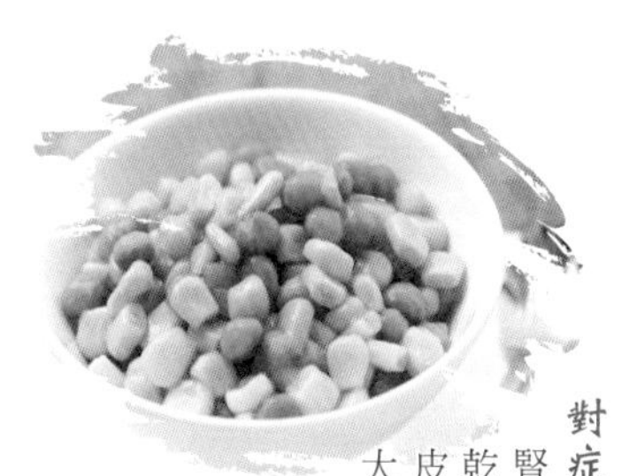

材料　松子、豌豆各 50 克，玉米粒 100 克，胡蘿蔔半根，鹽、油各適量。

做法　將松子、玉米粒、豌豆分別洗淨；胡蘿蔔洗淨切成丁。鍋中燒開水，將玉米粒焯約 2 分鐘，盛出備用。油鍋燒熱，小火將松子過油，待稍稍變色後倒入胡蘿蔔丁、玉米粒、豌豆翻炒至熟，加少許鹽調味即成。

功效　可滋陰補腎、潤燥滑腸。

對症滋補
腎精不足
乾咳少痰
皮膚乾燥
大便乾結

方・肆

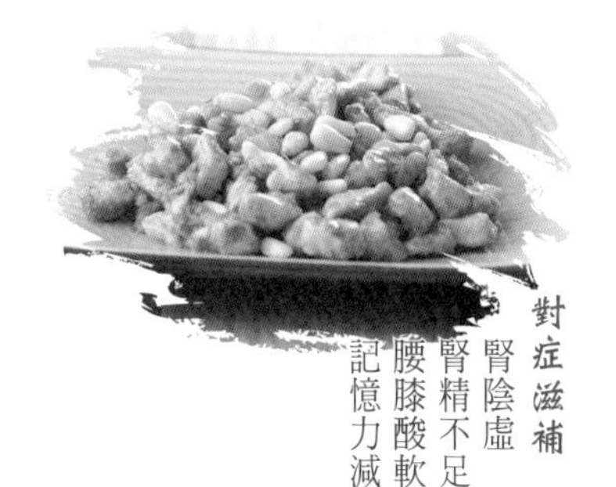

材料　松子 20 克，雞肉 250 克，油、薑末、鹽、糖、太白粉水各適量。

做法　雞肉洗淨切丁；松子去皮。油鍋燒至四成熱，放入雞肉丁撥散，放入薑末，加鹽、糖翻炒，用太白粉水勾芡，下松子炒勻即成。

功效　可滋陰補腎、補虛填精。

對症滋補
腎陰虛
腎精不足
腰膝酸軟
記憶力減退

補腎澀精·安神健腦

蓮　子

◆ 古籍記載 ◆

蓮子性平、味甘澀，入心、脾、腎經，能補脾止瀉，益腎澀清，養心安神。據《玉楸藥解》記載蓮子「甚益脾胃，而固澀之性，最宜滑泄之家，遺精、便溏，極有良效」。主治遺精、虛瀉、崩漏、失眠、健忘、煩渴、腰痛腳弱等病症。

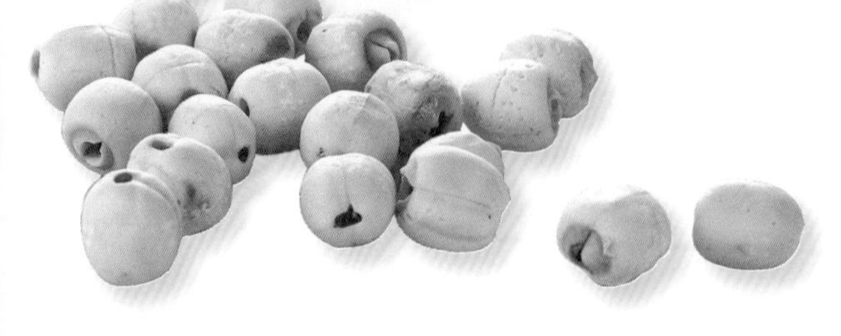

● 治療遺精、滑精效果好

蓮子善補五臟不足，有平抑性欲的作用，對於青年人多夢、遺精頻繁或滑精者有良好的效果。蓮子中所含的棉子糖，是老少皆宜的滋補品，對久病、產後或年老體虛者，更是很好的營養佳品。

● 搭配豬肚，益腎健脾效果更佳

蓮子是自古以來公認的食藥妙品，而豬肚能補虛損、健脾胃，與蓮子煲湯食用，具有益腎健脾、補虛益氣、促進消化的作用，是腎精不固、身體瘦弱者進行調理的食補佳品，還能治療口舌生瘡，有助睡眠。

● 蓮子心雖苦，卻有顯著的強心安神功效

蓮子在作補腎固精、健腦益智的藥膳食療時，一般是不棄蓮子心的。蓮子心雖苦，卻有強心、清熱、安神、固精、降血壓等功效，可治高熱引起的煩躁不安、神志不清等症狀。其還含有多種黃酮類物質，是防治心腦血管疾病的有效成分，可有效地預防中風。

● 大便燥結者不宜食用

蓮子是收澀傷陰之品，因陰虛內熱、腸枯血燥引起的大便燥結者，不宜食用。除此以外，蓮子不可多食，以免影響脾胃功能。

● 不宜與牛奶同服

蓮子不宜與牛奶同食，否則會加重便祕。《隨息居飲食譜》記載「新產後皆忌之」。外邪犯肺，有熱咳時也需忌食蓮子。

方・壹

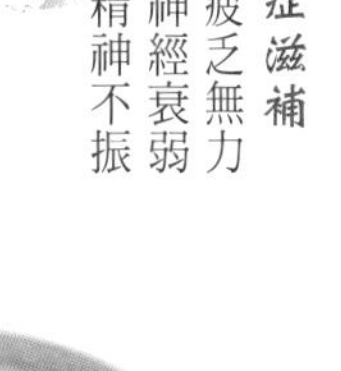

對症滋補
疲乏無力
神經衰弱
精神不振

材料　蓮子、桂圓肉各 15 克，糯米 30 克。

做法　將蓮子洗淨去蓮子心，與桂圓肉及淘淨的糯米同入鍋內，加 400 毫升水，用大火煮沸後轉小火熬煮成稀粥即成。

功效　可補脾益腎、健腦養心。

方・貳

對症滋補
脾腎兩虛
失眠多夢
慢性前列腺炎

材料　蓮子、芡實各 50 克，烏骨雞 1 隻，高湯、薑片、鹽各適量。

做法　將蓮子、芡實放入溫水中浸泡 30 分鐘；將烏骨雞宰殺，洗淨放入沸水鍋中汆透，撈出，用涼水洗淨。將蓮子、芡實與烏骨雞放入砂鍋，加高湯和薑片，先用大火煮沸，改用小火煨煮至雞肉酥爛，加鹽拌和均勻即成。

功效　可益腎補脾、養心安神。

方・參

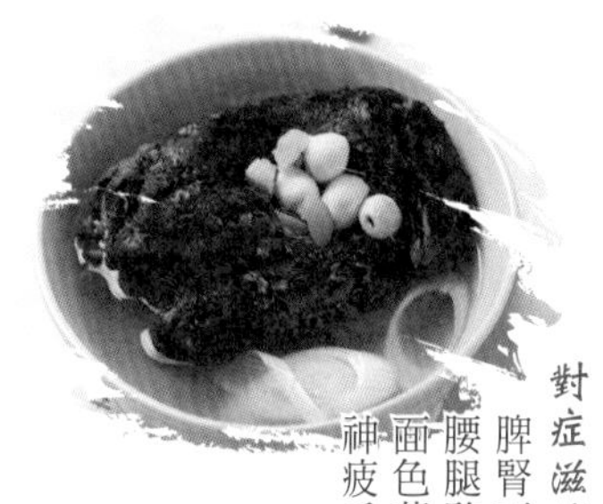

對症滋補
脾腎不足
腰腿酸軟
面色萎黃
神疲乏力

材料　蓮子 30 克，白果 10 克，烏骨雞 1 隻，蔥段、料酒、鹽各適量。

做法　白果洗淨去殼；蓮子浸泡 4 小時；烏骨雞處理乾淨，切塊，汆水。烏骨雞放入鍋中，加白果、蓮子、蔥段，倒入適量水和料酒，大火煮沸轉小火煮 2 小時，加鹽調味即成。

功效　可健脾固腎、收澀止帶。

方・肆

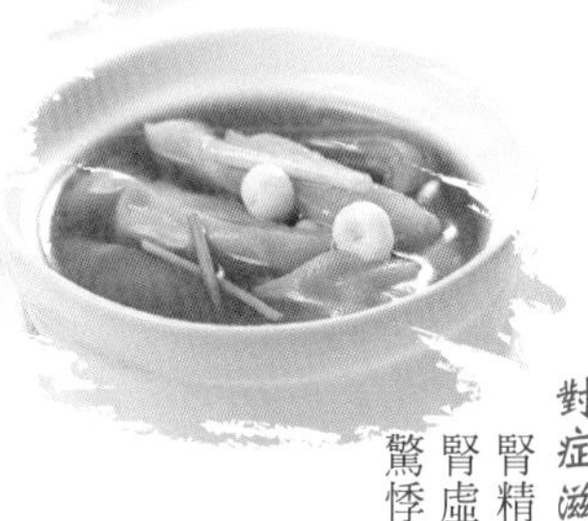

對症滋補
腎精不固
腎虛遺精
驚悸失眠

材料　蓮子 50 克，芡實 30 克，益智仁 10 克，豬肚 1 顆，鹽、料酒各適量。

做法　豬肚處理乾淨；蓮子浸泡 4 小時；芡實和益智仁分別洗淨；益智仁煎湯去渣。將蓮子、芡實放入洗淨的豬肚內，放入砂鍋中，加益智仁湯、適量水和料酒，大火煮沸轉小火煮 2 小時，加鹽調味即成。

功效　可益腎固精、養心安神。

滋補肝腎·益精養血

枸杞

◆ 古籍記載 ◆

《本草綱目》中記載枸杞「補腎生精，養肝，明目，堅精骨，去疲勞，易顏色，明目安神，令人長壽」。《本草經疏》認為「枸杞，潤而滋補，專於補腎、潤肺、生津、益氣，為肝腎真陰不足、勞乏內熱補益之要藥」。而《食療本草》則明確指出，其有「堅筋耐老」的作用。

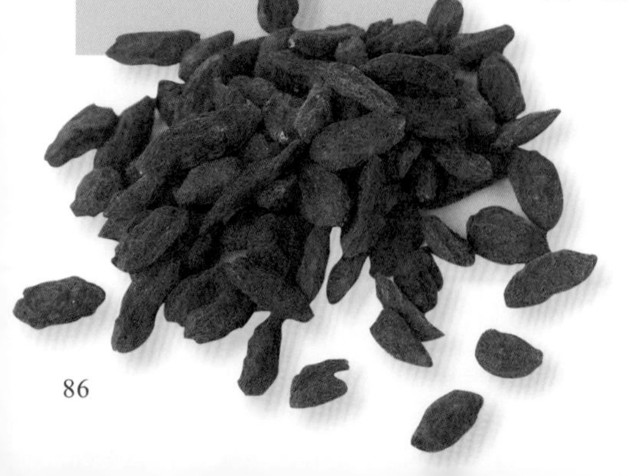

● 適用於精血虧虛所致的腰膝酸軟

枸杞具有滋補肝腎、益精養血的作用，適用於肝腎精血虧虛所致的腰膝酸軟、遺精滑泄、鬚髮早白、頭暈目眩、耳聾耳鳴、失眠健忘等，可用於輔助治療肝腎陰虛所致的潮熱盜汗、五心煩熱，對糖尿病、肝腎陰血虧虛所致的目昏不明、視力減退等也有一定的食療功效。

● 經常泡茶喝，補肝腎、降血壓、抗衰老

枸杞是中藥裡的補腎佳珍。中醫藥學認爲，經常用枸杞泡茶喝，能補肝腎、降血壓、抗衰老、益精、明目、潤膚、烏髮、豐顏。每天 10 克左右便可達到保健目的。若想達到治療的目的，每天最多 20 克，不宜多食。

● 搭配蓮子，補腎養心、延年益壽

蓮子有養心益腎、補脾澀腸的作用，能提高人體免疫力和調節免疫平衡；枸杞能補腎潤肺、生精益氣、補肝明目。兩者搭配同食，有補腎養心、延年益壽的功效。

● 飲用綠茶時不宜食用枸杞

綠茶中含有大量的鞣酸，鞣酸具有收斂吸附作用。當飲用綠茶時食用枸杞，鞣酸便會吸附枸杞中的微量元素，生成人體難以吸收的物質。

● 感冒發熱、身體有炎症、腹瀉者忌食

枸杞偏滋膩，感冒發熱、身體有炎症、腹瀉的人需要忌食。如果枸杞略帶酒味，說明已變質，不宜食用。

方・壹

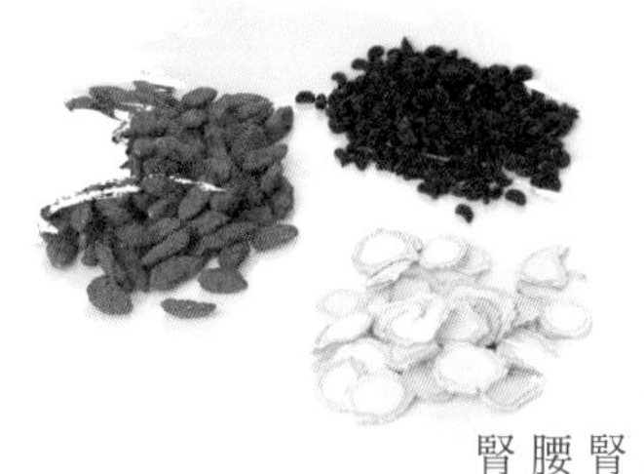

對症滋補
腎陰虛
腰膝酸痛
腎氣不足

材料　枸杞 100 克，女貞子 50 克，生晒參 20 克，低度白酒 1,000 毫升。

做法　將枸杞、女貞子和生晒參放入紗布袋中，倒入白酒，密封，浸泡 30 日即可服用。每天早、晚各服 20 毫升。

功效　可滋陰補腎、強健筋骨。

方・貳

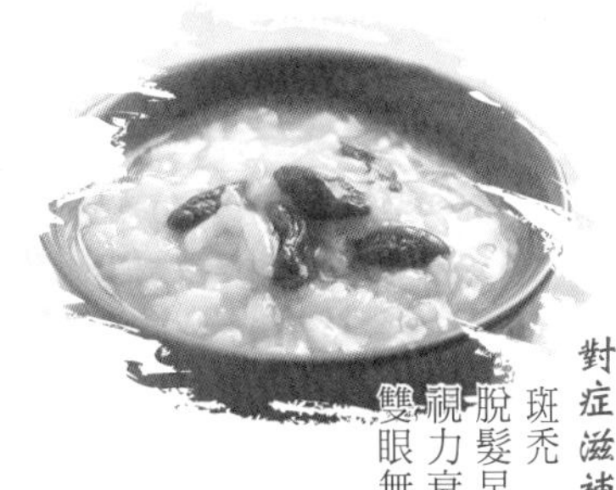

對症滋補
斑禿
脫髮早白
視力衰退
雙眼無神

材料　枸杞 20 克，糯米 50 克，冰糖適量。

做法　將枸杞、糯米分別洗淨，同放入砂鍋內，加適量水，用大火煮沸後轉用小火熬煮，待米湯稠濃時，加冰糖再燜 5 分鐘即成。

功效　可補腎明目、烏髮養髮。

方・參

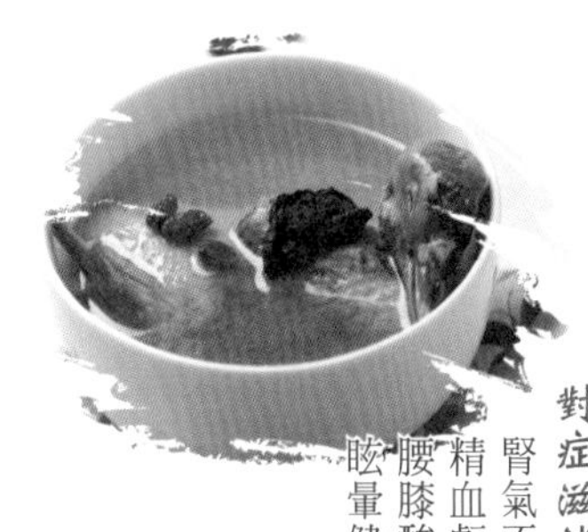

對症滋補
腎氣不足
精血虧虛
腰膝酸軟
眩暈健忘

材料　枸杞、黃精各 30 克，鵪鶉 1 隻，鹽、料酒各適量。

做法　將鵪鶉宰殺，去毛及內臟，洗淨；枸杞、黃精分別洗淨。將枸杞和黃精裝入鵪鶉腹內，放入砂鍋中，加適量水和料酒，小火燉酥，加鹽調味即成。

功效　可滋養肝腎、補精益智。

方・肆

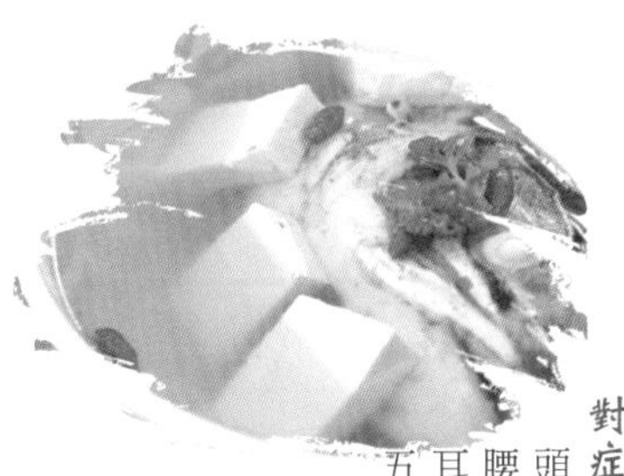

對症滋補
頭暈目眩
腰膝酸痛
耳鳴健忘
五心煩熱

材料　枸杞 20 克，豆腐 100 克，魚頭 1 個，香油、鹽、香菜、油各適量。

做法　將枸杞洗乾淨；豆腐切成厚片；魚頭處理洗淨，下油鍋煎至略微焦黃。鍋內倒入水，放入魚頭燒沸後下入豆腐、枸杞煮 20 分鐘，加鹽、香油、香菜，燒沸即成。

功效　可補腎強腰、健腦明目。

強精潤肺·防癌抗癌

銀　耳

◆ 古籍記載 ◆

銀耳自古就被列為飲食和養生的佳品，早在我國漢代的《神農本草經》中就對銀耳的保健功效有過記載。《本草問答》認為，銀耳「治口乾肺痿，痰鬱咳逆」。清代張仁安在《本草詩解藥性注》提及「此物有麥冬之潤而無其寒，有玉竹之甘而無其膩，誠潤肺滋陰要品」。

● 常食銀耳可強精潤肺、淡斑養顏

銀耳具有強精補腎、滋陰潤肺的功效。經常食用銀耳，可去除臉部黃褐斑、雀斑，使皮膚有光澤、紅潤。因為銀耳滋潤不膩滯，對陰虛火旺不受參茸等溫熱滋補的患者來說是一種良好的補品。

● 搭配雪梨，輔助治療腎陰虛

雪梨有潤肺止咳的功效，搭配銀耳煲湯食用，可補腎強心、潤膚止咳，可輔助治療腎陰虛，尤其適用於腎陰虛引起的氣喘、咳嗽等症狀。

● 防癌抗癌、預防骨質疏鬆的滋補良藥

銀耳是防癌抗癌的佳品，其富含硒等微量元素，不但能增強機體抗腫瘤的能力，還能增強癌症患者對放療、化療的承受力。銀耳中的維生素D，可有效防止鈣的流失，幫助預防老年性骨質疏鬆。

● 隔夜的銀耳湯不宜食用

銀耳中含有較多的硝酸鹽類，經過烹煮後，如果放置的時間過長，硝酸鹽會轉變成亞硝酸鹽，對健康不利。

● 外感風寒者慎食銀耳

銀耳性潤而膩，外感風寒及濕痰壅盛者需慎食，若食後有大便泄瀉者也不適宜再食用。需要提醒的是，很多人喜歡在睡前食用冰糖銀耳，其實冰糖銀耳的含糖量較高，易引起血黏度增高，不宜睡前食用。

方・壹

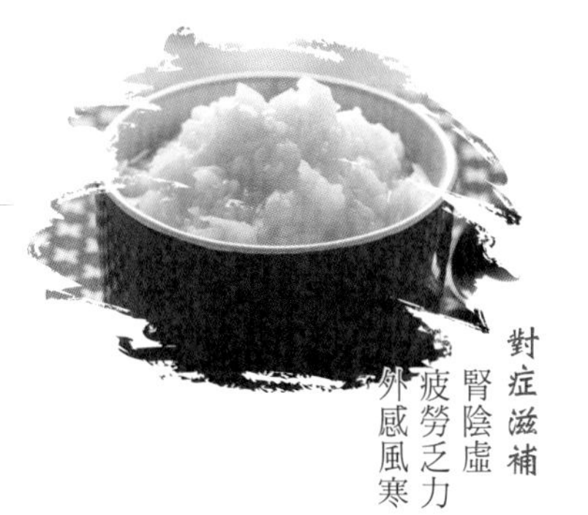

對症滋補
腎陰虛
疲勞乏力
外感風寒

材料　銀耳 10 克，白米 50 克，冰糖適量。

做法　銀耳溫水泡發後切碎；白米洗淨，浸泡 30 分鐘。將銀耳、白米一起放入鍋中加水，煮粥至熟，加冰糖攪拌均勻即成。

功效　可滋陰潤肺、益氣和血。

方・貳

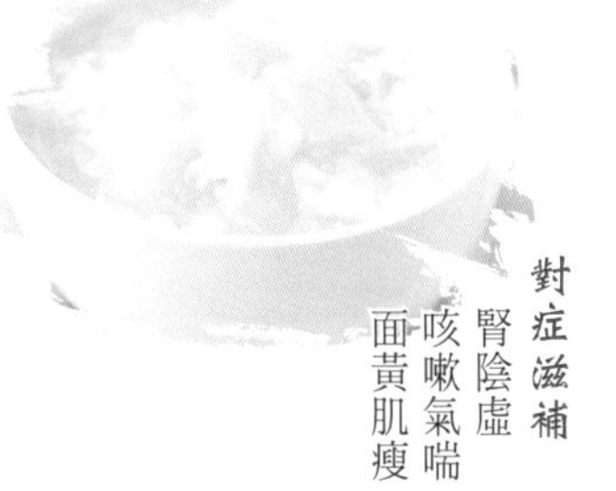

對症滋補
腎陰虛
咳嗽氣喘
面黃肌瘦

材料　銀耳 20 克，白米 50 克，雪梨 30 克，冰糖適量。

做法　銀耳用水泡發，洗淨撕成小朵；雪梨洗淨去皮，去核，切小塊；白米洗淨。將白米、銀耳、雪梨同放入砂鍋中，加適量水熬煮至米爛粥稠，出鍋時放入冰糖即成。

功效　可補虛生津、滋陰潤肺。

方・參

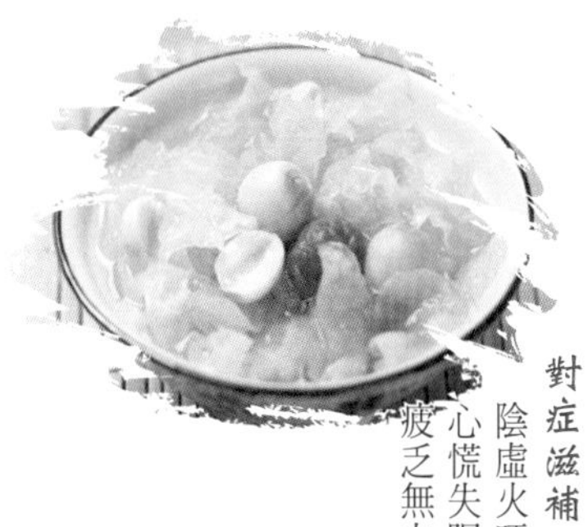

對症滋補
陰虛火旺
心慌失眠
疲乏無力

材料　銀耳 20 克，桂圓 50 克，蓮子 80 克，冰糖適量。

做法　銀耳用水浸泡 2 小時，擇去老根後撕成小朵；桂圓去殼；蓮子去心，洗淨備用。將泡發好的銀耳、桂圓肉、蓮子同放入鍋內，加適量水大火煮沸後，轉小火繼續煮至銀耳、蓮子完全變軟，湯汁變濃稠，出鍋時加冰糖即成。

功效　可澀腸固精、養心安神。

方・肆

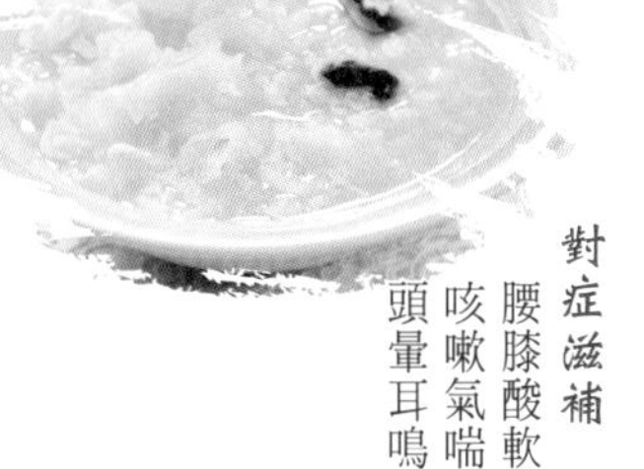

對症滋補
腰膝酸軟
咳嗽氣喘
頭暈耳鳴

材料　銀耳 10 克，白米 50 克，紅棗、冰糖各適量。

做法　銀耳用溫水泡發後，撕成小朵；白米、紅棗分別洗淨。將白米、銀耳、紅棗一起放入鍋中，加水煮熟，出鍋前加入冰糖即可。

功效　可強精潤肺、止咳平喘。

補腎精·強腰膝

石　榴

◆ 古籍記載 ◆

石榴的功效在多部古籍中都有所記載。《本草綱目》言其「止瀉痢、崩中、帶下」。《分類草藥性》言其「治吐血，月經不調，紅崩白帶」。在《野生藥植圖說》中還記載其有「治中耳發炎，防止流膿」之效。

● 石榴入腎，經常食用腎氣足、筋骨強

石榴入腎，可補腎精、強腰膝，從而達到「腎氣足、筋骨強、百病除」的效果。其所含維生素C、維生素B群、有機酸、碳水化合物、蛋白質、脂肪以及鋅、鈣、磷、鉀等礦物質元素，可緩解因缺鋅引起的抑鬱、焦慮等情緒。

● 治療遺精、便血、肛脫的良品

石榴因為其味酸，有明顯的收斂作用，能夠澀腸止血，加上其具有良好的抑菌作用，所以是治療遺精、便血、直腸脫垂、痢疾、泄瀉等病症的良品。除此以外，石榴有較強的抗氧化作用，能幫助血液和血管抵抗自由基的傷害，可調節血壓，防止動脈粥樣硬化和中風的發生。

● 搭配火龍果榨汁，降低膽固醇、預防大腸癌

火龍果中水溶性膳食纖維含量非常豐富；石榴健脾益氣、補腎精。兩者搭配起來食用，具有健脾補腎、減肥降脂、抗氧化的作用，更有降低膽固醇、預防大腸癌等功效。

● 過量食用石榴易損壞牙齒

石榴中含有的有機鹽非常高，過量食用會損壞牙齒，使牙齒變黑。所以，在吃完石榴後一定要及時刷牙。

● 尿道炎、糖尿病、便祕患者慎食石榴

糖尿病、尿道炎、便祕患者以及實熱積滯者都應慎食石榴。另外，兒童不宜吃太多石榴，容易引起發熱痰鳴，並會加重急性支氣管炎、咳喘痰多等症狀。

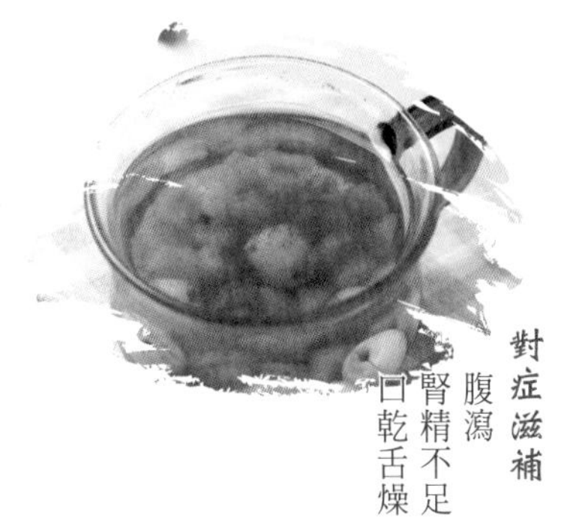

對症滋補

腹瀉
腎精不足
口乾舌燥

方・壹

材料 石榴 1 顆，蓮子 100 克，糖適量。

做法 石榴去皮，取果肉；蓮子洗淨浸泡 2 小時。石榴和蓮子放入砂鍋中，加適量水，大火煮沸轉小火煮 1 小時，加糖調味即成。

功效 可益腎固精、生津止渴。

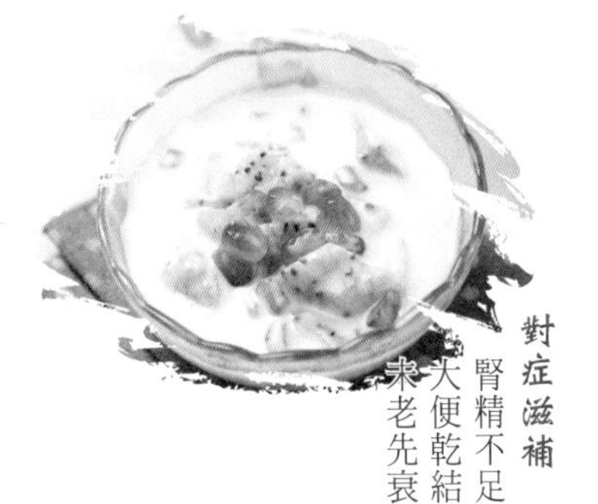

對症滋補

腎精不足
大便乾結
未老先衰

方・貳

材料 石榴 1 顆，火龍果半顆，優酪乳 100 毫升。

做法 石榴去皮，取果肉；火龍果去皮，切小塊。將石榴和火龍果放入碗中，倒入優酪乳拌勻即可食用。

功效 可降低膽固醇、預防大腸癌。

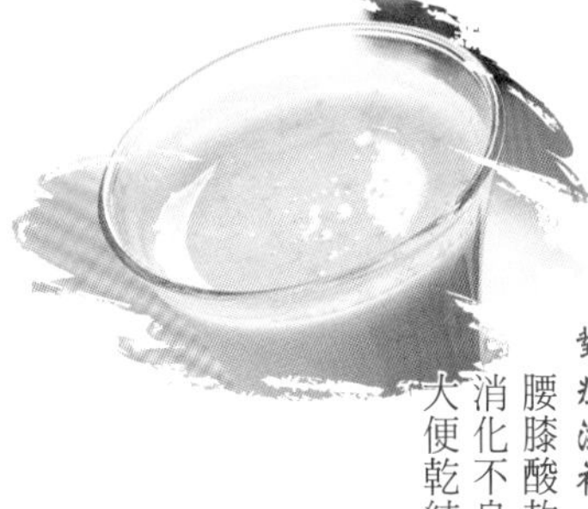

對症滋補

腰膝酸軟
消化不良
大便乾結

方・參

材料 石榴 1 顆，草莓 4 顆，牛奶 200 毫升。

做法 石榴洗淨去皮後將子掰散；草莓洗淨去蒂，切成小塊。取掉榨汁機的濾網，然後將石榴、草莓放入榨汁機，再倒牛奶，攪打成汁即成。

功效 可助消化、降低膽固醇。

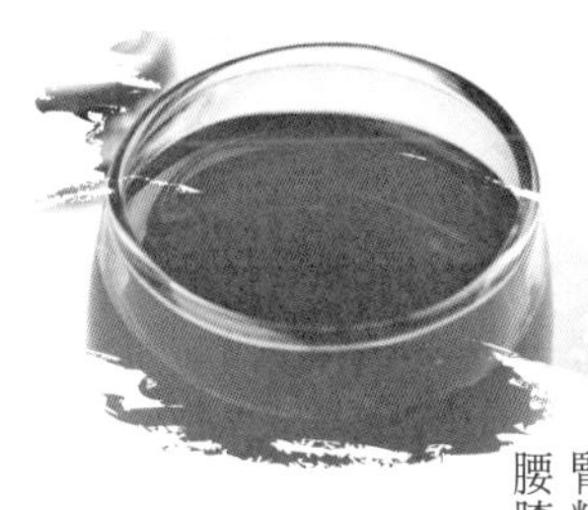

對症滋補

腎精不足
腰膝酸軟

方・肆

材料 石榴 2 顆，蜂蜜適量。

做法 石榴去皮，取果肉；將石榴放入榨汁機中，加適量純淨水，製作成果汁，加適量蜂蜜調味即成。

功效 可補充維生素、強筋健骨。

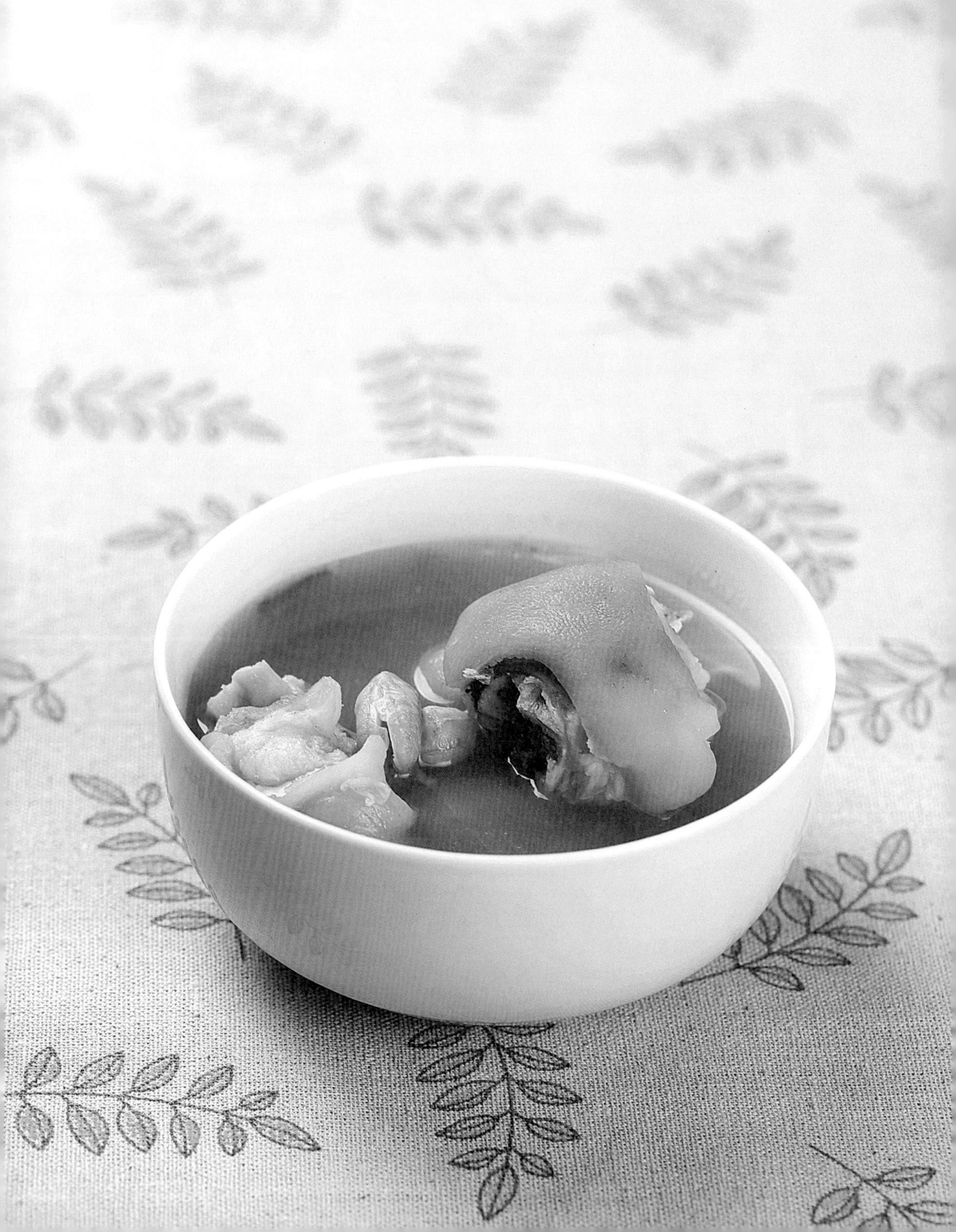

第四章

補腎不能沒有肉

補元陽·益氣血

羊 肉

◆ 古籍記載 ◆

《本草綱目》中記載，羊肉能「暖中補虛、補中益氣、開胃健脾、益腎氣、養膽明目，治虛勞寒冷、五勞七傷」。元朝時著名醫家李杲說「羊肉，甘熱，能補血之虛」。《日用本草》認為，羊肉能治「腰膝羸弱、壯筋骨、厚腸胃」。

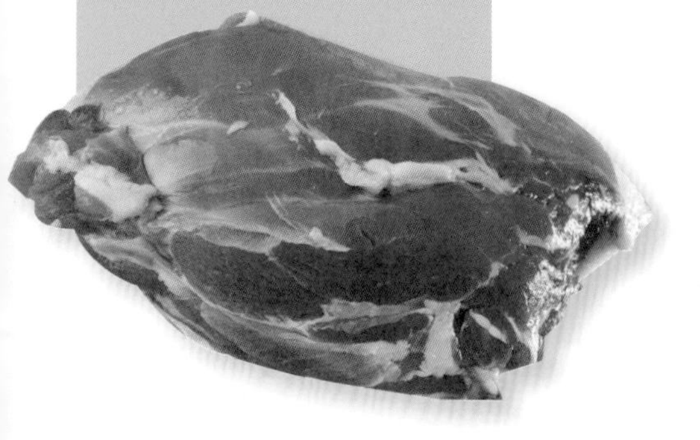

● 「冬吃羊肉賽人參，春夏秋食亦強身」

俗話說：「冬吃羊肉賽人參，春夏秋食亦強身。」羊肉是滋補腎陽的佳品，被稱爲補元陽、益血氣的溫熱補品，在民間素有冬令時節吃羊肉進補的習俗。因爲羊肉的肉質細嫩，容易被消化，可提高身體素質，增強抗病能力。所以人們常說：「要想長壽，常吃羊肉。」

● 治療腎虧陽痿、腰膝酸軟有顯著療效

羊肉具有溫中暖腎、益氣補虛、禦寒保暖、生肌增力等功效，尤其適用於腎虛陽痿、腰膝酸軟、勃起功能障礙、虛勞羸瘦、畏寒怕冷、手足發涼、神疲乏力等。此外，羊肉中的抗癌物質，可輔助治療皮膚癌、結腸癌及乳腺癌等。

● 搭配山藥、枸杞煲湯，可補腎壯陽

羊肉可補腎陽、益腎氣；山藥益肺腎、補虛羸；枸杞滋腎養肝。三者搭配在一起煲湯食用，可補腎壯陽、益氣補虛、促進血液循環、增強禦寒能力。但是需要提醒的是，性功能亢進者不宜食用。

● 食用羊肉後 2 ～ 3 小時內不宜飲茶

羊肉中有蛋白質，茶葉中有鞣酸，兩者結合會引發便祕。

● 感冒發熱時不宜食用

感冒發熱以及患有高血壓、肝病、急性腸炎和其他感染病患者不宜食用羊肉。另外，烤糊的羊肉容易產生致癌物質，最好不要吃。

方・壹

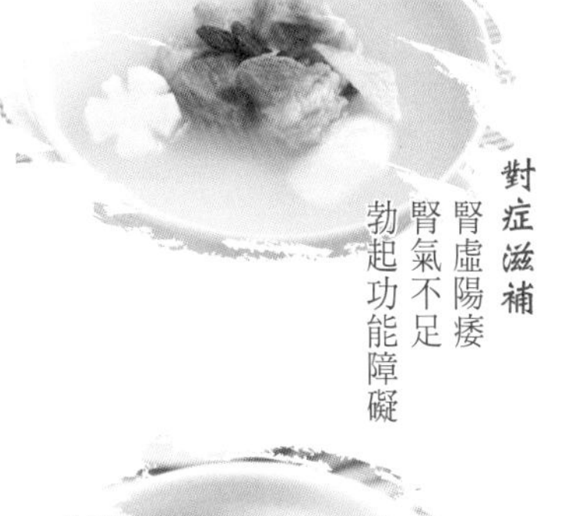

對症滋補

腎虛陽痿
腎氣不足
勃起功能障礙

材料　羊肉 500 克，山藥 150 克，枸杞 15 克，薑片、蔥段、料酒、鹽各適量。

做法　羊肉洗淨切塊，汆水；山藥去皮洗淨切片；枸杞洗淨。將羊肉、枸杞、薑片、蔥段、料酒一起放入鍋中，加適量水大火煮沸，放入山藥，小火煨至羊肉熟爛，加鹽調味即成。

功效　可補腎壯陽、益氣補虛。

方・貳

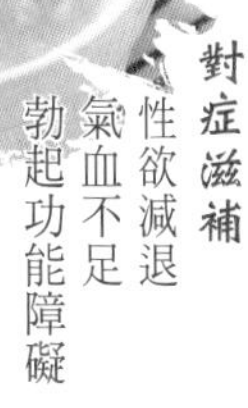

對症滋補

性欲減退
氣血不足
勃起功能障礙

材料　羊肉 500 克，高粱米、薑末、料酒、鹽、香油、羊肉湯各適量。

做法　高粱米淘淨；羊肉洗淨切成丁。將羊肉、高粱米、薑末一起放入鍋中，加羊肉湯、料酒煮至羊肉碎爛，加鹽、香油調味即成。

功效　可補元陽、益血氣。

方・參

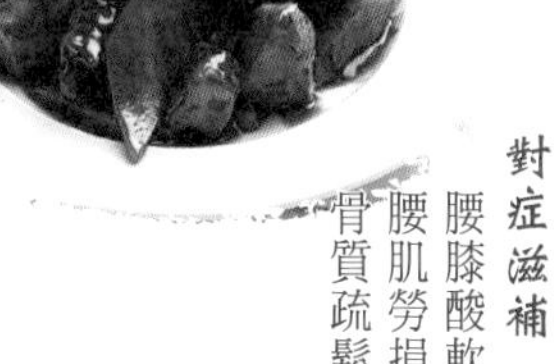

對症滋補

腰膝酸軟
腰肌勞損
骨質疏鬆

材料　羊肉 500 克，胡蘿蔔半根，蔥花、薑末、料酒、鹽、清湯、油各適量。

做法　羊肉洗淨切塊，汆水；胡蘿蔔洗淨切片。油鍋燒熱，加蔥花、薑末煸炒出香味，倒入羊肉塊，翻炒中烹入料酒，加清湯，大火煮沸後改用小火煨煮至羊肉八成熟，加胡蘿蔔片，煨煮至羊肉熟爛，加鹽拌勻即成。

功效　可強筋壯骨、補中益氣。

方・肆

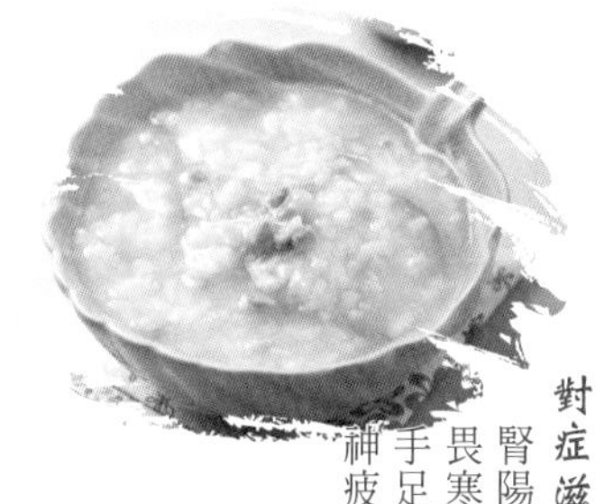

對症滋補

腎陽虛
畏寒怕冷
手足發涼
神疲乏力

材料　熟羊肉 100 克，白米 50 克，青椒 1 顆，鹽、胡椒粉各適量。

做法　白米洗淨；熟羊肉切塊；青椒洗淨切絲。將白米放入鍋中，加適量開水，小火熬煮至五成熟，加羊肉塊同煮至八成熟；加青椒絲、胡椒粉、鹽調味，繼續燜煮至熟即成。

功效　可溫中暖腎、養膽明目。

強腰膝·補筋骨

羊　骨

◆ 古籍記載 ◆

羊骨由於部位不同，功效也有差異。《本草綱目》中對羊骨不同部位均有介紹，頭骨「主治風眩瘦疾，小兒驚癇」；脊骨「主治虛勞寒中羸瘦，補腎虛，通督脈，治腰痛下痢」；尾骨「益腎明目，補下焦虛冷」；脛骨「治療腎虛不能攝精，白濁，除濕熱，健腰腳，固牙齒」。

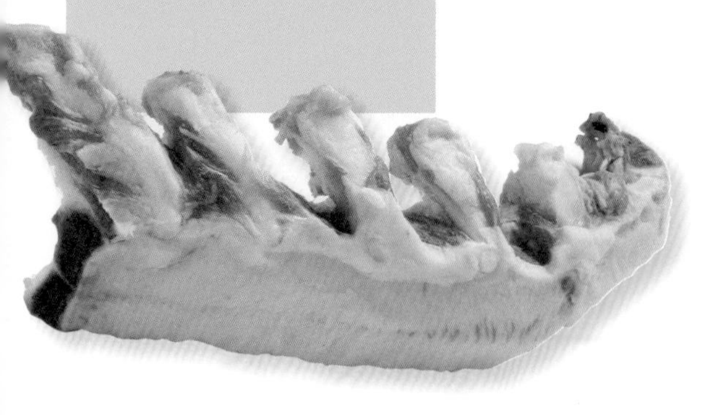

● 腎虛腰痛者食用羊脊骨效果好

羊脊骨具有補腎虛、通督脈的作用，其滋補效果要優於羊腿骨。腎虛腰痛者可剔除羊肉，單獨將羊脊骨燉湯。需要提醒的是，挑選時以非冷凍的，附著肉質新鮮的羊脊骨爲宜。

● 改善腰膝酸軟，治療遺精、白濁

因爲腰爲腎之府，腎虛則見腰酸、骨軟無力、行走艱難，而羊骨具有補肝腎、強筋骨的作用，多食羊骨可改善腰膝酸軟、遺精、白濁等症狀。尤其適用於虛勞羸瘦、腰膝無力、筋骨攣痛、久痢久瀉、再生不良性貧血、血小板減少等。

● 常食羊骨可補鈣、延緩衰老

現代研究發現，羊骨不僅補腎，其富含的類黏朊和骨膠原蛋白，可延緩人體骨髓的老化，增強骨髓產生血細胞的能力，從而達到延緩衰老的目的。羊骨中含有大量的磷酸鈣，可滿足不同族群的補鈣需求

● 燉湯時用蔥、薑、蒜或料酒提鮮去腥

如果要去除羊骨的腥味，可在燉湯時放入一些薑、蒜和蔥，或者滴少許料酒，從而達到提鮮去腥的效果。

● 高血壓、高膽固醇血症者慎食

高血壓、高膽固醇血症以及肝病患者應少食或忌食羊骨。此外，食用羊骨時不宜同時吃板栗，以免引起腸胃不適；最好也不要與蕎麥一起吃，以免降低營養價值。

方・壹

材料　羊骨500克，紅棗10顆，鹽適量。

做法　將羊骨洗淨放入砂鍋中，加水適量，大火煮沸後，轉小火煮1小時，放入洗淨的紅棗，繼續用小火燉煮2小時，調入鹽即成。

功效　可補腎健脾、益髓生血。

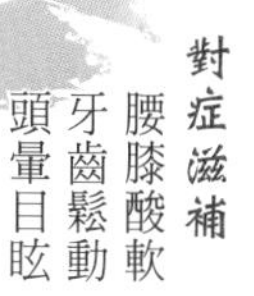

對症滋補
腰膝酸軟
牙齒鬆動
頭暈目眩

方・貳

材料　羊骨500克，白米100克，鹽、薑片、蔥白、蔥花各適量。

做法　將羊骨洗淨打碎，加薑片、蔥白、水燉湯，取湯代水與洗淨的白米一起放入砂鍋，大火燒開後轉小火熬煮，待粥快熟時調入鹽、蔥花，稍煮即成。

功效　可補腎強筋、增強性功能。

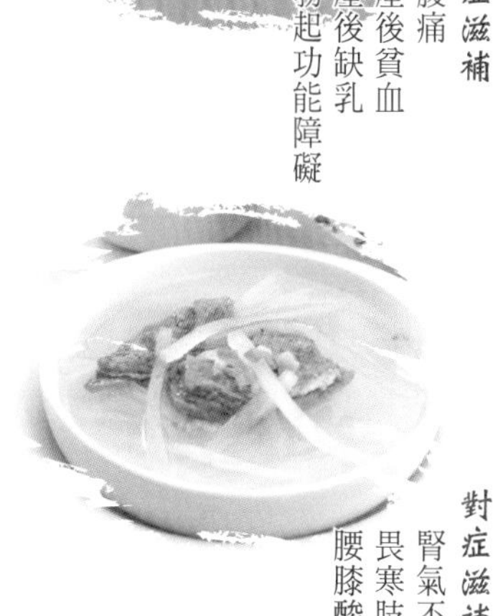

對症滋補
腹痛
產後貧血
產後缺乳
勃起功能障礙

方・參

材料　羊骨500克，白蘿蔔100克，蔥花、薑片、鹽、料酒各適量。

做法　將羊骨洗淨放入砂鍋中，加鹽、薑片和料酒，加水至八成滿，大火燒沸，撈去湯中血沫。將白蘿蔔洗淨切成絲，放入湯中，繼續用小火燉煮2小時，調入鹽，撒上蔥花即成。

功效　可以滋補肝腎、強健筋骨。

對症滋補
腎氣不足
畏寒肢冷
腰膝酸軟

方・肆

材料　羊脊骨500克，粉絲50克，薑絲、蔥絲、鹽各適量。

做法　粉絲放冷水浸泡至軟，洗淨備用。將羊脊骨洗淨放入壓力鍋中，加薑絲、蔥絲燉煮約半小時。開蓋加鹽、粉絲，用小火燒開即成。

功效　可補腎虛、通督脈。

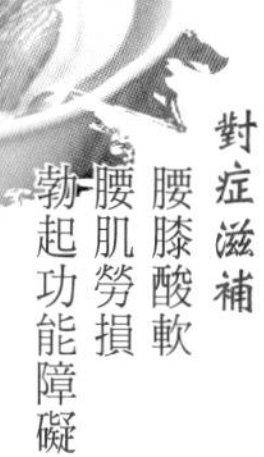

對症滋補
腰膝酸軟
腰肌勞損
勃起功能障礙

滋補腎陽·補虛損

羊　腎

◆ 古籍記載 ◆

據《本草綱目》記載，羊腎可治腎虛勞損，消渴，腳氣等。在《日華子本草》中記載，羊腎可補虛，治耳聾，壯陽益胃，止小便，治虛損盜汗。《本草圖經》中提及其「治腎虛勞損，腰脊疼痛，足膝痿弱，耳聾，消渴，陽痿，尿頻，遺溺」。

● 滋補腎陽、增強性功能的佳品

羊腎含有強精物質，能增強性功能，是滋補腎陽的佳品。其具有補腎氣、益精髓的功效，可滋補腎陽、強筋健骨，尤其適用於虛勞羸瘦、腰膝無力、筋骨攣痛、久痢久瀉、再生障礙性貧血、血小板減少等。

● 搭配鮮枸杞葉煮粥，可補肝腎、明目

鮮枸杞葉可補虛益精、清熱止渴、去風明目，與羊腎一起煮粥食用，對輔助治療視力下降、雙目無神、鬚髮早白、斑禿等症狀有明顯食療功效，對性功能障礙、腰膝酸軟、下肢無力者尤爲適宜。

● 搭配黑豆燉食，有效治療勃起功能障礙

黑豆具有補腎滋陰、健脾利水的功效，搭配羊腎燉食，對治療勃起功能障礙、性欲減退效果顯著。需要提醒的是，在處理羊腎時需要將外面的筋膜除去，最好用薑片和料酒醃製 1 小時，以除去臊味。

● 痛風、慢性腎臟疾病者忌食

羊腎中含有大量尿酸和嘌呤，食用後不容易排出，所以患有痛風及慢性腎臟疾病，如慢性腎炎、腎病症候群患者，不宜食用。此外，羊腎的膽固醇含量較高，血脂高、膽固醇高者應少食。

方・壹

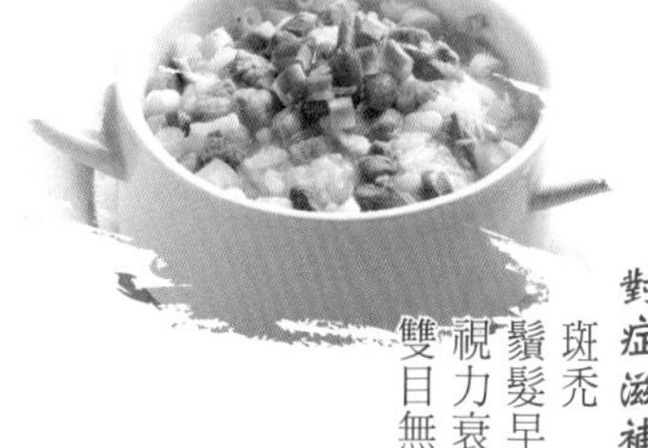

對症滋補

斑禿
鬚髮早白
視力衰退
雙目無神

材料 羊腎 1 顆，羊肉 100 克，鮮枸杞葉 250 克，白米 100 克，蔥段、鹽各適量。

做法 羊腎去筋膜、臊腺，洗淨切丁，焯燙；羊肉洗淨切丁，焯燙；鮮枸杞葉洗淨水煎去渣。藥汁與白米、蔥段同入鍋內，加適量水，用大火煮沸後改用小火熬煮成稀粥，下羊腎和羊肉燉 15 分鐘，加鹽調味即成。

功效 可溫補肝腎、強筋健骨。

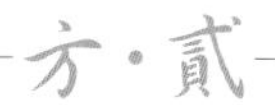

方・貳

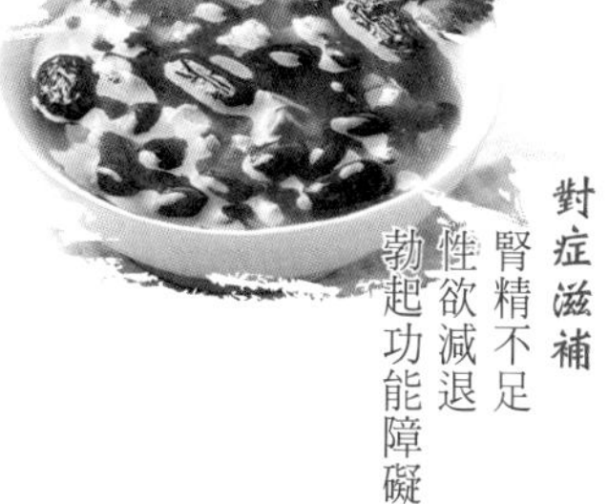

對症滋補

腎精不足
性欲減退
勃起功能障礙

材料 羊腎 1 顆，黑豆 30 克，紅棗 5 顆，料酒、五香粉、太白粉水各適量。

做法 羊腎去筋膜、臊腺，洗淨切丁，焯燙。黑豆、紅棗分別洗淨同入鍋中，加水大火煮沸後，改小火煨煮 30 分鐘，加羊腎丁、料酒、五香粉，用太白粉水勾芡成羹即成。

功效 可滋補腎陽、增強性功能。

方・參

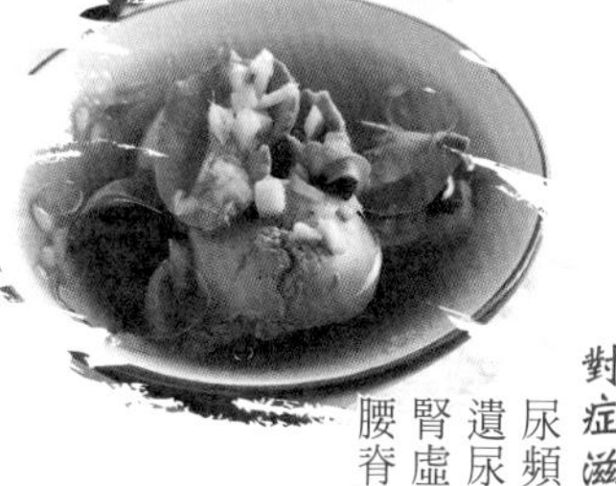

對症滋補

尿頻
遺尿
腎虛勞損
腰脊酸痛

材料 羊腎 1 顆，杜仲 15 克，羊骨湯、薑末、蔥花、鹽各適量。

做法 羊腎去筋膜、臊腺，洗淨對半切開，切成小塊，用開水浸泡 10 分鐘後汆水；杜仲洗淨。鍋中放入杜仲、薑末、羊骨湯，大火燒開後，將羊腎下入燉 30 分鐘，加鹽調味，撒上蔥花即成。

功效 可補腎益氣、養精填髓。

方・肆

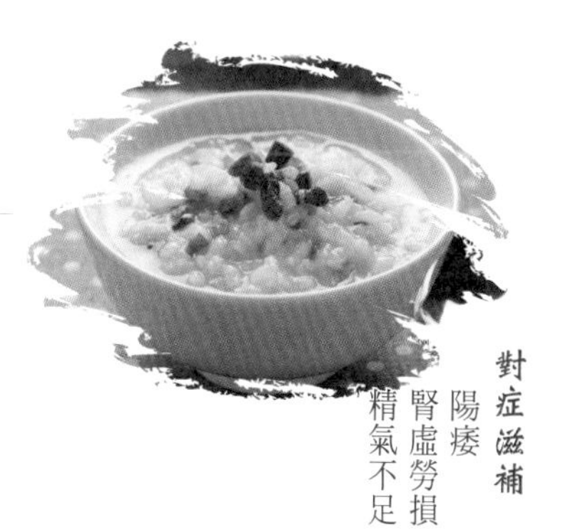

對症滋補

陽痿
腎虛勞損
精氣不足

材料 羊腎 1 顆，白米 100 克，韭菜 150 克，枸杞、鹽各適量。

做法 羊腎去筋膜、臊腺，洗淨對半切開，切成小塊，焯燙；韭菜洗淨切碎。先將枸杞、白米放鍋內，加水適量小火煮粥，待快煮熟時放入韭菜、羊腎，待煮沸加鹽調味即成。

功效 可溫補腎氣、益髓填精。

補腎滋陰·大補虛勞

鴨肉

◆ 古籍記載 ◆

據《本草綱目》中記載，「鴨肉大補虛勞，消毒熱，利小便，除水腫，消脹滿，利臟腑，退瘡腫，定驚癇」。《日用本草》稱鴨肉可「補血行水、養胃生津」。《滇南本草》中提及「老鴨同豬蹄煮食，補氣而肥體；同雞煮食，治血暈頭痛」。

● 鴨肉被稱為「補虛勞的聖藥」

民間認爲鴨肉是「補虛勞的聖藥」，具有滋陰補腎、清肺補血、養胃消腫的功效，適宜於營養不良、產後病後體虛、腎虛盜汗、遺精、女性月經少、咽乾口渴者食用。中醫認爲，鴨肉不單補腎，甚至可補五臟、利小便、退瘡癤，這是多數溫熱性肉禽類所少見的。

● 常食鴨肉可降低膽固醇、保護心腦血管

鴨肉具有很好的養腎補虛作用，其富含不飽和脂肪酸，有助於降低膽固醇，能夠保護心腦血管。此外，鴨肉中含有的菸鹼酸，可預防心肌梗塞，對心臟有保護作用。其富含的維生素 B 群，可改善人體新陳代謝，保護神經系統、心血管、消化系統，還能抵抗多種炎症。

● 搭配竹筍，治療老年人痔瘡下血

竹筍具有滋陰涼血、清熱益氣、利尿通便的功效，搭配鴨肉燉食，對治療老年人痔瘡下血有顯著療效。當鴨肉與竹筍、蓮子、藕粉、香菇做羹時，還有益腎健脾、滋陰補腦的作用，常食可增強記憶力，消除大腦疲勞，對神經衰弱者尤爲適宜。

● 鴨肉不宜與板栗、甲魚同食

鴨肉不要與板栗一起吃，也不宜與甲魚一起燉煮食用，以免引起腹瀉、水腫。

● 感冒腹瀉時不宜食用

鴨肉性寒，所以脾胃虛寒、腹部冷痛、感冒腹瀉、因寒痛經者應少食、慎食。

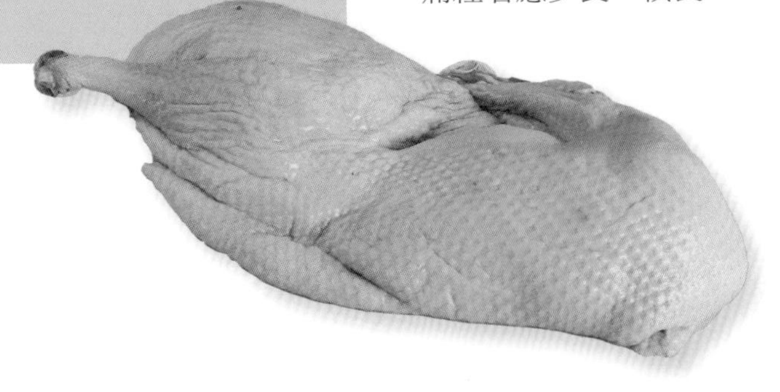

方・壹

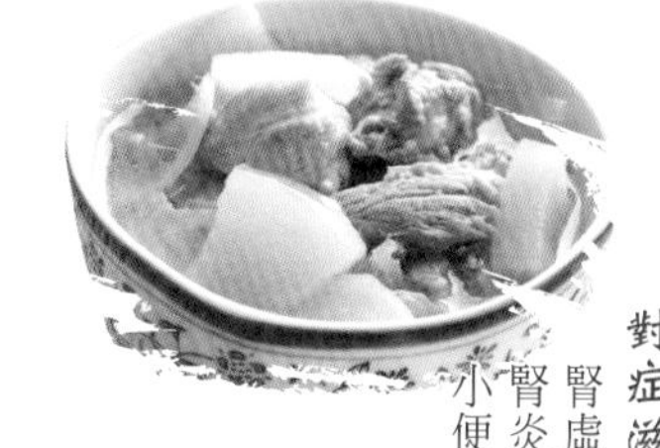

對症滋補

腎虛盜汗

腎炎水腫

小便不利

材料　鴨肉 350 克，冬瓜 150 克，蔥段、薑片、鹽、料酒、油各適量。

做法　鴨肉處理乾淨，剁塊，汆水；冬瓜洗淨去皮，切片。油鍋燒熱，下蔥段、薑片熗鍋，放入鴨肉，倒料酒炒勻，加適量水煮至鴨肉八成熟，再放入冬瓜煮熟，加鹽調味即成。

功效　可滋養腎陰、補陰益血。

方・貳

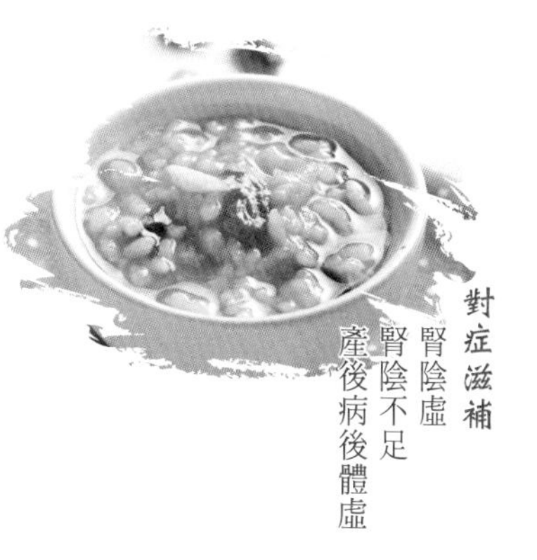

對症滋補

腎陰虛

腎陰不足

產後病後體虛

材料　鴨肉 250 克，白米 50 克，山藥 100 克，枸杞、生地黃各 15 克，香油、鹽各適量。

做法　鴨肉處理乾淨，剁塊，汆水；生地黃煎煮取汁；山藥洗淨去皮，切丁；白米洗淨。將鴨肉、枸杞、山藥、白米放入鍋中，加生地黃汁液和適量水熬煮成粥，加鹽調味，淋入香油即成。

功效　可滋陰補腎、清熱利水。

方・參

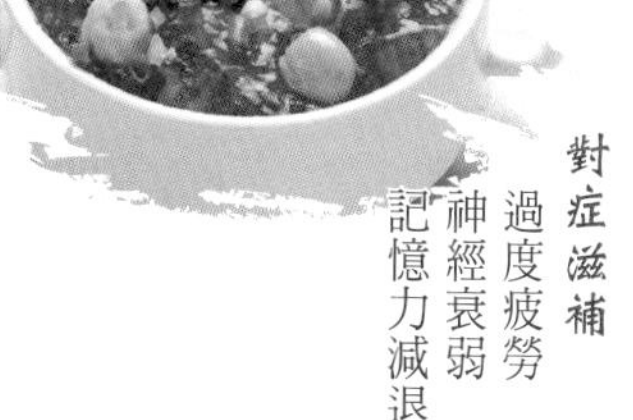

對症滋補

過度疲勞

神經衰弱

記憶力減退

材料　鴨肉 500 克，竹筍、蓮子、藕粉、香菇各 15 克，蔥花、鹽、料酒、油各適量。

做法　鴨肉處理乾淨剁塊，用料酒、鹽醃製；蓮子煨熟。竹筍、香菇、鴨肉塊入油鍋炒至略熟，放入蓮子，加水同煮；將藕粉用水調漿，傾入鍋中調和成羹，加鹽、蔥花調味即成。

功效　可增強記憶力、消除大腦疲勞。

方・肆

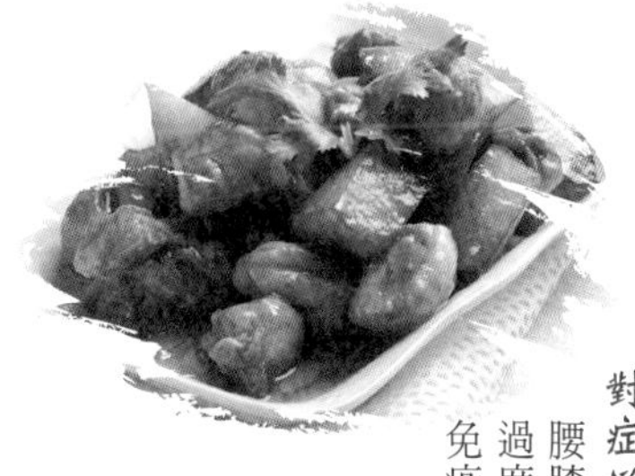

對症滋補

腰膝酸軟

過度疲勞

免疫力下降

材料　鴨肉 750 克，桂圓肉 10 瓣，馬鈴薯 1 顆，薑片、鮮湯、鹽、料酒、醬油、胡椒粉、糖、油各適量。

做法　馬鈴薯去皮切塊；鴨肉處理乾淨，剁塊，汆水，炸成黃色；馬鈴薯塊炸 3 分鐘。薑片入油鍋煸出香味，放料酒、醬油、胡椒粉、糖、鮮湯和鴨肉塊大火煮開，轉用小火煨熟；放入桂圓肉、馬鈴薯塊、鹽，同煮至熟爛即可。

功效　可滋陰補腦、養血安神。

補腎益精·補氣養血

驢 肉

◆ 古籍記載 ◆

據《本草綱目》記載，驢肉具有補氣養血、益精壯陽、滋陰補腎等作用，尤其能夠止煩、息風、安神。驢肉是典型的「兩高兩低」食物，高蛋白、低脂肪，高胺基酸、低膽固醇，能為體弱、病後調養的人提供良好的營養。

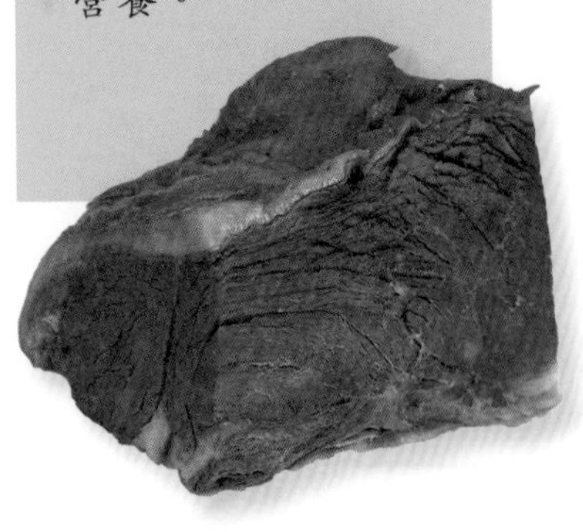

● 改善腎虛引起的腰膝酸軟、疲憊乏力

驢肉具有補腎益精、補氣養血、安神助眠的功效，民間流傳「天上龍肉，地上驢肉」，說的就是驢肉具有極高的滋補價值，尤其適用於腎虛引起的腰膝酸軟、疲憊乏力等症狀。驢分褐、黑、白三種，藥用價值以黑驢之肉爲最佳。

● 降低血黏度的高級補腎食材

驢肉的不飽和脂肪酸含量，尤其是生物價值非常高的亞油酸、亞麻酸的含量都遠遠高於豬肉、牛肉，有降低血液黏度的功效。

● 驢肉略帶腥味，用蘇打水可去腥

在烹調上，儘管鮮驢肉本身鮮嫩脆滑，但略帶腥味，通常以蘇打水調和去腥。而醬製好的驢肉只要切片即可食用，其肉質鮮嫩可口，適宜久病體虛者食用。

● 驢肉醬製口感最佳

選用驢肉入菜，想要獲得最佳口感，必須嚴格挑選，當天宰殺，當天入菜。炒食、煮食、烤製均可，最宜醬製。如果烹調不得其法，不但會使驢肉口感變老，而且會加重腥味，甚至變爲酸味。

● 驢肉不宜與荊芥、豬肉同食

據《本草綱目》記載，驢肉反荊芥，忌與荊芥同食。不宜與豬肉同食，否則容易引起腹瀉。癲癇患者應慎食或忌食。

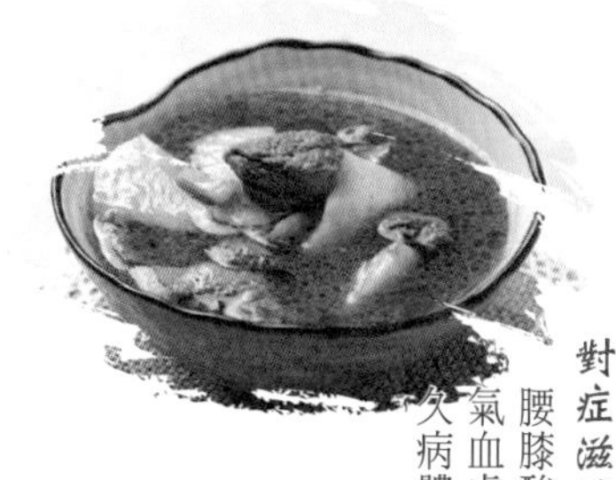

對症滋補
腰膝酸軟
氣血虛損
久病體虛

方・壹

材料 驢肉 500 克，芋頭 200 克，料酒、醬油、蔥段、薑片、鹽各適量。

做法 驢肉洗淨切塊，汆水；芋頭剝淨表皮，切成塊。驢肉放入鍋中，加料酒、醬油、蔥段、薑片和適量水，大火煮沸轉小火煲 2 小時；加芋頭再煮 30 分鐘，加鹽調味即成。

功效 可補腎養血、安神助眠。

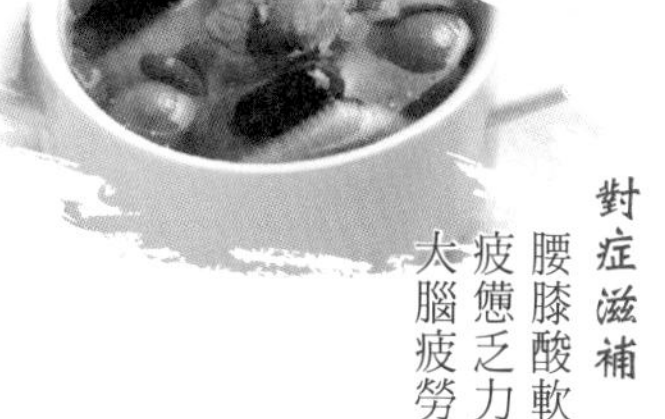

對症滋補
腰膝酸軟
疲憊乏力
大腦疲勞

方・貳

材料 驢肉 250 克，枸杞 20 克，紅棗 3 顆，山藥 50 克，桂圓肉 10 克，料酒、鹽、蔥段、薑片各適量。

做法 驢肉洗淨切塊，汆水；山藥去皮，切塊。驢肉放入鍋中，加料酒、蔥段、薑片和適量水，大火煮沸轉小火煮 2 小時；加枸杞、紅棗、山藥和桂圓肉再煮 30 分鐘，加鹽調味即成。

功效 可補充大腦營養、增強記憶力。

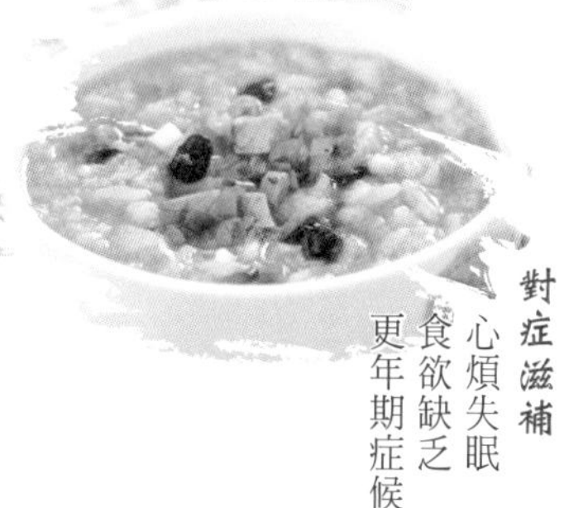

對症滋補
心煩失眠
食欲缺乏
更年期症候群

方・參

材料 驢肉 150 克，白米 60 克，豆豉 10 克，薑末、蔥末、料酒、鹽各適量。

做法 驢肉洗淨切丁，汆水；白米淘淨。鍋中放適量水，加驢肉丁、豆豉、薑末、料酒，大火煮沸；加白米，煨煮至驢肉、白米熟爛，撒上蔥末，用鹽調味即成。

功效 可補腎養血、宣鬱解毒。

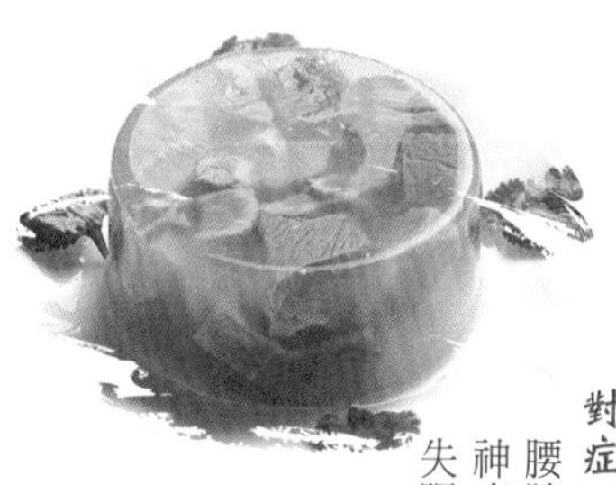

對症滋補
腰膝酸軟
神疲乏力
失眠頭暈

方・肆

材料 驢肉 150 克，驢皮 80 克，蔥段、薑片、茴香、葡萄酒、鹽各適量。

做法 驢皮洗淨，汆燙後切小塊；驢肉洗淨，汆去血水後切片。將驢肉和驢皮一起放入盆內，加水和蔥段、薑片、茴香、葡萄酒、鹽後，上鍋蒸至熟爛，放入冰箱內凍成水晶凍即成。

功效 可安神補腎。

固精補氣‧增強性功能

豬　腰

◆ 古籍記載 ◆

豬腰即豬腎，據《民醫別錄》記載，豬腰可「和理腎氣，通利膀胱」。中醫上「以臟養臟」的理論和民間「吃什麼補什麼」的說法都認為食用豬腰能強身健體。豬腰的補腎功效在於其發揮的引導作用，對於腎有虛熱者宜食之，而腎氣虛寒者則不適宜。

● 輔助治療腎虛所致的腰膝酸軟

豬腰富含蛋白質、脂肪、碳水化合物、鈣、磷、鐵和維生素等，有補腎氣、通膀胱、利水的功效，對腎虛腰痛及各種急慢性腎病導致的腰酸、腰痛有輔助治療功效，尤其適用於面肢水腫、足膝痿弱、遺精盜汗、老年性耳聾等。

● 適量食用能促進性欲、增強性功能

豬腰有補腎固精、補腎氣、益骨髓的功效，遺精患者食之有益。在保證日常飲食的基礎上，適當吃一點豬腰，能夠促進性欲、增強性功能。

● 搭配金針菇，改善腦部缺氧症狀

豬腰有補腎益氣的作用；金針菇具有補肝、益腸胃、抗癌的功效。兩者搭配炒食，可改善腦缺氧，增強注意力，消除疲勞。對用腦過度、頭目眩暈者尤爲適宜。

● 有血點的豬腰不宜購買

挑選豬腰首先看表面有無出血點，有是不正常的。新鮮的豬腰呈淺紅色，表面有一層薄膜，有柔潤光澤，富有彈性。

● 冠狀動脈疾病、高血壓、高脂血症者不宜食用

豬腰的膽固醇含量偏高，高血壓、冠狀動脈疾病、動脈粥樣硬化、高脂血症等患者不宜食用。需要提醒的是，豬腰不宜與白蘿蔔同食，以免造成消化不良。

方・壹

材料　豬腰 1 顆，枸杞 10 克，白米 50 克，蔥花、鹽各適量。

做法　豬腰洗淨去內膜，切丁焯燙，加調味料醃漬；白米淘淨。將枸杞、白米放入鍋內，加適量水，同煮成粥，加豬腰稍煮，放蔥花、鹽調味即成。

功效　可益腎陰、補腎陽。

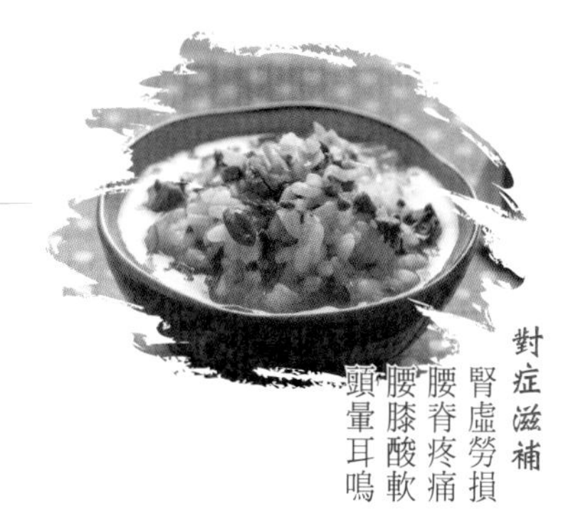

對症滋補
腎虛勞損
腰脊疼痛
腰膝酸軟
頭暈耳鳴

方・貳

材料　豬腰 1 顆，黑豆 100 克，核桃、茴香、薑片、鹽各適量。

做法　豬腰洗淨去內膜，切片，加調味料醃漬；黑豆洗淨浸泡 4 小時。將黑豆、核桃放入鍋中，加適量水，燉煮至熟，加豬腰、茴香、薑片稍煮，放鹽調味即成。

功效　可補腎強腰、益氣健脾。

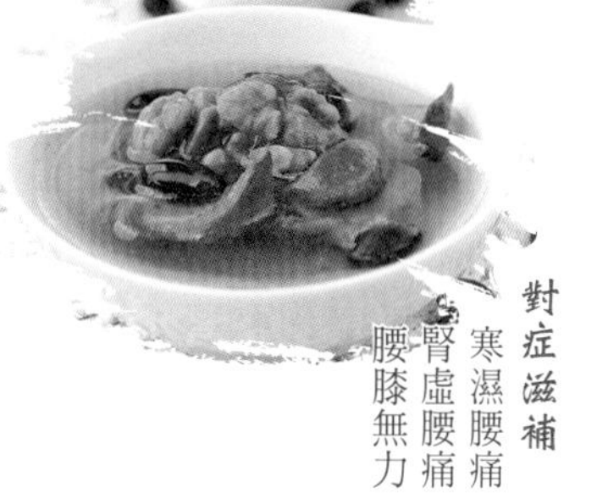

對症滋補
寒濕腰痛
腎虛腰痛
腰膝無力

方・參

材料　豬腰 1 顆，金針菇 250 克，紅椒 1 顆，鹽、料酒、醬油、太白粉水、蔥絲、薑絲、油各適量。

做法　將豬腰對剖，去掉筋，洗淨，斜切成花塊，加醬油、料酒、鹽拌勻；金針菇去雜，洗淨切段；紅椒洗淨，切片。油鍋燒熱，加蔥絲、薑絲煸炒，再放入腰花煸炒入味，加金針菇段、紅椒片炒熟，用太白粉水勾芡，起鍋裝盤即成。

功效　可改善腦缺氧。

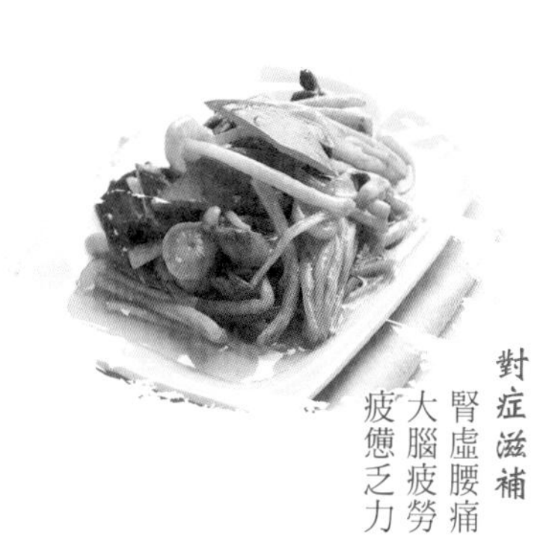

對症滋補
腎虛腰痛
大腦疲勞
疲憊乏力

方・肆

材料　豬腰 1 顆，杜仲 15 克，黑木耳 20 克，油、蔥段、薑片、鹽各適量。

做法　豬腰洗淨去內膜，切為腰花；杜仲煎水取汁液；黑木耳泡發，洗淨撕小朵。油鍋燒至七成熱，放入蔥段、薑片熗鍋，放入腰花、黑木耳爆炒，用杜仲汁液做調料汁，加鹽調味即成。

功效　可補肝腎、強筋骨。

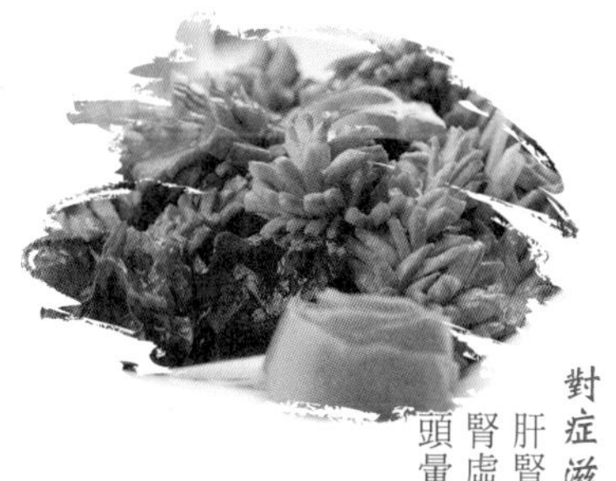

對症滋補
肝腎不足
腎虛腰痛
頭暈耳鳴

壯筋骨·補五臟

鵪鶉

◆ 古籍記載 ◆

《本草綱目》中記載鵪鶉肉能「補五臟，益中續氣，實筋骨，耐寒暑，消結熱，且肉和小豆、生薑煮食，止泄痢」。崔禹錫的《食經》中提及其「主赤自下痢，漏下血，暴風濕痹，養肝肺氣，利九竅」。據《本草求原》中記載，鵪鶉可「補士續氣，調肺利水濕。治腹大如鼓，瀉痢，疳積」。

● 被稱為「動物人參」，對治療腎陽虛效果好

鵪鶉可與人參相媲美，被譽爲「動物人參」。鵪鶉具有溫腎助陽、補五臟、益精血的功效，尤其適用於腎陽虛者，主治腰膝酸軟、肝腎不足、筋骨不健、體倦乏力、脾虛氣弱、營養不良、水腫等。男性經常食用，可增強性功能，並且增氣力、壯筋骨。

● 高蛋白、低脂肪、低膽固醇，適合「三高」人群

鵪鶉肉是典型的高蛋白、低脂肪、低膽固醇食物，特別適合中老年人以及三高、肥胖症患者食用。鵪鶉含有豐富的卵磷脂，可抑制血小板凝聚，阻止血栓形成，預防動脈硬化，有保護血管壁的作用。

● 補益腎氣、強身健體的滋補佳品

中醫學認爲，鵪鶉具有補腎益氣、強健腰膝的作用，爲滋補佳品。而現代研究發現，鵪鶉蛋同樣具有這些功效，其營養價值超過其他禽蛋，含有多種人體必需胺基酸、無機鹽，最適合體質虛弱、營養不良、氣血不足者。

● 鵪鶉不宜與豬肉、蘑菇同食

《食療本草》記載：「不可共豬肉食之，令人多生瘡」。而《嘉佑本草》記載：「不可和菌子食之，令人發痔」。

● 烹製鵪鶉不宜超過 30 分鐘

在烹製鵪鶉過程中，注意不要讓鵪鶉肉發乾，鵪鶉的烹飪時間爲 20 ～ 25 分鐘。鵪鶉通常與山藥一起燉製，也可以做炒菜食用。

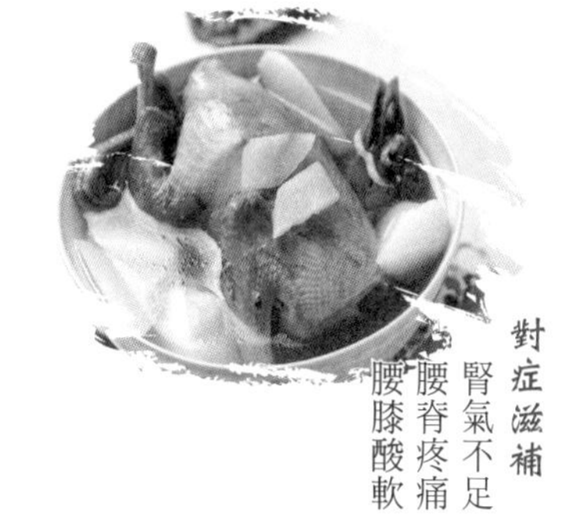

方・壹

材料　鵪鶉 1 隻，山藥乾、黨參各 20 克，鹽適量。

做法　鵪鶉處理乾淨；山藥乾、黨參洗淨。將鵪鶉、山藥乾、黨參放入砂鍋中，加適量水，小火燉煮 20 ～ 25 分鐘，加鹽調味即成。

功效　可益氣健脾、強身健體。

對症滋補
腎氣不足
腰脊疼痛
腰膝酸軟

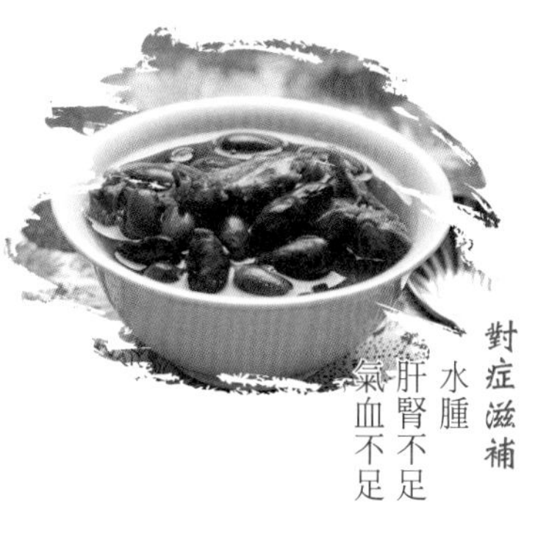

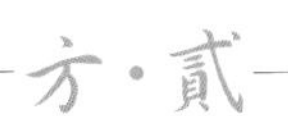

方・貳

材料　鵪鶉 1 隻，紅豆 100 克，薑片、鹽、胡椒粉、料酒各適量。

做法　鵪鶉去毛洗淨切塊，加鹽、料酒抓勻醃製 15 分鐘。砂鍋中注水燒開，倒入洗淨的紅豆，加蓋小火煮 30 分鐘至紅豆熟軟，加薑片、鵪鶉，小火煮 15 分鐘至熟透，加鹽、胡椒粉拌勻即成。

功效　可補中益氣、補益肝腎。

對症滋補
水腫
肝腎不足
氣血不足

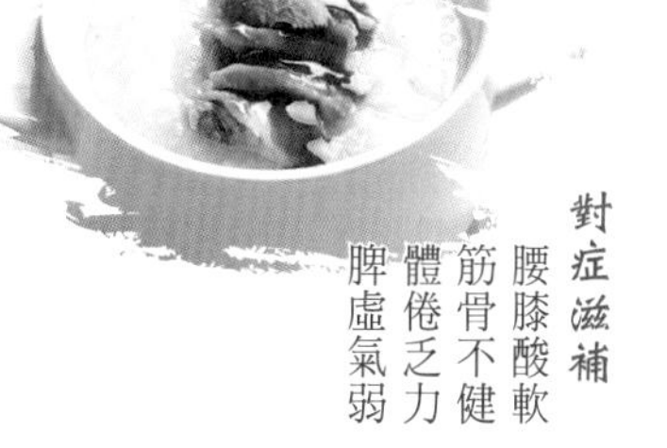

方・參

材料　鵪鶉 1 隻，白米 100 克，茴香 5 克，薑片、料酒、鹽、油各適量。

做法　將茴香放入紗布袋中；鵪鶉處理乾淨切塊，加鹽、料酒抓勻醃製 15 分鐘，下油鍋炒熟。另取一鍋注水，放香袋煮沸後轉小火煮約 15 分鐘；倒入白米，煮成粥，加入鵪鶉肉、薑片拌勻，撒上鹽即成。

功效　可補腎益氣、補血健骨。

對症滋補
腰膝酸軟
筋骨不健
體倦乏力
脾虛氣弱

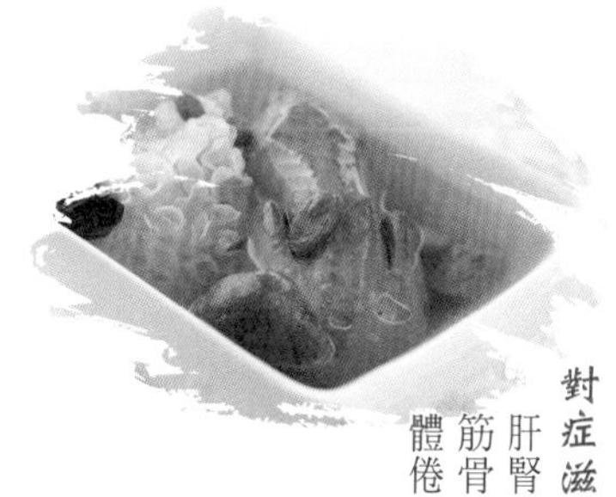

方・肆

材料　鵪鶉 1 隻，銀耳 20 克，枸杞、紅棗、薑片、蔥末、鹽、料酒各適量。

做法　銀耳泡發；枸杞、紅棗洗淨；鵪鶉宰殺去雜清洗乾淨，放入沸水中，加薑片、蔥末、料酒煮開，撇去浮沫。加銀耳、枸杞、紅棗，改小火煮約 10 分鐘，加鹽調味即成。飲湯吃肉，鵪鶉肉可以蘸醬油、醋、芝麻醬食用。

功效　可補五臟、益精血。

對症滋補
肝腎不足
筋骨不健
體倦乏力

扶陽強身·壯腎補肝

鴿　肉

◆ 古籍記載 ◆

鴿肉用以食療最早載於唐代的《食療本草》，據《本草綱目》中記載「鴿羽色眾多，唯白色入藥」。從古至今中醫學認為鴿肉有補肝壯腎、益氣補血、清熱解毒、生津止渴等功效。民間素有「一鴿勝九雞」的說法。

● 「一鴿勝九雞」，白鴿肉可增強性功能

白鴿的繁殖能力極強，這是由於白鴿的性激素分泌特別旺盛所致。所以，人們把白鴿作爲扶陽強身的佳品，認爲它具有補益腎氣、增強性功能的作用。

● 搭配枸杞，補肝益腎、強筋健骨

鴿肉有滋腎益氣、去風解毒、補虛、益精血等功效，能輔助治療多種疾病；枸杞富含鋅、硒，且有補腎的作用。兩者搭配食用，可以起到補肝益腎、強筋健骨的功效。此外，鴿肉與山藥搭配，還有補腎澀精、補脾養胃、開胃增食的食療功效。

● 鴿肉以清蒸或煲湯滋補效果最好

鴿肉是成年人、兒童、體質虛弱者的理想保健食品，以清蒸或煲湯最好，能使營養成分保存得最爲完整。鴿肉不僅具有補腎的作用，對皮膚還有修復、保養的作用。特別是乳鴿，其富含較多的精氨酸，可促進體內蛋白質的合成，加快傷口癒合。

● 鴿肉不宜與豬肉、魚蝦同食

食用鴿肉時，不宜同時進食豬肉，以免導致滯氣；也不要與魚蝦同食，以免營養不易被人體吸收。除此之外，患有急性炎症、外感發熱、熱病初癒之人應慎食鴿肉。

● 不宜與熱性食物同食

鴿肉性熱，易上火或喜冷怕熱、經常臉紅、愛出汗的人不宜多食；也不宜與牛肉、羊肉等同樣熱性的食物同食。

方・壹

材料 鴿子1隻，水發黑木耳80克，薑片、清湯、鹽各適量。

做法 鴿子處理乾淨，切塊。將鴿肉、薑片放進鍋中，加入清湯，大火煮沸，放入黑木耳，小火燉煮至熟，加鹽調味即成。

功效 可滋腎益氣、補腎培元。

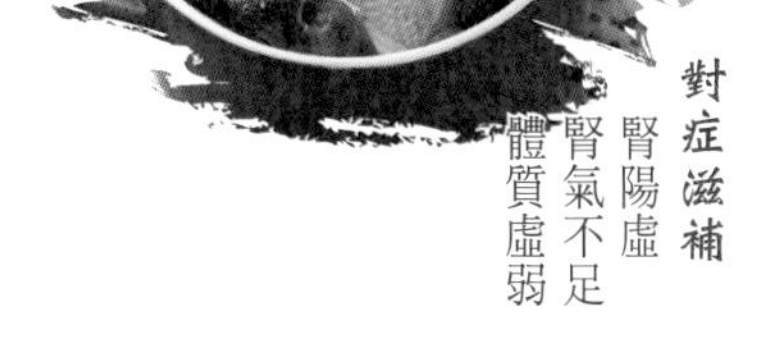

對症滋補
腎陽虛
腎氣不足
體質虛弱

方・貳

材料 鴿子1隻，黃芪、枸杞各30克，鹽適量。

做法 鴿子處理乾淨。將鴿子、黃芪、枸杞一起放入鍋中，加適量水，燉煮至熟，加鹽調味即成。

功效 可滋腎益氣、補氣升陽。

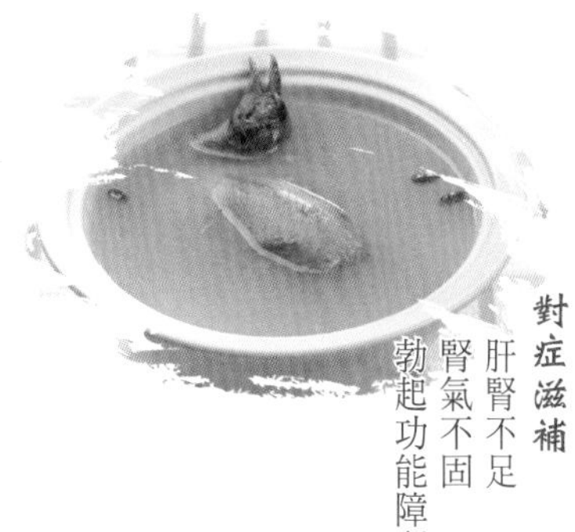

對症滋補
肝腎不足
腎氣不固
勃起功能障礙

方・參

材料 鴿子1隻，椰肉300克，銀耳、百合各25克，鹽適量。

做法 鴿子處理乾淨，切碎；椰肉切小塊；銀耳泡發撕小朵；百合洗淨。將椰肉、銀耳、百合一起放入沸水中煮5分鐘，盛起；鴿肉用開水汆一下。將以上原料放入鍋中，加適量水燉3小時，出鍋時加鹽調味即成。

功效 可補肝益腎、美容養顏。

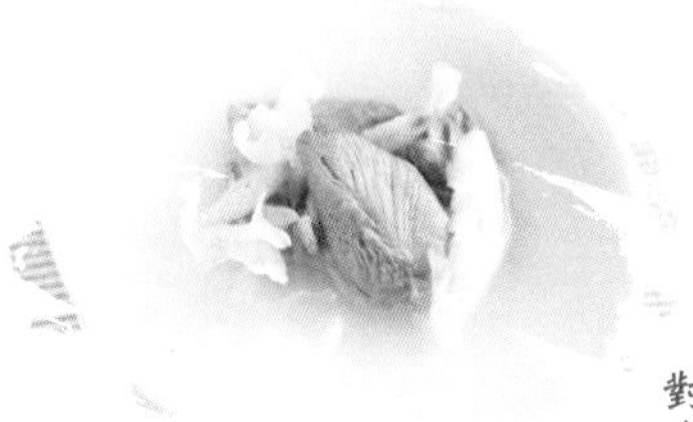

對症滋補
腎陽虛
腎氣不足
面黃肌瘦

方・肆

材料 鴿子1隻，枸杞30克，白米50克，鹽適量。

做法 鴿子處理乾淨，切小塊，焯水；去除枸杞雜質；白米洗淨後浸泡30分鐘。將枸杞、鴿子肉、白米一起放入鍋中，加適量水，大火煮沸，轉小火熬煮成粥，加鹽調味即成。

功效 可補腎益氣、養血潤膚。

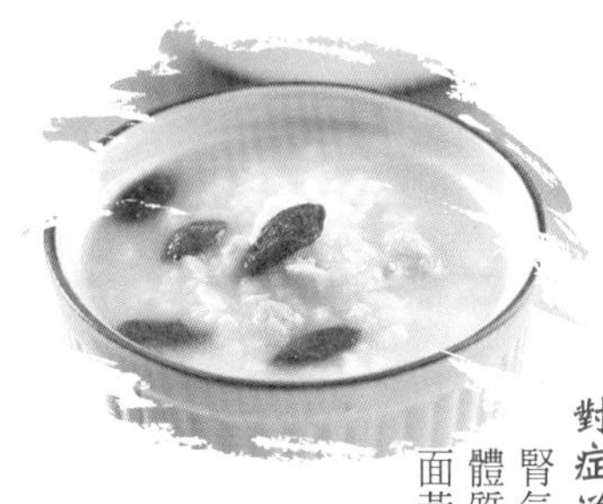

對症滋補
腎氣不足
體質虛弱
面黃肌瘦

治遺精早洩·血虛經閉

墨　魚

◆ 古籍記載 ◆

李時珍稱墨魚為「血分藥」，是治療女性貧血、血虛閉經的良藥。據《醫林纂要》記載，墨魚可「補心通脈，和血清腎，去熱保精。作膾食，大能養血滋陰，明目去熱」。在《隨息居飲食譜》中提及其「療口鹹，滋肝腎，補血脈，理奇經，愈崩淋，利胎產，調經帶，療疝瘕，最益婦人」。

● 治療腎陰虛、精血虧損

現代營養學研究發現，墨魚體內含有的多肽類物質，具有抗病毒、抗輻射作用。經常食用墨魚，對治療腎陰虛、精血虧損引起的頭暈耳鳴、遺精早洩、血虛經閉、崩漏、帶下等有顯著效果。

● 墨魚被稱為「血分藥」，是女性補腎佳品

墨魚渾身是寶，具有補益肝腎、滋陰養血的功效，是一種頗爲理想的保健食品。女性一生經、孕、產、乳各期，食用墨魚皆爲有益。墨魚在四五月產卵時味道最美，墨魚肉中無刺，味道鮮美，雌體尤佳。

● 搭配白米煮粥，輔助治療消化性潰瘍

墨魚搭配白米煮粥滋補效果更佳，可同時放入香菇、竹筍一起燉製。香菇補脾益氣，可提高身體免疫力；冬筍滋陰涼血，和中潤腸。煮粥食用，不但補腎，還可輔助治療消化性潰瘍。

● 不宜購買有黑斑、表面呈粉色的墨魚乾

墨魚乾如果局部有黑斑，表面呈粉色，手感沉實，發軟，說明潮濕、不夠乾燥；有腥味或黴氣，背部發暗的爲劣質品。以形體完整勻稱、色澤光亮潔淨、全身平展、肉質肥厚、呈棕紅色、半透明狀、表面白粉均勻、質輕、有香味的爲上品。

● 脾胃虛寒、心血管疾病患者不宜多食

脾胃虛寒、心血管疾病患者不宜多食墨魚。除此之外，癌症、糖尿病、痛風、尿酸過高、過敏體質、濕疹患者也應慎食或忌食，消化能力弱的老人和幼兒則應少食。

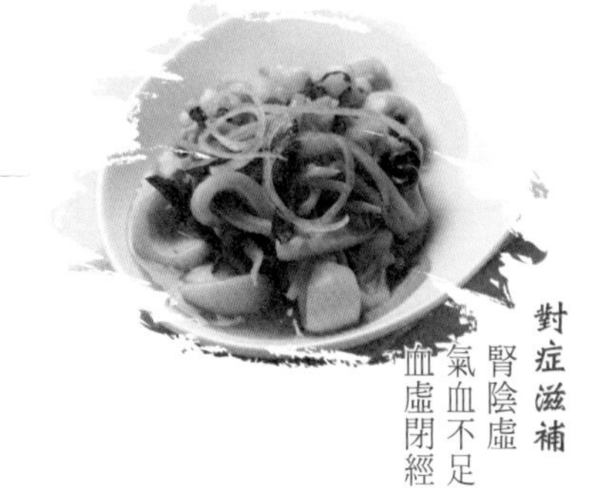

對症滋補
腎陰虛
氣血不足
血虛閉經

方・壹

材料　鮮墨魚 2 隻，青椒絲、紅椒絲、薑絲、油、鹽、料酒各適量。

做法　鮮墨魚洗淨切片。油鍋燒熱，下薑絲炒香，放入墨魚、青椒絲、紅椒絲一起炒熟，加鹽和料酒調味即可。

功效　可養血通經、溫經止痛。

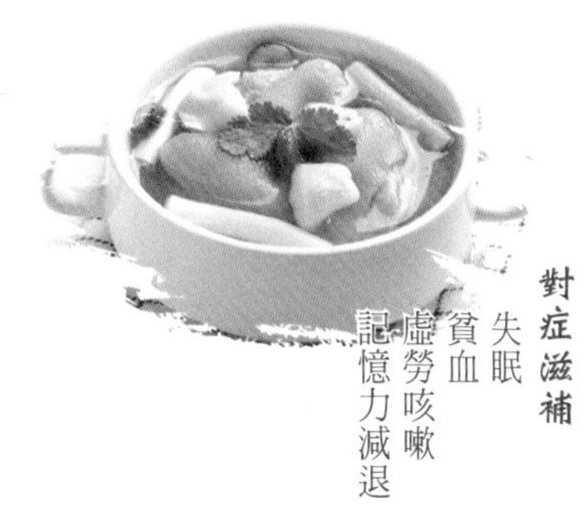

對症滋補
失眠
貧血
虛勞咳嗽
記憶力減退

方・貳

材料　鮮墨魚 1 隻，豬蹄 1 隻，黃芪 30 克，蔥段、鹽各適量。

做法　鮮墨魚洗淨，去雜；豬蹄洗淨，切塊，將墨魚和豬蹄一同放入砂鍋中，加黃芪、蔥段、水一起燉熟。去掉黃芪，加鹽調味即成。

功效　可防治大腦老化，增強記憶力。

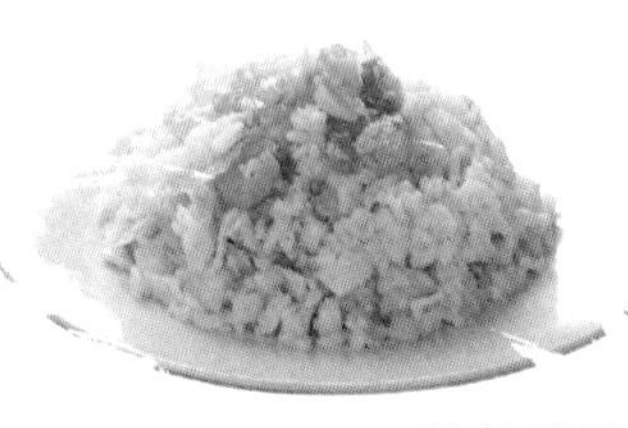

對症滋補
腎陰虛
遺精早洩
氣血不足
頭暈耳鳴

方・參

材料　鮮墨魚 2 隻，米飯 200 克，雞蛋 2 粒，蝦仁、干貝各 30 克，油、蔥末、鹽各適量。

做法　雞蛋煎成蛋皮，取出切絲；鮮墨魚去外膜切丁，和干貝、蝦仁一起洗淨，汆水後撈出。油鍋燒熱，爆香蔥末，放入蝦仁、墨魚、干貝拌炒，加米飯、鹽、蛋絲炒勻即成。

功效　可補脾益腎、滋陰養血。

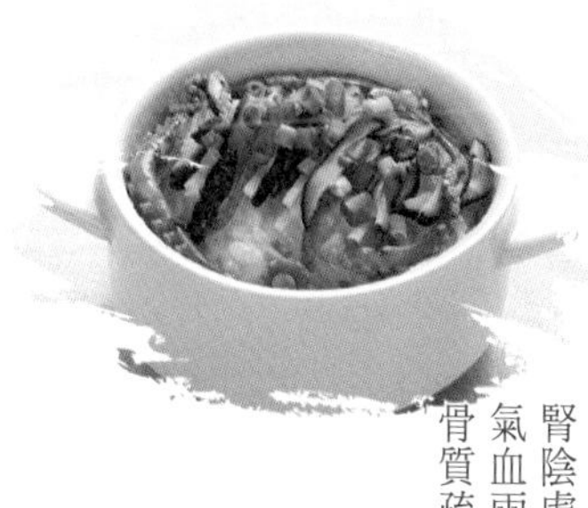

對症滋補
腎陰虛
氣血兩虛
骨質疏鬆

方・肆

材料　乾墨魚 1 隻，白米 100 克，香菇 50 克，冬筍 20 克，蔥花、料酒、鹽各適量。

做法　乾墨魚洗淨泡發，切成細絲；白米洗淨；香菇、冬筍均切成細絲。將墨魚、白米、香菇、冬筍、料酒放入鍋中，加適量水，熬煮至肉爛米熟，用鹽調味，撒上蔥花即成。

功效　可補脾益腎、提高身體免疫力。

補益肝腎·活血益髓

螃　蟹

◆ 古籍記載 ◆

據《隨息居飲食譜》中記載：「蟹，甘鹹寒，補骨髓，利肢節，續絕筋，滋肝陰，充胃液，養筋活血。爪可催產，墮胎」。《本草經疏》中提及「跌打損傷，血熱瘀滯者宜之」。袁枚的《隨園食單》中記載「蟹宜獨食，不宜搭配他物。最好以淡鹽湯煮熟，自剝自食為妙。蒸者味雖全，而失之太淡」。

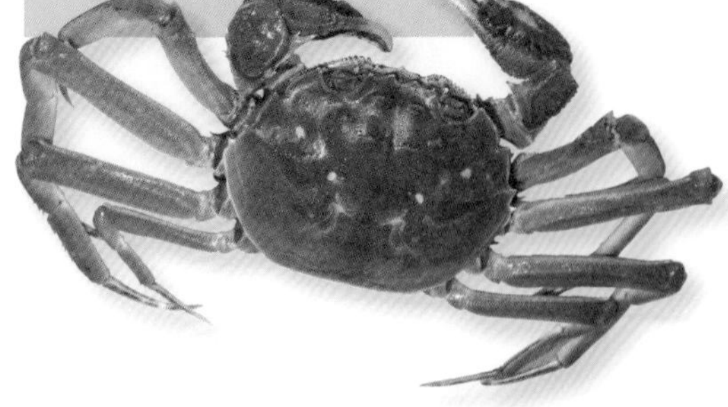

● 螃蟹被譽為「百鮮之尊」

螃蟹是非常美味的食物，具有補益肝腎、生精益髓、強壯筋骨、清熱散結、通脈滋陰、散熱通絡等功效，被譽爲「百鮮之尊」。現代研究顯示，蟹肉可提高人體的免疫功能。

● 可輔助治療腰酸腿軟、跌打損傷

螃蟹含有豐富的鈣、磷、鉀、鈉、鎂、硒等微量元素，蟹黃中的膽固醇含量較高，對輔助治療腰酸腿軟、跌打損傷、頭暈目眩、健忘、瘧疾、漆瘡、風濕性關節炎、喉風腫痛等有食療功效。

● 螃蟹一定要洗刷乾淨，蒸熟煮透

由於螃蟹是在淤泥中生長的，以動物屍體或腐殖質爲食，因而蟹的體表、鰓及胃腸道中布滿了各類細菌和汙泥。食用前應先將蟹表面、鰓、臍洗刷乾淨，蒸熟煮透後再食用。

● 過敏體質者慎食螃蟹

螃蟹是一種發物，可引起變態反應，所以，過敏體質者應慎食螃蟹。同時，慢性胃炎、膽囊炎、肝炎活動期、傷風發熱、胃痛及腹瀉患者也應慎食螃蟹。

● 死螃蟹不宜食用

蟹死後體內的細菌會迅速繁殖並擴散到蟹肉中，所以死蟹不宜食用。

方・壹

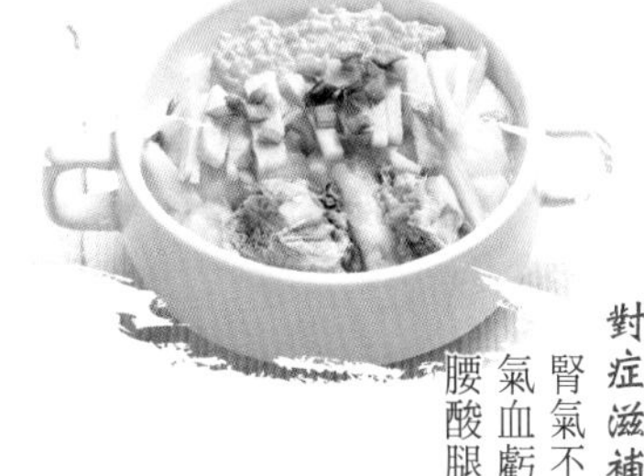

對症滋補

腎氣不足
氣血虧損
腰酸腿軟

材料 螃蟹2隻，白米、蓮藕各100克，薑末、鹽、蔥花、料酒各適量。

做法 螃蟹洗淨後去殼、鰓、腳，取出蟹黃與蟹肉；蓮藕洗淨，切絲。白米洗淨放入鍋中加水煮熟，放入藕絲、蟹肉、蟹黃，加適量薑末、料酒，繼續煮至食材全熟，加鹽，撒上蔥花即成。

功效 可補益肝腎、補氣補血。

方・貳

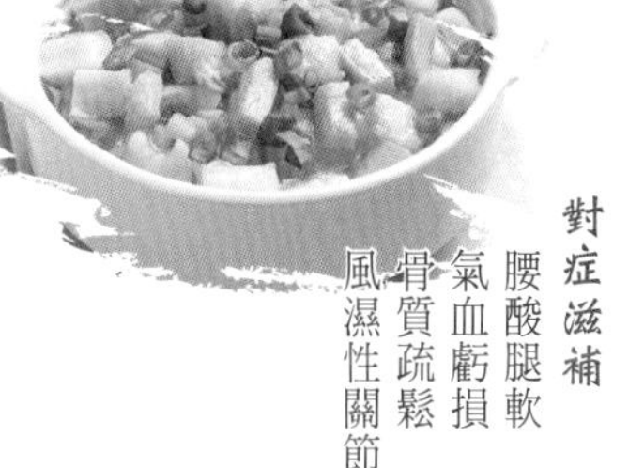

對症滋補

腰酸腿軟
氣血虧損
骨質疏鬆
風濕性關節炎

材料 螃蟹2隻，雞蛋2顆，白米、蓮藕各100克，蔥花、薑末、鹽、油各適量。

做法 將蓮藕去皮切成塊，泡於水中；雞蛋取蛋黃；螃蟹洗淨後去殼、鰓、腳，取出蟹黃，與蛋黃拌勻，分蟹身為蟹塊。油鍋燒熱，放蟹殼、蟹足與蔥花、薑末，煸燒出香味後加1,500毫升水，中火煮半小時，濾出湯液，放入白米及蓮藕，大火煮沸，再以小火煨1小時，投入蟹塊和蟹黃，熬成粥，加薑末、鹽即成。

功效 可益陰補髓、通脈滋陰。

方・參

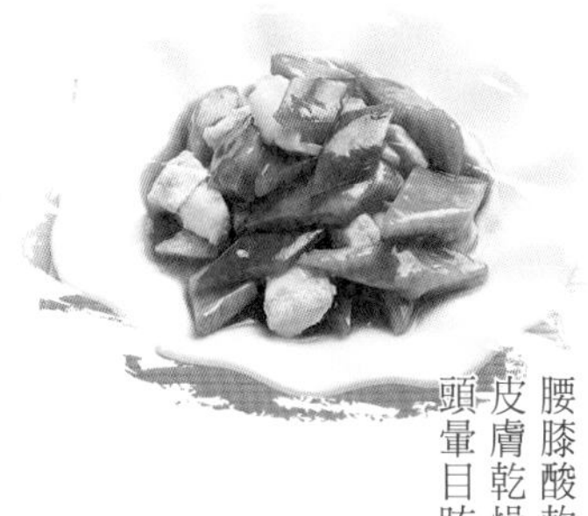

對症滋補

腰膝酸軟
皮膚乾燥
頭暈目眩

材料 螃蟹2隻，鮮蘑菇300克，雞湯、豬油、香油、料酒、糖、鹽、胡椒粉、太白粉水各適量。

做法 螃蟹洗淨後去殼、鰓、腳，取出蟹黃與蟹肉；將鮮蘑菇去雜洗淨切成厚片，放入沸水鍋中焯一下撈出來待用。炒鍋放豬油，烹入料酒，加雞湯、鹽、糖、胡椒粉、鮮蘑菇片、蟹黃與蟹肉一同煮至入味，用太白粉水勾芡，淋上香油即成。

功效 可補養肝腎、強筋健骨。

補腎興陽·益氣通乳

海　蝦

◆ 古籍記載 ◆

海蝦性溫，味甘，據《本草綱目拾遺》中記載，對蝦有補腎興陽的作用，還可益氣通乳，治療筋骨疼痛。在《本草綱目拾遺》中還提及「大紅蝦蚱，主蛔蟲，口中疳匿，風搔身癢，頭瘡，齲齒，去疥癬」。

● 治療勃起功能障礙的補腎壯陽佳品

海蝦滋養性強，可以治療勃起功能障礙等影響正常性生活的病症，為補腎壯陽之佳品。現代研究發現，海蝦能提高血漿中三磷酸腺苷的濃度，增進胸導管淋巴液的流量，可以增強人體免疫力。另具有健脾化痰、益氣通乳等功效。

● 常食海蝦可保護血管、防治動脈硬化

海蝦的營養價值極高，其富含鎂，對心臟活動具有重要的調節作用，可以保護心血管系統，減少血液中膽固醇含量，防止動脈硬化，同時擴張動脈，有利於預防高血壓及心肌梗塞，尤其適合體質虛弱、病後需要調養的人食用。

● 搭配韭菜，溫補陽氣、養肝護肝

韭菜可以補腎壯陽、養肝護肝、保暖健胃；海蝦可補陽氣、強筋骨。兩者搭配一起食用，溫陽補氣、養肝護肝，適用於緩解腎氣虛弱、腎陽不足引起的腰膝酸軟、疲乏無力、陽痿以及男性不育等。

● 海蝦不宜與柿子、葡萄同食

海蝦含蛋白質和鈣較豐富，與富含鞣酸的柿子、葡萄、石榴、山楂等同食，易形成不溶性結合物，會刺激腸胃，使人出現嘔吐、頭暈、噁心、腹痛、腹瀉等症狀。

● 過敏體質者不宜食用

如患過敏性鼻炎、支氣管炎、反覆發作性過敏性皮炎的人不宜食用海蝦。另外，蝦的膽固醇含量較高，所以膽固醇偏高者不可過量食用。

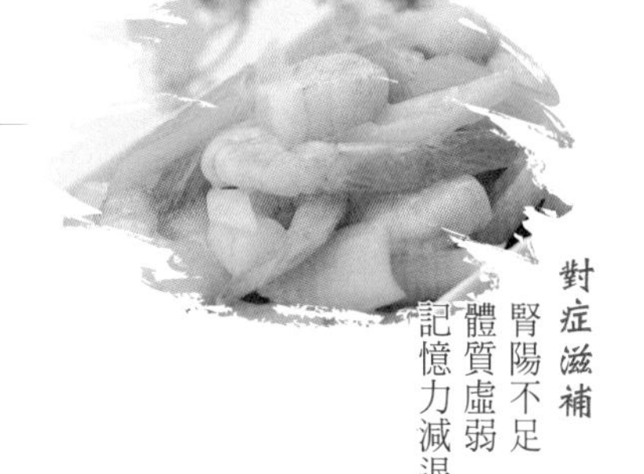

對症滋補

腎陽不足

體質虛弱

記憶力減退

方·壹

材料　海蝦 100 克，芹菜 200 克，鹽、油各適量。

做法　海蝦洗淨，取蝦仁瀝乾；芹菜洗淨切段，焯燙。油鍋燒熱，放入蝦仁、芹菜翻炒至熟，加鹽調味即成。

功效　可溫補陽氣、補充營養。

對症滋補

腎氣虛弱

產後缺乳

勃起功能障礙

方·貳

材料　海蝦500克，蔥段、薑片、薑末、料酒、高湯、醋、醬油、香油各適量。

做法　海蝦洗淨剁去腳、鬚，去皮摘除蝦線和蝦腦。將海蝦擺在盤內，加料酒、蔥段、薑片和高湯，上籠蒸 10 分鐘左右。揀去蔥段、薑片。用醋、醬油、薑末和香油兌成汁，供蘸食。

功效　可補腎壯陽、益氣通乳。

對症滋補

陽痿

腎虛水腫

腰膝酸軟

疲乏無力

方·參

材料　海蝦 100 克，冬瓜 300 克，香油、鹽各適量。

做法　海蝦取蝦仁，剔除蝦線，洗淨瀝乾水分，放入碗內；冬瓜洗淨去皮、瓤，切成小塊。將蝦仁放入鍋中，加適量水煮至酥爛時加冬瓜，同煮至冬瓜熟，加鹽調味後盛入湯碗，淋入香油即成。

功效　可溫補腎陽、清熱利尿。

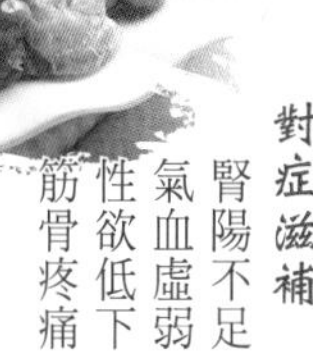

對症滋補

腎陽不足

氣血虛弱

性欲低下

筋骨疼痛

方·肆

材料　海蝦 400 克，胡蘿蔔半根，米酒、玉米粒、熟豌豆、蔥花、薑末、鹽、糖、油各適量。

做法　海蝦處理乾淨，取蝦仁放入米酒中浸泡 10 分鐘；胡蘿蔔洗淨，切小丁。油鍋燒熱，加蔥花、薑末爆鍋，投入蝦仁、胡蘿蔔丁、玉米粒、熟豌豆，加適量鹽、糖，連續翻炒至熟即成。

功效　可促進性欲、增強性功能。

溫腎壯陽·增強性功能

海　馬

◆ 古籍記載 ◆

《本草綱目》中記載，海馬可「暖水藏，壯陽道，消瘕塊，治疔瘡腫毒」。《本草品匯精要》中提及其可「調氣和血」。海馬是一種經濟價值較高的名貴中藥，在海馬的產區，逢到孕婦難產，煎幾隻海馬服下去，孩子就能順利出生。《本經逢原》中還記載，海馬「陽虛多用之，可代蛤蚧」。

● 臨睡前食用海馬，溫腎壯陽效果佳

中醫學認爲，海馬有溫腎壯陽、鎮靜安神、散結消腫、舒筋活絡、止咳平喘等功效，以臨睡前食用海馬效果最佳。適用於腎虛所致的遺精、腰膝冷痛、尿頻、遺尿、女性帶下量多。

● 治療男性陽痿不舉、女性宮冷不孕

海馬含有鈉、鉀、鎂、鈣、鐵、錳及多種胺基酸，不僅能增強性功能，還可治男性陽痿不舉、女性宮冷不孕，且對老人及神經衰弱者有振奮精神的作用，對於女性臨產宮縮弱者，有催生之效。

● 搭配蝦仁與童子雞，可補虛益氣

海馬溫腎壯陽、調氣活血；蝦仁補腎壯陽；童子雞益氣補精。三味配伍，不僅滋味鮮美，營養豐富，而且有較好的補腎壯陽、補虛益氣的功效，是腎陽虛、陽痿、早洩、體質虛弱者的調補佳品。

● 孕婦及陰虛火旺者忌食

海馬性溫，能散結消腫，孕婦及陰虛火旺者應忌食。男子性欲過旺、性功能亢進者不宜食用。另外，在購買海馬時，還需仔細留心是否是已經泡過酒的海馬重新銷售。一般泡過酒的海馬聞上去腥味很淡，顏色會變成紅褐色；正常海馬爲灰色，或者褐色。

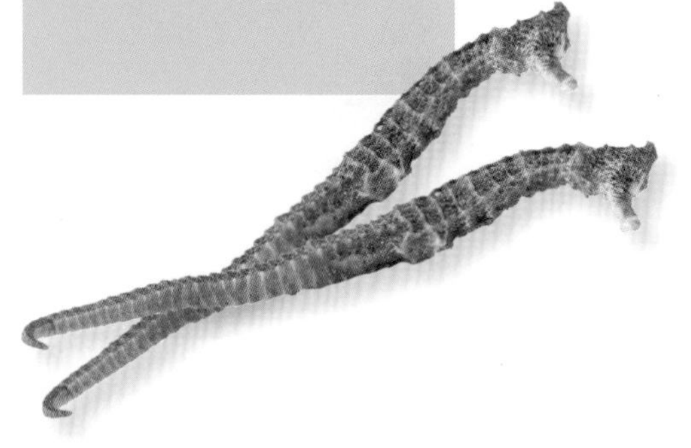

方・壹

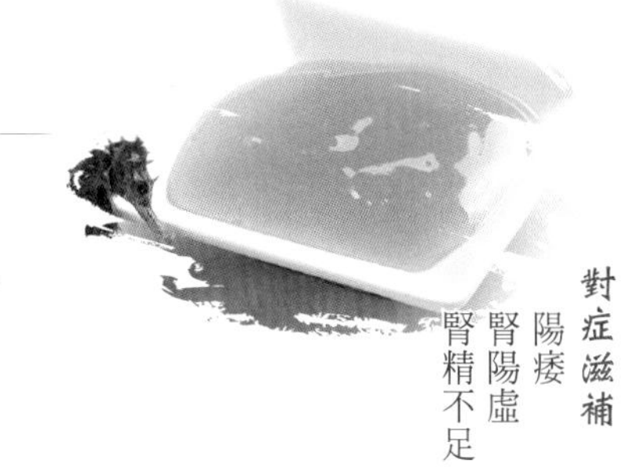

材料　海馬 5 克，蛤蚧 1 對，蜂蜜適量。

做法　將蛤蚧去頭足及鱗，與海馬一起晒乾，研成細粉狀。每次取粉 2 克，加蜂蜜調成稠飲即成。

功效　可以補腎壯陽、調氣活血。

對症滋補
陽痿
腎陽虛
腎精不足

方・貳

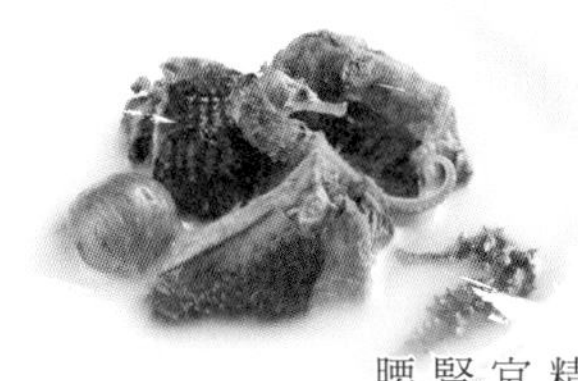

材料　海馬 2 隻，烏骨雞 1 隻，板栗 50 克，鹽適量。

做法　海馬洗淨除去內臟、皮膜；板栗去殼取仁；烏骨雞去毛，去內臟，切塊。將板栗、烏骨雞、海馬加水燉煮至熟爛，加鹽調味即成。

功效　可補腎壯陽、強筋健骨。

對症滋補
精少不育
宮冷不孕
腎精不足
腰膝冷痛

方・參

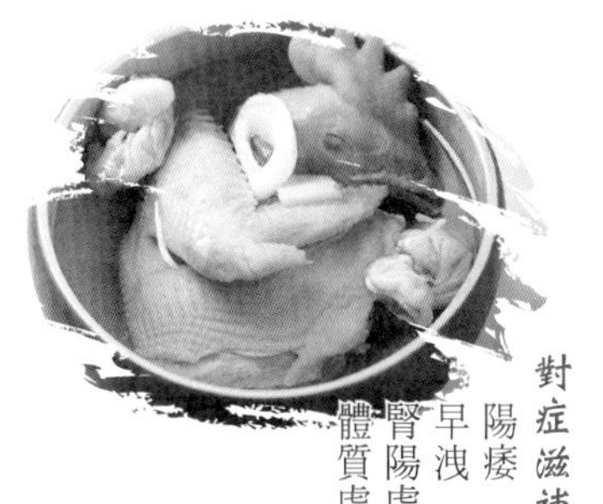

材料　海馬 2 隻，童子雞 1 隻，料酒、鹽、蔥花、薑片各適量。

做法　海馬洗淨除去內臟、皮膜；童子雞去毛及內臟。將童子雞、海馬放入砂鍋內，加適量水、蔥花、薑片、料酒，大火煮沸後改小火燉至食材熟，加鹽即成。

功效　可補腎壯陽、調氣活血。

對症滋補
陽痿
早洩
腎陽虛
體質虛弱

方・肆

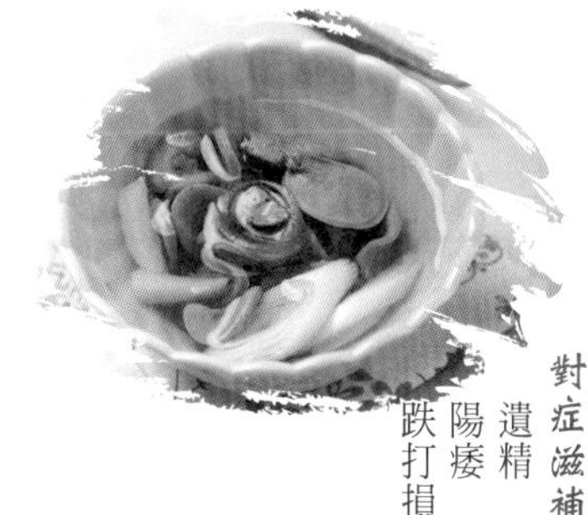

材料　海馬 2 隻，豬腰 1 顆，薑片、蔥段、料酒、鹽各適量。

做法　海馬洗淨除去內臟、皮膜；豬腰洗淨去內膜，切片。鍋中放入海馬、豬腰、薑片、蔥段和料酒，加適量水，大火煮沸轉小火煮 1 小時，加鹽調味即成。

功效　可溫腎壯陽、溫通血脈。

對症滋補
遺精
陽痿
跌打損傷

固腎澀精·美容養顏

牡　蠣

◆ 古籍記載 ◆

在中國古代，人們就知道常食牡蠣令人「細肌膚，美顏色」，民間素有「天上地下牡蠣獨尊」的美譽。據《本草綱目》中記載，牡蠣肉「多食之，能細活皮膚，補腎壯陽，並能治虛，解丹毒」。在《海藥本草》中提及其「主男子遺精，虛勞乏損，補腎正氣，止盜汗，去煩熱，治傷寒熱痰，能補養安神」。

● 提高男性精子品質

近代醫學研究結果證實，牡蠣肉富含微量元素鋅，其含量之高，可爲其他食物之冠。而鋅元素正是男性生殖系統裡至關重要的礦物質元素，所以食用牡蠣，有利於提高男性精子品質。此外，牡蠣所含的牛磺酸還能夠很好地降血脂、降血壓。

● 常食牡蠣可調節神經、穩定情緒

牡蠣可養肝腎、健脾胃，經常食用可補腎壯陽、固腎澀精，緩解陰虛陽亢所致的煩躁不安、心悸失眠、頭暈目眩及盜汗、遺精、淋濁等症狀。牡蠣中含有多種維生素與礦物質元素，特別是硒，具有調節神經、穩定情緒的良好作用。

● 搭配豬瘦肉煲湯，滋陰補腎效果更好

牡蠣有補虛弱、益氣血的功效；豬瘦肉可補中益氣。二者煲湯食用，滋陰補腎效果更好，尤其適用於陰虛煩躁、血虛心悸等。當牡蠣與決明子搭配時，還有清熱明目、潤腸通便的作用，可用於輔助治療高血壓及習慣性便祕等。

● 食用牡蠣時不宜飲用啤酒

牡蠣在人體新陳代謝後會形成較多尿酸。大量食用後飲用啤酒，會加速體內尿酸的形成，如果經常將牡蠣與啤酒同時食用，容易導致痛風的發生。

● 慢性皮膚病患者忌食

牡蠣性寒，易引發皮膚過敏，過敏體質、慢性皮膚病患者應忌食。需要提醒的是，牡蠣一定要吃新鮮的，否則容易導致食物中毒。

方·壹

材料　牡蠣肉 100 克，小米 50 克，薑絲適量。

做法　牡蠣肉去沙洗淨；小米洗淨，放入鍋中，煮粥至將熟，放入牡蠣肉和薑絲，煮熟即成。

功效　可滋陰補腎、提高男性精子活力。

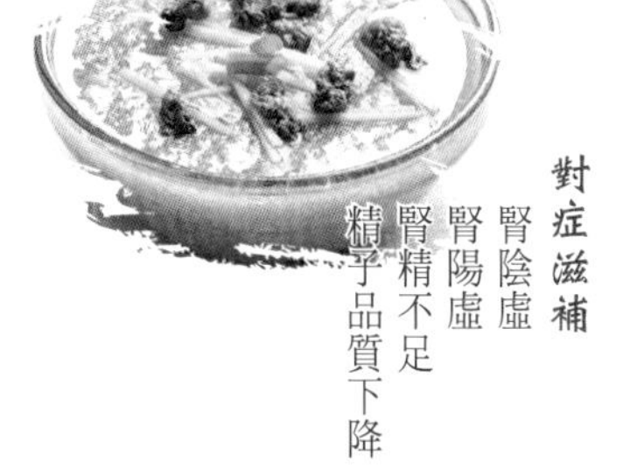

對症滋補

腎陰虛
腎陽虛
腎精不足
精子品質下降

方·貳

材料　牡蠣肉 100 克，蓮子 50 克，糖適量。

做法　牡蠣肉去沙洗淨；蓮子去心，洗淨。先將蓮子放入砂鍋中煮熟，再加新鮮的牡蠣肉，煮 5 分鐘，加適量糖即成。

功效　可滋養補虛、止遺澀精。

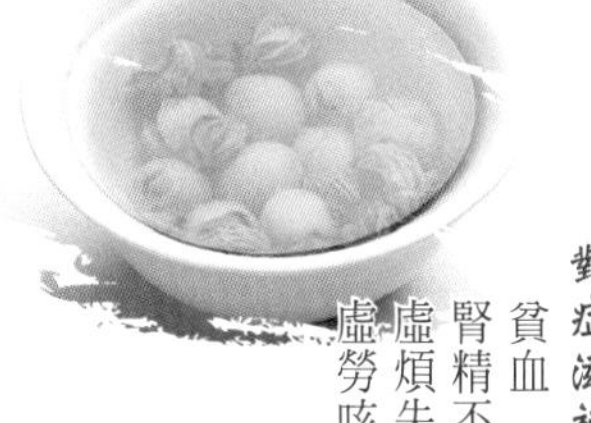

對症滋補

貧血
腎精不足
虛煩失眠
虛勞咳嗽

方·參

材料　牡蠣肉 200 克，絲瓜 1 條，薑片、蔥花、鹽、胡椒粉、太白粉水、油各適量。

做法　牡蠣肉去沙洗淨，用沸水燙一下即撈出；絲瓜去皮，切成滾刀片。油鍋燒熱，投薑片和蔥花爆香，放入絲瓜略炒，加適量水，下牡蠣，煮沸後調入鹽、胡椒粉，用太白粉水勾薄芡，起鍋裝盤即成。

功效　可滋陰補血、清熱利腸。

對症滋補

腎陰虛
腎陽虛
虛煩失眠

方·肆

材料　牡蠣肉 100 克，秀珍菇 50 克，紫菜 1 張，薑絲、料酒、鹽各適量。

做法　將牡蠣肉洗淨切成片；秀珍菇、紫菜分別洗淨。鍋中注入適量水，煮開後加少許料酒，倒入切好的牡蠣肉，撒上薑絲，煮 3 分鐘；放入紫菜和秀珍菇，煮至軟熟，攪拌均勻，撇去浮在湯麵的泡沫，加鹽即成。

功效　可大補虛勞、滋陰清熱。

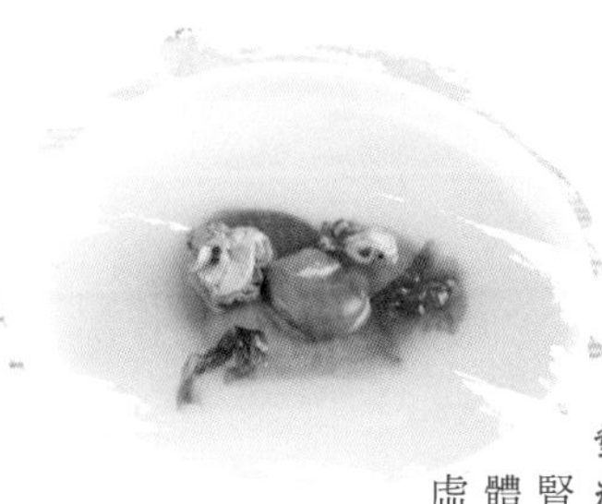

對症滋補

腎精不足
體質虛弱
虛煩失眠

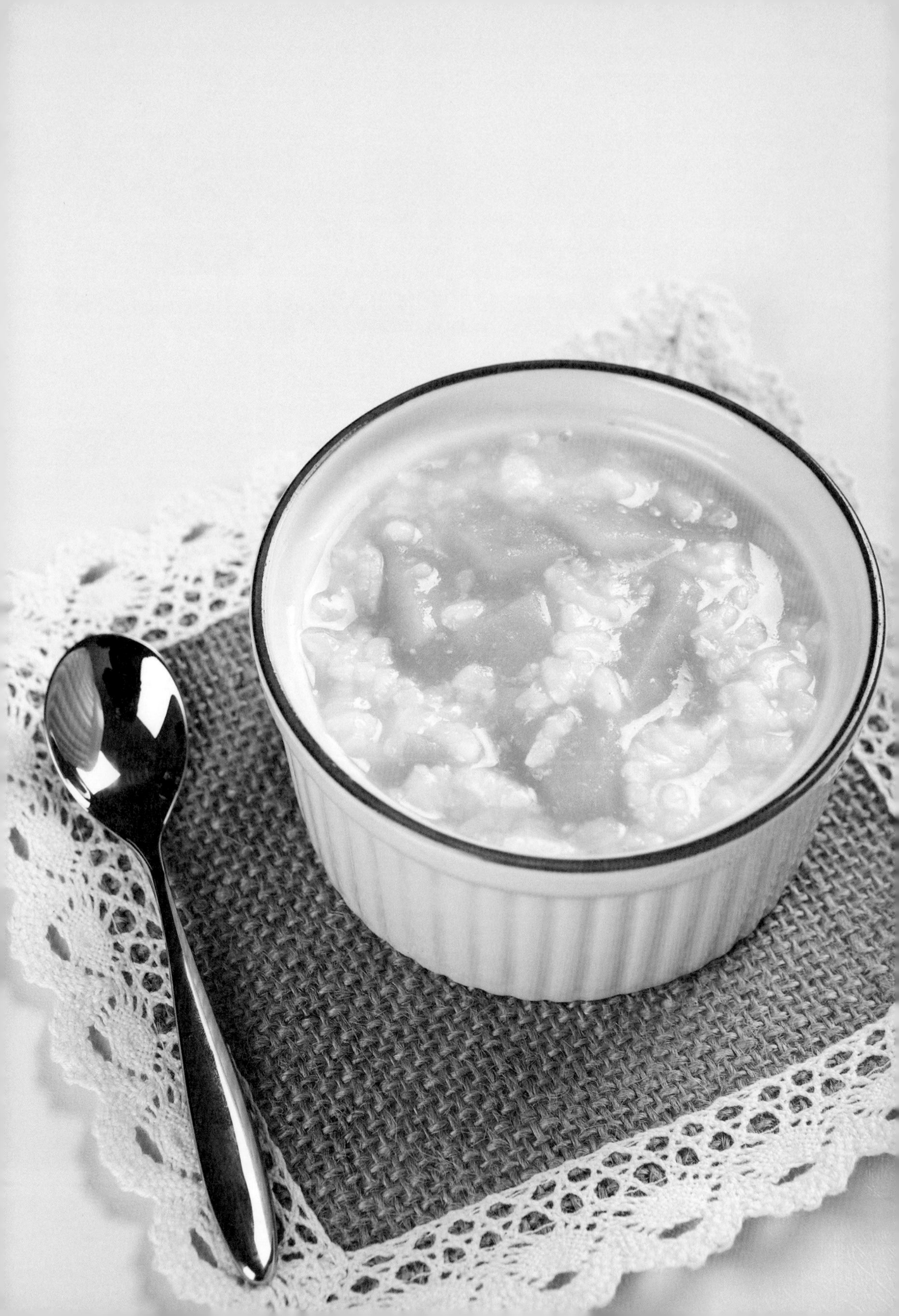

第五章

補腎藥酒

補腎壯陽

●● 鹿茸
淫羊藿

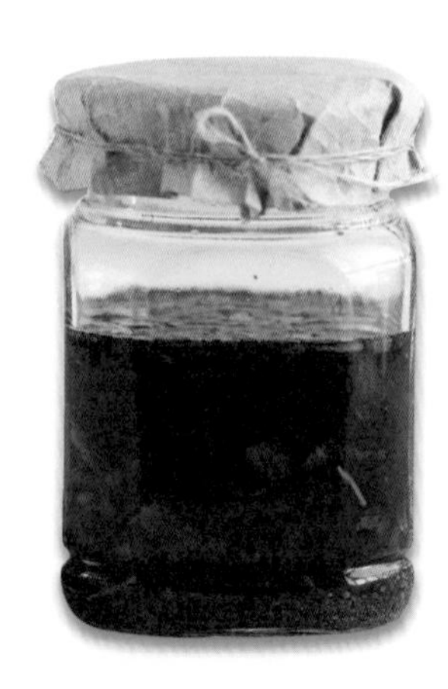

改善腎虛早衰、身體羸弱

補腎延壽酒

來源　《補品補藥與補益良方》。
禁忌　孕婦忌服。
症狀　精血虛所致陽痿、早衰、消瘦，腰膝酸痛。

熟地黃、當歸、石斛各 100 克，川芎 40 克，菟絲子 120 克，杜仲 50 克，澤瀉 45 克，淫羊藿 30 克，白酒 1,500 毫升。將上述藥材清除雜質，切碎，與白酒一起置入乾淨帶蓋的容器中，加蓋密封，置於陰涼乾燥處，經常搖動，15 ～ 20 天後開封。早、晚各 1 次，每次 15 ～ 25 毫升，空腹飲用。

◆ 古籍記載 ◆

《本草綱目》指出，鹿茸「生精補髓，養血益陽，強健筋骨。治一切虛損，耳聾，目暗，眩暈，虛痢。」

淫羊藿性溫，味辛、甘，《神農本草經》載其「主陽痿絕傷，莖中刺，利小便，益氣力，強志」。淫羊藿與巴戟天合用，能互相加強補腎壯陽、去風除濕的效果。

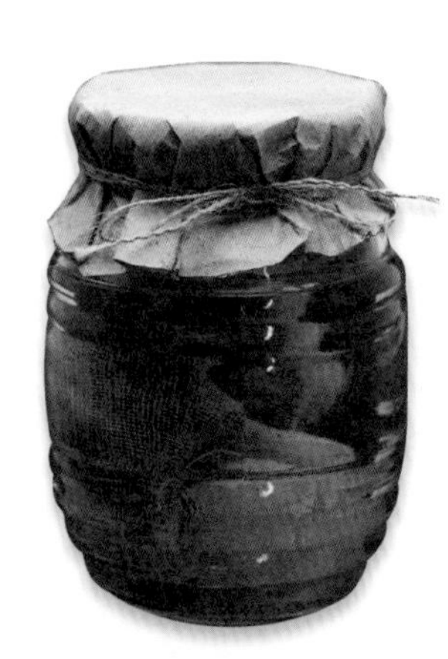

改善腎虛陽痿、胸膈氣滯

九香蟲酒

來源　民間驗方。
禁忌　陰虛陽亢者不宜飲用。
症狀　陽痿、胸膈氣滯。

九香蟲 40 克，白酒 400 毫升。將九香蟲拍碎，用白紗布盛之，置入乾淨帶蓋的容器中，入白酒浸泡，封口，7 天後開封，去掉藥袋，即可飲用。每天 2 次，每次 10 ～ 20 毫升，空腹溫飲。

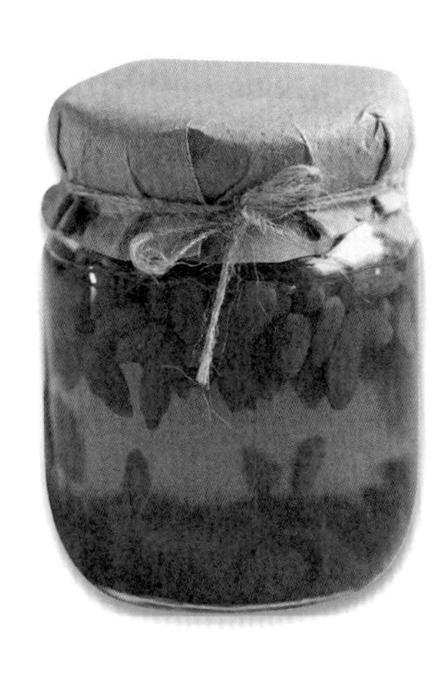

改善精血不足、失眠多夢

枸杞酒

來源　《備急千金要方》。

禁忌　脾虛有濕，症見胃脘滿悶、飲食減少、大便溏泄、舌苔厚膩者忌服。

症狀　遺精、失眠多夢、腰膝酸痛、舌紅少津。

枸杞 120 克，白酒 1,000 毫升。將枸杞洗淨晾乾，與白酒共置入乾淨帶蓋的容器內，密封浸泡 7 天以上即成。早、晚各飲 1 次，每次 20 毫升。

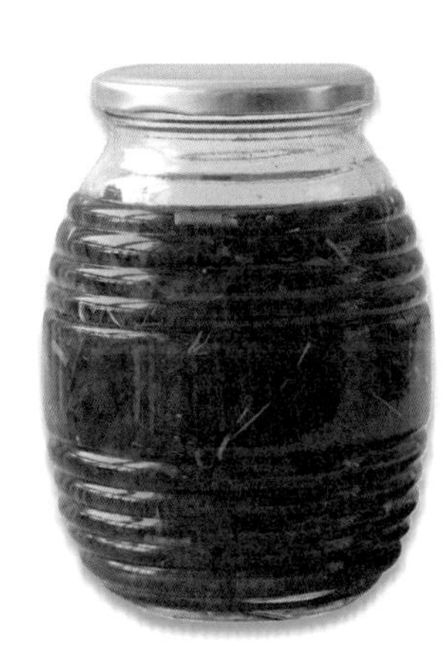

改善神經衰弱、風濕痺痛

巴戟淫羊酒

來源　《藥物與方劑》。

禁忌　陰虛火旺，症見煩躁易怒、兩顴潮紅、盜汗、舌紅而乾者忌服。

症狀　性欲減退、神經衰弱、風濕痺痛。

巴戟天、淫羊藿各 250 克，白酒 1,500 毫升。將上述藥材切碎，與白酒共置入乾淨帶蓋的容器中，密封浸泡 7 天後可服用。早、晚各 1 次，每次 20 毫升。

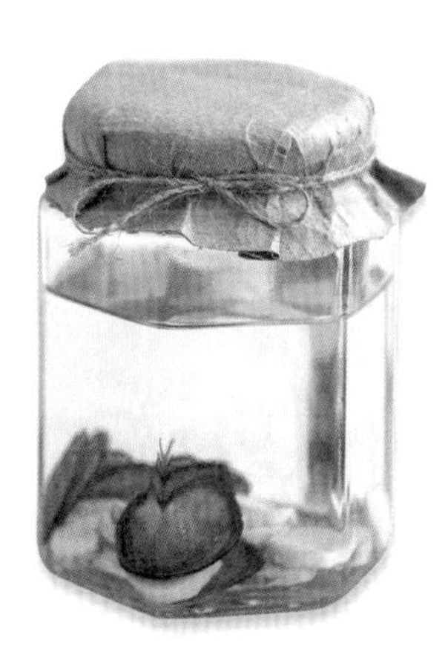

改善性欲減退、防治貧血

鹿茸酒

來源　《普濟方》。

禁忌　陰虛火旺者忌服。

症狀　性欲減退、貧血、陽痿、遺精、早洩、腎陽虛弱型遺尿、久瀉。

鹿茸 15 克，山藥 60 克，白酒 1,000 毫升。將鹿茸、山藥與白酒共置入乾淨帶蓋的容器中，密封浸泡 7 天以上便可服用。每天 3 次，每次 15 ～ 20 毫升。

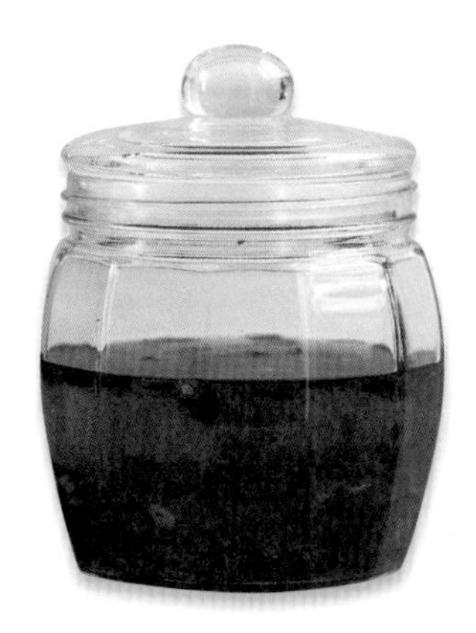

改善腰膝酸痛、小便頻數

杜仲丹參酒

來源　《外台祕要》。

禁忌　陰虛火旺，症見性欲亢進、煩躁易怒、兩顴潮紅、口乾者忌服。

症狀　年老體弱、腰膝酸痛。

杜仲、丹參各 150 克，川芎 90 克，白酒 3,000 毫升。將上述藥材切 1 公分大小的塊，與白酒一起置入乾淨帶蓋的容器中，密封浸泡 15 天，濾去渣後飲用。早、晚各 1 次，每次 15 ～ 30 毫升。

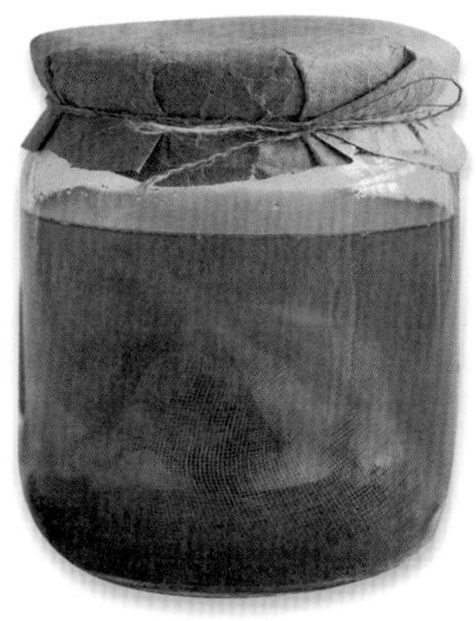

改善腎虛腰痛、頭暈耳鳴

豬腰酒

來源　民間驗方。

禁忌　陰虛火旺、裡有實熱、血熱妄行出血者及孕婦等均禁服。

症狀　夢遺、滑精、陽痿、腎虛腰痛、頭暈耳鳴、脫髮。

豬腰 2 顆，杜仲 60 克，肉桂 20 克，白酒 2,000 毫升。先將豬腰洗淨，用花椒鹽水醃製，去腥味，切塊；肉桂、杜仲搗成粗末，與塊狀豬腰共用白紗布袋盛之。將白酒與藥袋共置入乾淨帶蓋的容器中，密封，14 天之後開啓，過濾去渣，裝瓶備用。每天 2 次，每次 10 ～ 20 毫升，早、晚空腹溫飲。

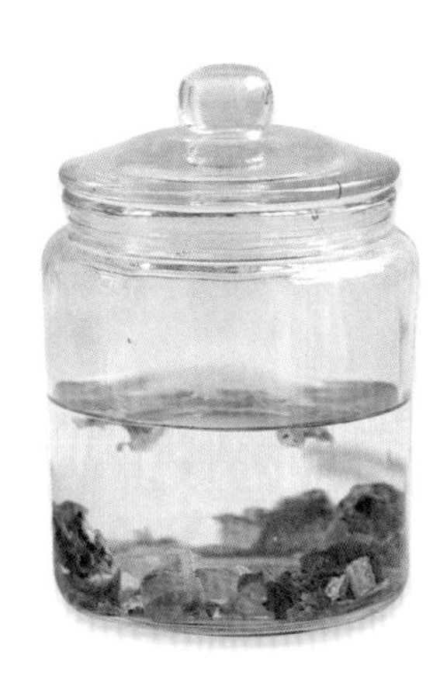

改善虛勞咳嗽、肢冷畏寒

蛤蚧酒

來源　《藥酒與膏滋》。

禁忌　外感發熱及陰虛發熱，症見潮熱、盜汗、口乾者忌服。

症狀　虛勞咳喘、陽痿精衰、腰膝酸軟、肢冷畏寒。

乾蛤蚧 1 對，白酒 1,000 毫升。將蛤蚧用淡鹽水洗去鱗和汙物，切 1 公分大小的塊，浸泡入酒中 60 天即成。早、晚各 1 次，每次 15 ～ 30 毫升。

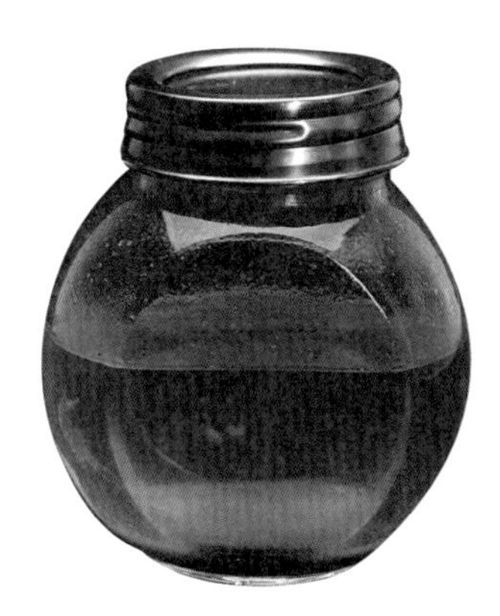

主治性欲減退、腎虛陽痿

海馬酒

來源　《中國動物藥》。

禁忌　孕婦及陰虛火旺者忌服。

症狀　性欲減退、陽痿、男子不育。

海馬 50 克，白酒 500 毫升。將海馬焙乾研末，與白酒共置入乾淨帶蓋的容器中，密封浸泡 2 天後可用。每天 1 ～ 2 次，每次 10 ～ 15 毫升。

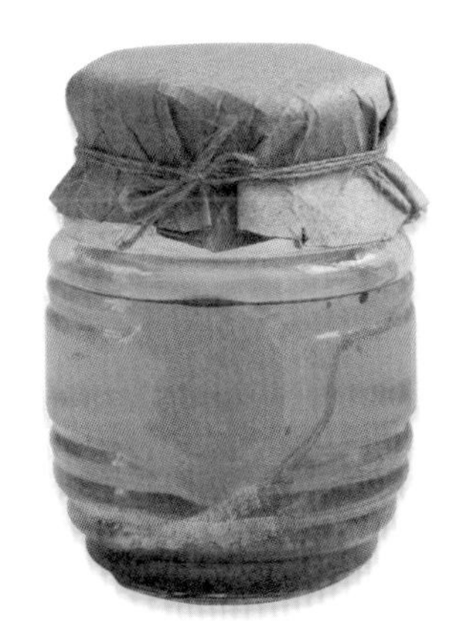

改善性欲減退、陽痿早洩

蟲草菟絲子酒

來源　民間驗方。

禁忌　陰虛火旺者忌服。

症狀　性欲減退、陽痿、早洩、勃起功能障礙、體倦乏力。

冬蟲夏草 10 克，菟絲子 50 克，白酒適量。將冬蟲夏草揀雜後切段，與菟絲子同浸入白酒中，加蓋密封，每天振搖 1 次，浸泡 15 日後即可飲用。

滋陰填精

●● 枸杞 核桃

◆ 古籍記載 ◆

枸杞性味甘平，入肝、腎經，《食療本草》載其「堅筋骨，耐老除風，去虛勞，補精氣，能補血生營。」

《本草綱目》記述核桃有「補氣養血，潤燥化痰，益命門，處三焦，溫肺潤腸，治虛寒咳喘，腰腳重疼，心腹疝痛，血痢腸風」的功效。

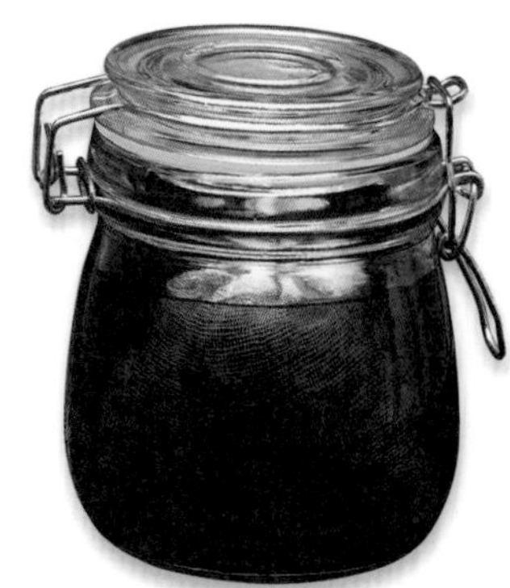

主治面色萎黃、失眠多夢

延齡酒

來源 《奇方類編》。

禁忌 忌食生冷刺激性食物，上火、感冒時停服；孕婦忌服。

症狀 體質虛弱、面色萎黃、失眠多夢、毛髮枯槁。

枸杞 120 克，龍眼肉 60 克，當歸 30 克，炒白朮 15 克，黑豆 175 克，白酒 3,500 毫升。將黑豆搗碎，與其餘四味藥一起裝入紗布袋中，與白酒一同置入乾淨帶蓋的容器中，密封浸泡 7 天以上即可服用。早、晚各 1 次，每次 20 毫升。

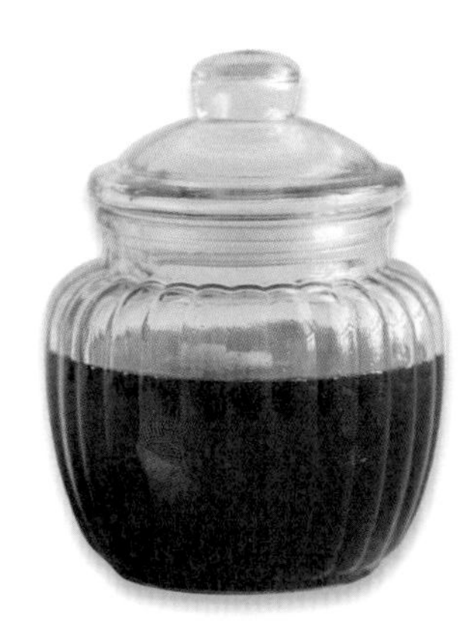

改善腰膝酸軟、鬚髮早白

益陰酒

來源 民間驗方。

禁忌 孕婦忌服。

症狀 腎虛遺精、腰膝酸軟、頭暈目眩、鬚髮早白、腸燥便祕。

女貞子、枸杞、熟黑芝麻末各 60 克，生地黃 30 克，冰糖 100 克，白酒 2,000 毫升。女貞子、枸杞、生地黃搗粗末，同熟黑芝麻末用紗布盛之。冰糖入鍋加水煮至呈黃色；將藥袋與白酒用小火煮沸，冷卻後密封 14 天，加冰糖攪勻。每天 3 次，每次 10 ～ 20 毫升。

主治虛勞咳嗽、腰膝酸軟

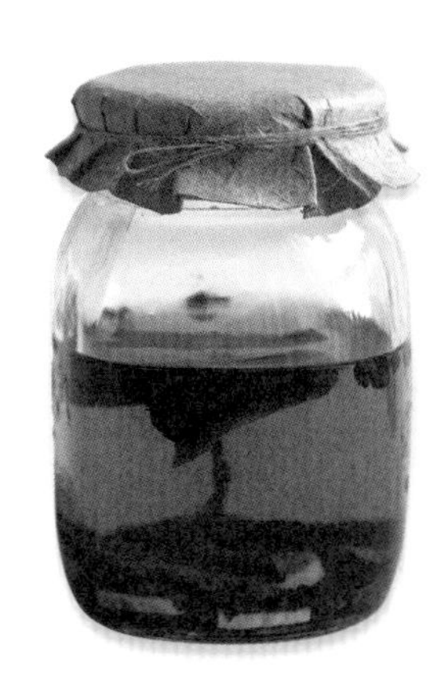

山藥酒

來源　《藥酒彙編》。

禁忌　飲用前1小時到飲用後2小時內不得飲用濃茶。

症狀　盜汗遺精、肺腎陰虧、虛勞咳嗽、口乾少津、腰膝酸軟、骨蒸潮熱。

懷山藥、吳萸肉、五味子、靈芝各15克，黃酒1,000毫升。將上述藥材置乾淨帶蓋的容器中，加黃酒密封，浸泡1個月後，過濾去渣即可飲用。每天2次，每次10毫升。

主治腎虛咳嗽、容顏憔悴

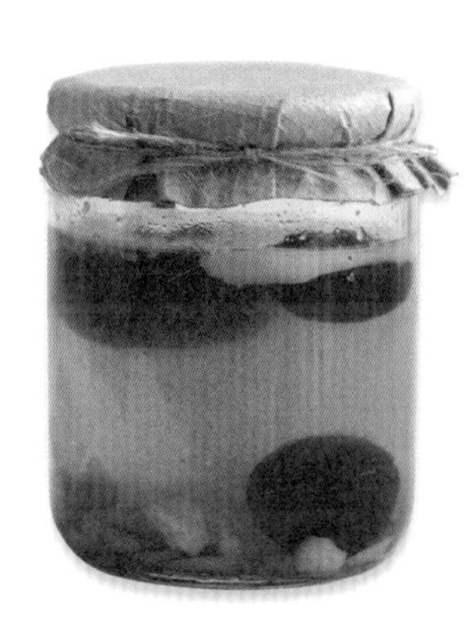

紅顏酒

來源　《萬病回春》。

禁忌　陰虛火旺者忌服。

症狀　腎虛咳喘、容顏憔悴、鬚髮早白、咳嗽無力、氣短、痰多涎沫。

核桃肉、紅棗、白蜜各120克，酥油、杏仁各60克，白酒4,000毫升。將杏仁泡去皮尖，用水煮四五沸後晒乾。把白蜜、酥油與白酒一起置入乾淨帶蓋的容器內拌勻，然後放入杏仁、核桃肉、紅棗，密封浸泡21天即成。早、晚各1次，每次30毫升。

改善腰膝酸軟、陽痿滑精

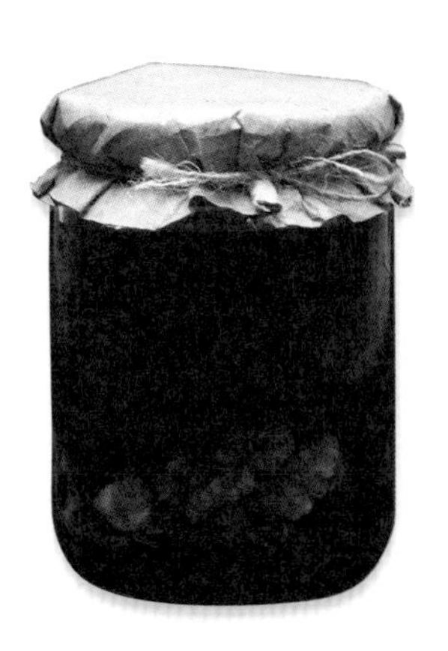

核桃酒

來源　《壽世青編》。

禁忌　陰虛火旺者忌服。

症狀　腰膝酸軟、陽痿、滑精、小便頻數而清長。

核桃肉120克，小茴香20克，杜仲、補骨脂各60克，白酒2,000毫升。將上述藥材加工成小塊，與白酒共置入乾淨帶蓋的容器中，密封浸泡15天即成。早、晚各1次，每次20～30毫升。

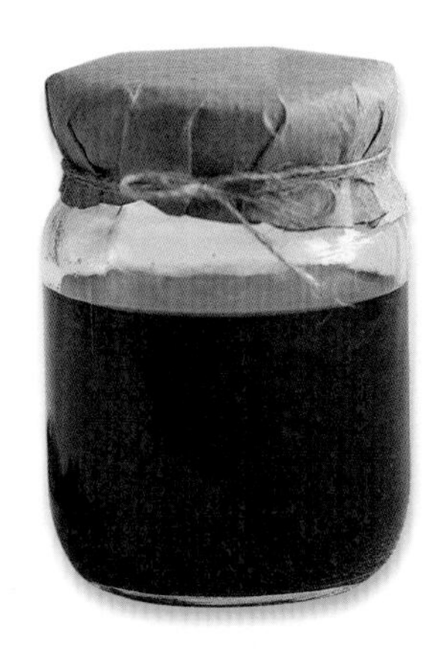

改善體質虛弱、神衰健忘

巨勝酒

來源 《壽親養老新書》。

禁忌 大便溏泄、腹部虛寒者不宜飲用。

症狀 體質虛弱、神衰健忘、鬚髮早白、肌膚毛髮乾燥、腰膝疼痛、倦怠乏力。

黑芝麻、生地黃各 250 克，薏仁 200 克，白酒 6,000 毫升。將黑芝麻煮熟晒乾，薏仁炒至略黃，兩藥合起略搗爛後與切成小塊的生地黃共裝入紗布袋裡，與白酒一起置入乾淨帶蓋的容器中，密封浸泡 12 天後即可服用。早、晚各 1 次，每次 20 毫升，空腹服用。

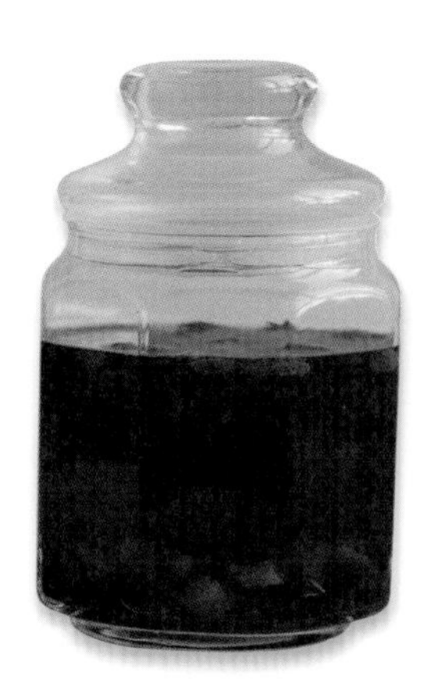

改善氣血兩虧、失眠健忘

固本酒

來源 《醫便》。

禁忌 脾虛濕盛，症見飲食減少、胃脘滿悶、大便溏泄、口黏不渴者忌服。

症狀 體質虛弱、氣血兩虧、頭昏目眩、心悸怔忡、失眠多夢、記憶力減退。

人參、枸杞、天門冬、麥門冬、生地黃、熟地黃各 30 克，白酒 4,000 毫升。將上述藥材切碎，與白酒共置入乾淨帶蓋的容器內，密封浸泡 15 天即成。早、晚各 1 次，每次 15 ～ 30 毫升，空腹服用。

改善精血虧虛、身體羸弱

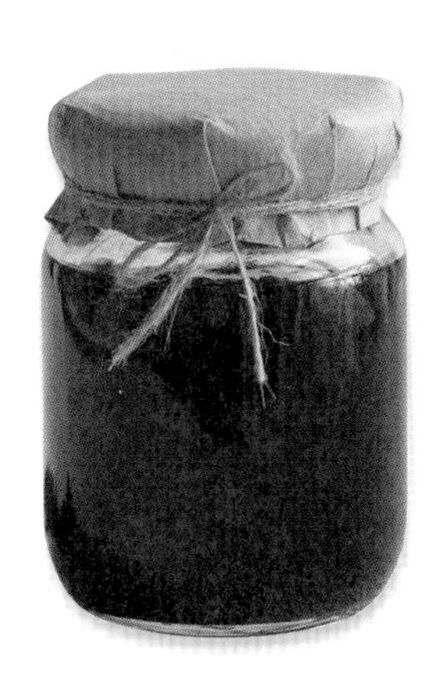

固精酒

來源 《百病飲食法》。

禁忌 孕婦慎用，月經量過多者忌用。

症狀 遺精早洩、精血虧虛、身體羸弱。

紅花 15 克，山楂 30 克，白酒 250 毫升。將上述藥材放入乾淨帶蓋的容器中，加白酒浸泡，密封 7 天後開啓即可取用。每天 2 次，每次 15 ～ 30 毫升。

改善月經過多、腰酸腹脹

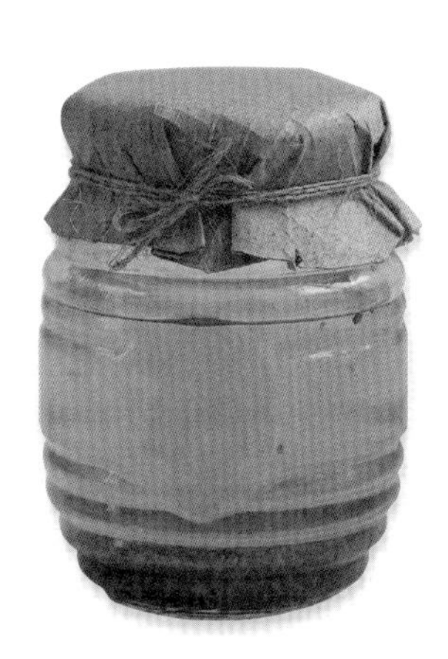

地榆酒

來源 《百病中醫藥酒治療》。

禁忌 虛寒性出血症患者禁服。

症狀 月經過多且過期不止、腰酸腹脹、血痢、腸風、痔漏、癰腫、濕疹。

地榆 60 克，甜酒適量。將地榆研成細末，用甜酒煎服。每天 2 次，每次取 6 克地榆煎服。

改善月經不調、經期腹痛

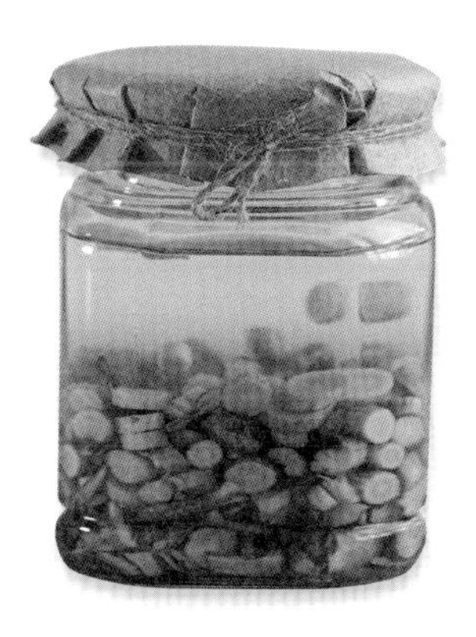

歸芪酒

來源 《食物療法》。

禁忌 濕阻中滿及大便溏泄者慎服。

症狀 月經不調、經期腹痛、崩漏。

當歸、黃芪各 150 克，白酒 1,000 毫升。將上述藥材切碎，放入乾淨帶蓋的容器中，加白酒浸泡，密封 21 天後開啓，過濾除渣，即可飲用。經前 5 天開始服用，每天 2 次，每次 10 毫升，7 天為 1 療程。

強筋壯骨

熟地黃
雞血藤

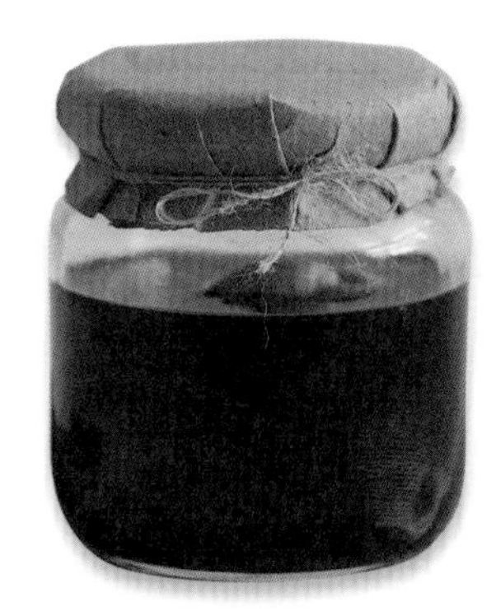

改善筋骨萎軟、行走無力

石斛酒

來源 《聖濟總錄》。
禁忌 孕婦忌服。
症狀 腰膝酸軟、筋骨萎軟、行走無力。

杜仲 120 克，石斛 85 克，熟地黃 150 克，丹參 90 克，肉桂 60 克，牛膝 45 克，白酒 4,000 毫升。將以上藥材搗爲碎末，用白紗布袋盛之，紮緊口，置於乾淨帶蓋的容器中，倒入白酒密封浸泡 14 天，過濾去渣，裝瓶備用。每天 2 次，每次 20 ～ 30 毫升。

◆ **古籍記載** ◆

在《本草綱目》的記載中，熟地黃「填骨髓，長肌肉，生精血，補五臟內傷不足，通血脈，利耳目，黑鬚髮，男子五勞七傷，女子傷中胞漏，經候不調，胎產百病。」

雞血藤味苦性溫，歸肝、腎經，《本草綱目拾遺》記載其有「活血，暖腰膝」的功效，能補血、活血、通絡，用於治療四肢麻木、風濕痹痛、月經不調等症狀。

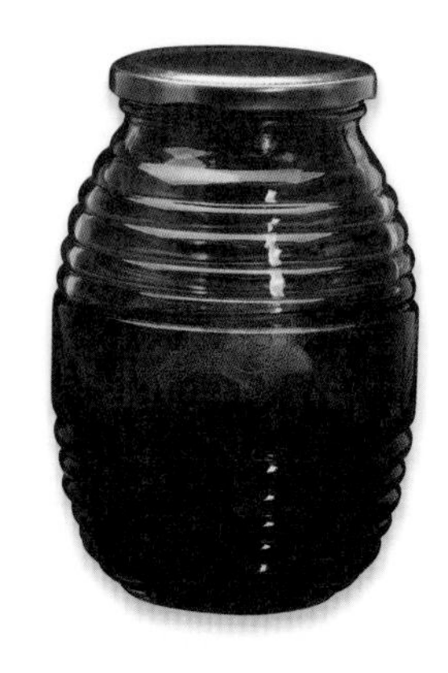

改善腰膝酸軟、體倦乏力

地黃血藤酒

來源 民間驗方。
禁忌 孕婦忌服。
症狀 腰膝酸軟、體倦無力、精神不振。

熟地黃、枸杞、雞血藤、何首烏、當歸各 60 克，白酒 2,500 毫升。將上述中藥用紗布包好，置於乾淨帶蓋的容器中，倒入白酒，密封，14 天後開封，去掉藥袋，澄清備用。每天 3 次，每次 10 ～ 20 毫升，空腹飲用。

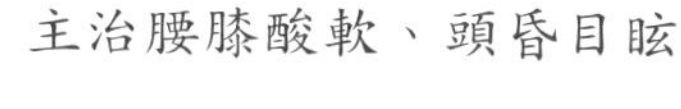

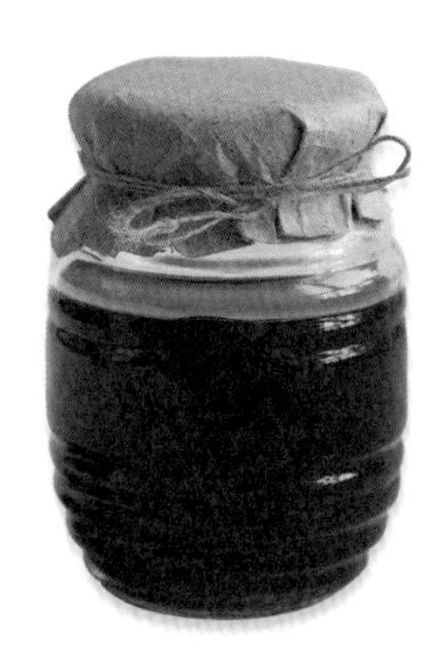

首烏酒

來源　《中國藥膳學》。

禁忌　大便溏泄者忌服；飲酒期間忌食豬血。

症狀　腰膝酸軟、遺精、頭昏目眩、恍惚健忘、鬚髮早白。

製首烏、生地黃各 40 克，白酒 1,000 毫升。將製首烏燜軟，用銅刀將兩藥切成小片，與白酒同置入乾淨帶蓋的容器中，密封浸泡 15 天即可服用。早、晚各 1 次，每次 15 ～ 30 毫升。

改善肝腎陰虧、精血不足

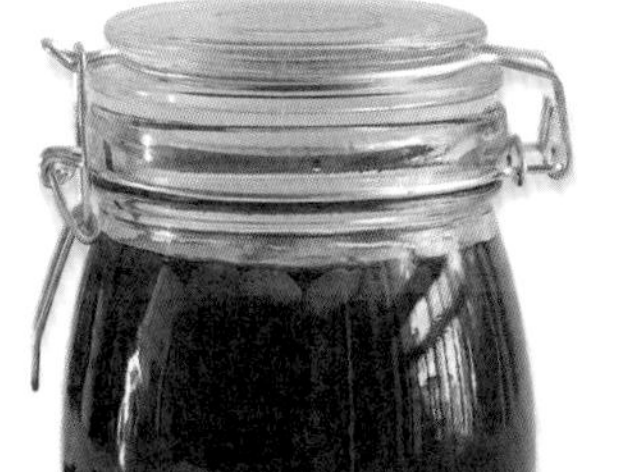

地黃酒

來源　《景嶽全書》。

禁忌　脾虛有濕，症見痰多、食欲缺乏、大便溏泄、苔膩者忌服；服酒期間不要食用白蘿蔔、蔥白、韭白、薤白等食物。

症狀　腰膝酸軟、遺精、失眠多夢、肝腎陰虧、精血不足、面色無華、耳聾耳鳴。

熟地黃 250 克，沉香 5 克，枸杞 120 克，高粱酒 3,500 毫升。將上述中藥與高粱酒同置乾淨帶蓋的容器中，密封浸泡 10 天即成。每天晚上睡前服 15 ～ 30 毫升。

改善男子元陽虛損、陽痿不舉

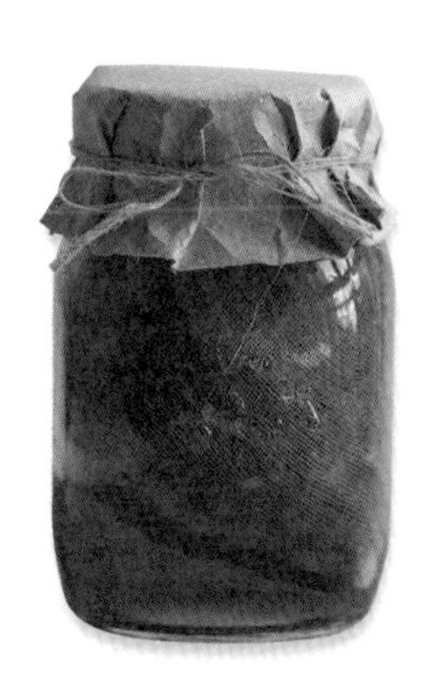

仙茅酒

來源　《萬病回春》。

禁忌　陰虛火旺者忌服。

症狀　腰膝酸軟、下肢痿弱、短氣乏力，男子元陽虛損、陽痿不舉、不育、滑精，肢冷畏寒。

仙茅、淫羊藿、南五加皮各 120 克，白酒 4,000 毫升。將以上 3 味藥切成小片裝入紗布袋，與白酒共置入乾淨帶蓋的容器內，密封浸泡 21 天後即可服用。早、晚各 1 次，每次 20 ～ 30 毫升。

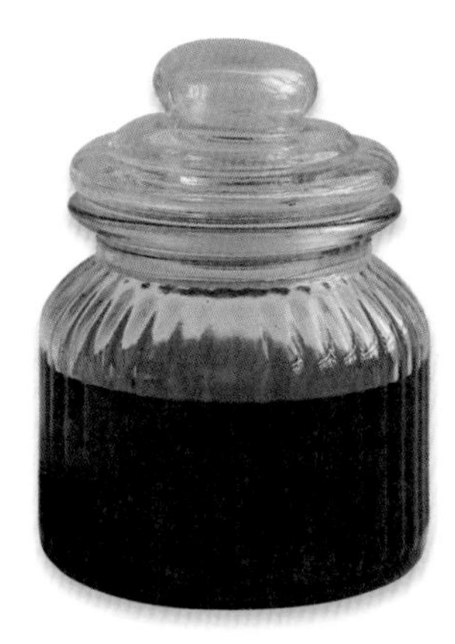

改善肝腎陰虛、筋骨無力

吳萸地膝酒

來源　《長壽補酒》。

禁忌　有濕熱、小便淋澀者忌服。

症狀　腰膝酸軟、筋骨無力、肝腎陰虛、精血虧虛。

吳茱萸、懷牛膝、熟地黃各 60 克，杜仲、麥門冬各 30 克，五味子 40 克，白酒 2,500 毫升。將上述各藥加工破碎，用紗布袋盛，紮緊口，放入白酒中，加蓋密封。放陰涼處，隔日搖動數下，14 天後開封，去掉藥袋，裝瓶備用。早、晚各 1 次，每次空腹溫飲 10 ～ 20 毫升。

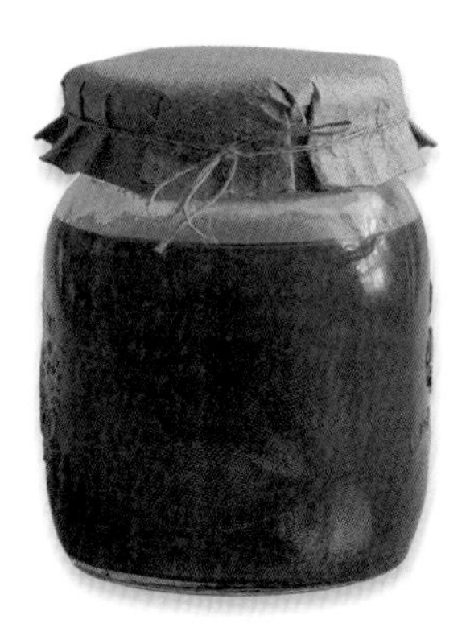

改善體質虛弱、勞倦過度

萬壽藥酒

來源　《奇方類編》。

禁忌　孕婦忌服。

症狀　體質虛弱、勞倦過度、形體消瘦、失眠健忘、久病體弱、食欲缺乏。

紅棗 300 克，石菖蒲、川鬱金、五加皮、陳皮、茯神、牛膝、麥門冬各 15 克，全當歸 30 克，紅花 8 克，白酒 3,500 毫升。將上述藥材切碎裝入紗布袋中，與白酒一起置入乾淨帶蓋的容器裡，密封，隔水加熱 2 小時，然後埋入土中 5 天即成。早、晚各 1 次，每次 20 毫升。

改善手臂久痛、神疲乏力

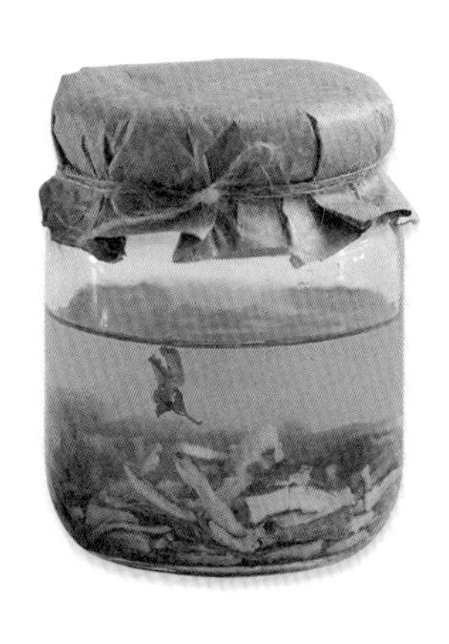

當歸酒

來源　《不知醫必要》。

禁忌　大便溏泄者不宜服用。

症狀　手臂久痛、神疲乏力、頭痛頭暈、面色無華。

當歸 80 克，白酒 1,000 毫升。將當歸切成小塊，與白酒一起置入乾淨帶蓋的容器中，密封浸泡 7 天以上即可服用。早、中、晚各 1 次，每次 15 ～ 30 毫升。

改善精血虧虛、骨質疏鬆

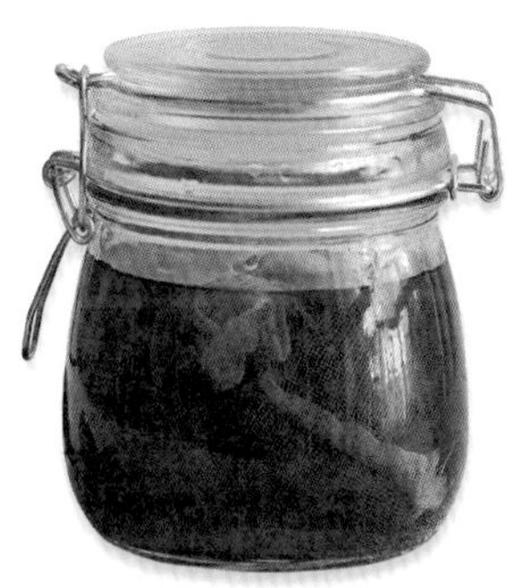

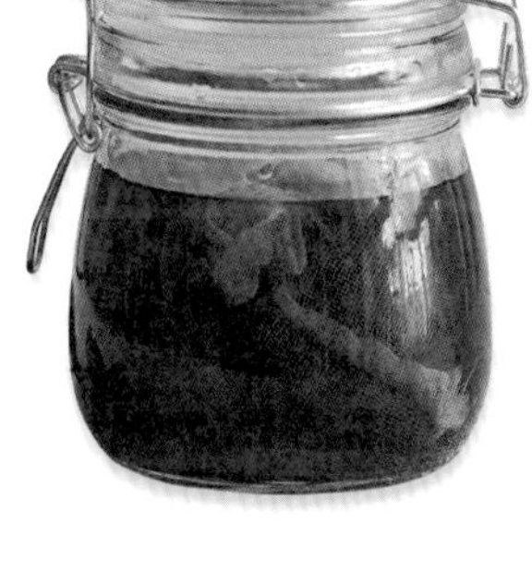

強筋壯骨酒

來源　民間驗方。

禁忌　感冒發熱時及陰虛火旺者忌服。

症狀　骨質疏鬆、肝腎陰虛、精血虧虛。

骨碎補、補骨脂、杜仲、牛膝、枸杞、黑豆各 50 克，核桃肉、紅棗各 20 顆，白酒 4,000 毫升。黑豆炒香，紅棗掰碎，與其他藥物共研粗粉，裝入紗布袋中，紮口，置入白酒中，浸泡 15 天，過濾，去渣飲用。早、晚各 1 次，每次服用 10 毫升。

改善四肢無力、脾胃氣虛

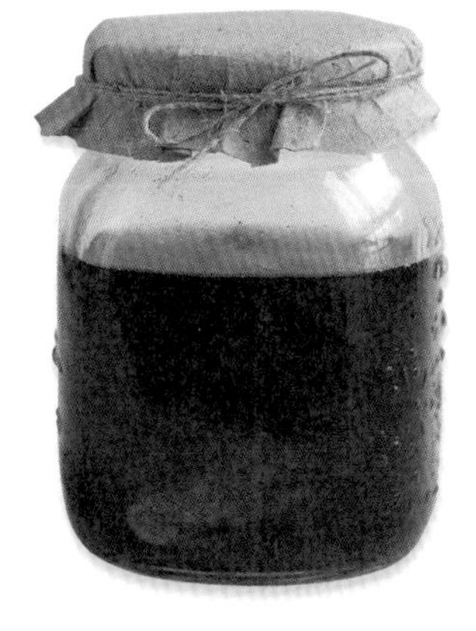

參苓白朮酒

來源　《和劑局方》。

禁忌　用藥期間不宜喝茶和吃白蘿蔔。

症狀　四肢無力、脾胃氣虛、消化不良、大便稀溏。

黨參、山藥各 45 克，白朮、茯苓、薏仁各 30 克，炙甘草、砂仁各 25 克，黃酒 2,000 毫升。將藥材研磨成粉末，裝入紗布袋中，紮口，浸於黃酒中；密封浸泡 20 天後，開封取出藥袋，過濾藥渣直至酒液澄清即可飲用。早、晚各 1 次，每次 15 ～ 30 毫升。

補腎益氣

人參
龍眼肉

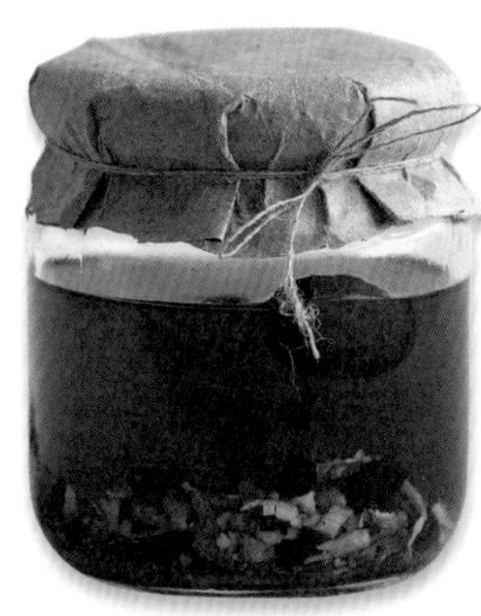

改善脾胃虛弱、諸虛不足

十全大補酒

來源　《和劑局方》。

禁忌　孕婦、身體壯實不虛者等忌服。

症狀　脾腎氣虛、諸虛不足、五勞七傷、食欲缺乏、面色無華。

人參、茯苓、黃芪、白芍、炒白朮各 20 克，熟地黃、當歸各 30 克，肉桂 5 克，川芎、炙甘草各 10 克，白酒 4,000 毫升，糖 400 克，薑片 15 克，紅棗 40 克。將前面中藥粉碎爲粗末，置入容器中，加白酒密封浸泡 10 天。再將薑片、紅棗煮熟和糖一同加入酒中，將上述藥材攪勻，密封浸泡 3 日即可。早、晚各 1 次，每次 10 毫升。

◆ 古籍記載 ◆

據《本草綱目》記載，人參可補五臟，安精神，止驚悸，除邪氣，聰耳明目，輕身，使人肌膚潤澤，精力旺盛，開心益智。自古以來就擁有「百草之王」的美譽，是扶正固本的極品。

龍眼肉性溫味甘，是益心脾、補氣血、益智安神的良藥。《神農本草經》認為其「久服強魂聰明，輕身不老，通神明」。《得配本草》進一步指出龍眼肉「益脾胃，葆心血，潤五臟，治怔忡」。

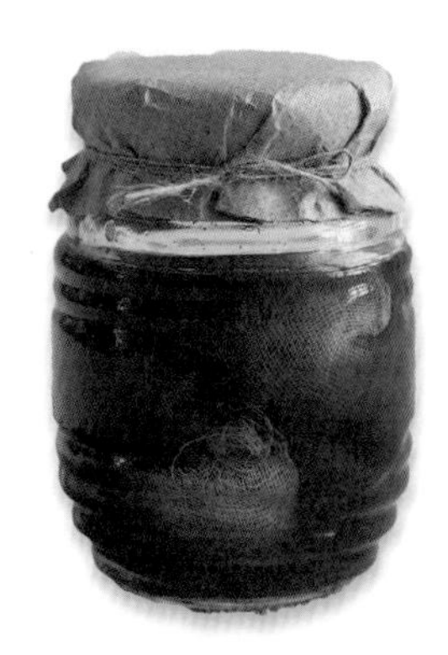

改善氣血虧損、面黃肌瘦

八珍酒

來源　《萬病回春》。

禁忌　服用藥酒期間，不宜食用白蘿蔔等。

症狀　氣血虧損、面黃肌瘦、心悸怔忡、精神萎靡、氣短懶言、勞累倦怠。

全當歸 30 克，炒白芍、生地黃、茯苓、炒白朮各 20 克，炙甘草 15 克，五加皮 50 克，雞心棗、核桃肉各 40 克，川芎、人參各 10 克，白酒 2,500 毫升。將所有藥材研成粗末，裝紗布袋中，加入白酒中，封口，中小火隔水煮 1 小時。冷後埋入土中，5 天後取出，隔 3 ～ 7 天去藥渣包即可。每天 3 次，每次 10 ～ 30 毫升。

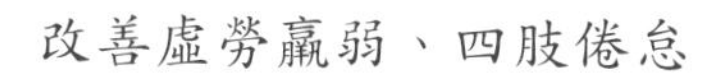
改善虛勞羸弱、四肢倦怠

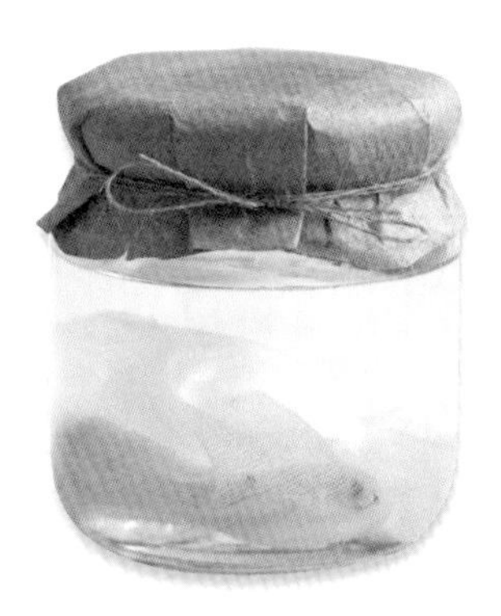

人參酒

來源　《本草綱目》。

禁忌　服用人參酒期間，少吃辛辣或者刺激性食物。

症狀　虛勞羸弱、四肢倦怠、食欲缺乏、面色無華、畏寒肢冷。

人參 30 克，白酒 1,200 毫升。用白紗布縫 1 個和人參大小相當的長袋，裝入人參，放酒中浸泡 15 天。在微火上煮，將酒煮至 500 ～ 700 毫升時，取酒入瓶，密封存放。每天 1 次，每次 10 ～ 30 毫升，以上午服用爲佳。

改善容顏無光、精神不振

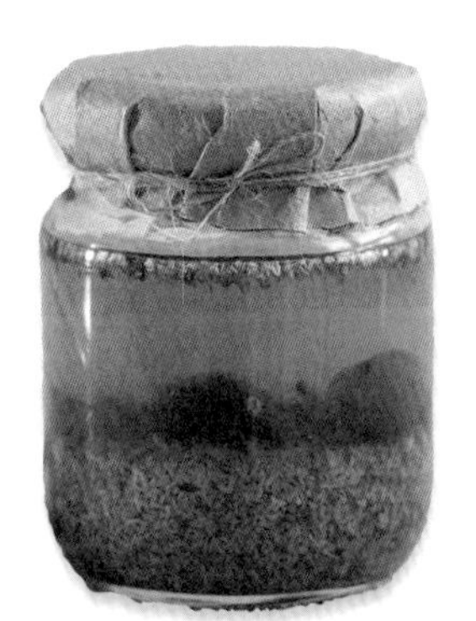

三仙益壽酒

來源　《種福堂公選良方》。

禁忌　孕婦、身體壯實不虛者忌服。

症狀　容顏無光、精神不振、失眠健忘、記憶減退、心悸怔忡。

龍眼肉 250 克，桂花 60 克，糖 125 克，燒酒 2,500 毫升。將上述藥材和燒酒一同放入帶蓋的乾淨容器中，密封浸泡 1 年，然後取用。早、晚各 1 次，每次 15 ～ 30 毫升。

改善心悸氣短、疲乏無力

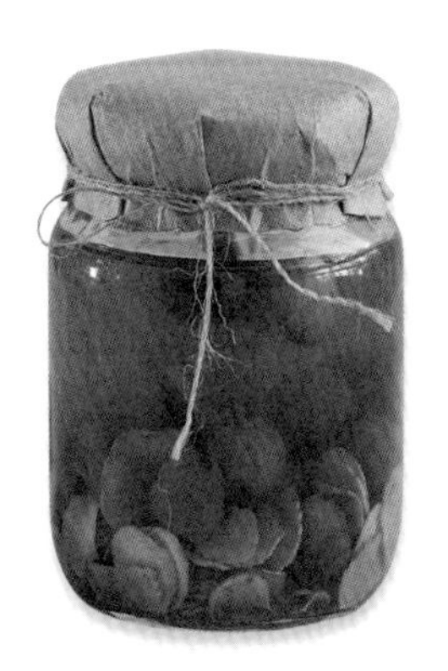

龍參玉靈酒

來源　《隨息居飲食譜》。

禁忌　西洋參不能用人參、黨參等代替。

症狀　心悸氣短、疲乏無力、老年體虛、失眠多夢、自汗盜汗。

龍眼肉 100 克，西洋參 50 克，糖 200 克，白酒 1,000 毫升。將上述藥材一同浸入酒中，密封浸泡 1 個月即可飲用。每天 1 次，每次 10 ～ 30 毫升，臨睡前服用。

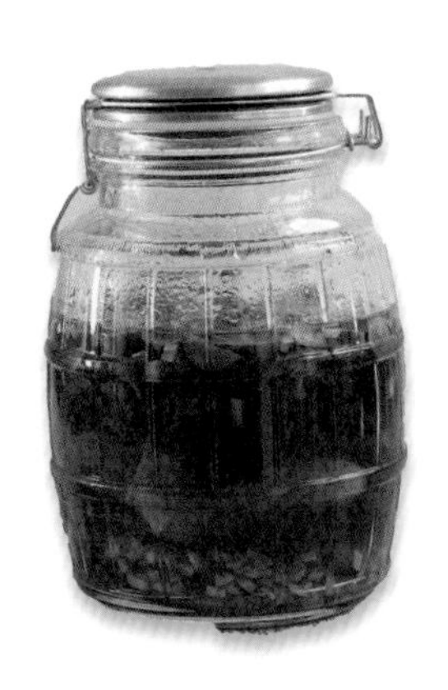

主治男女老幼諸虛勞損

扶衰仙鳳酒

來源 《萬病回春》。

禁忌 凡有發熱、口渴、煩躁、腹滿痛而拒按、便祕、小便短赤等實證者，皆不宜服用。

症狀 男女老幼諸虛勞損、身體羸弱、倦怠無力。

母雞 1 隻，生薑 120 克，紅棗 150 克，黃酒 1,500 毫升。將母雞拔毛去內臟，切塊，同切碎的生薑、紅棗一起裝進乾淨帶蓋的容器中，加黃酒後密封，隔水煮一天，再將容器置在涼水中一天以消除火氣，便可服用。

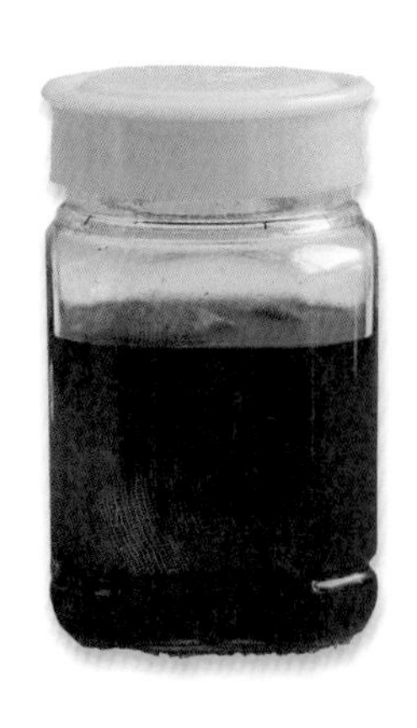

主治諸虛勞損、氣血兩虧

補血順氣酒

來源 《醫便》。

禁忌 不要用鐵、銅器為容器；飲酒期間忌食白蘿蔔、蔥白、韭白、薤白等。

症狀 諸虛勞損、氣血兩虧、鬚髮早白。

天門冬、麥門冬各 40 克，生、熟地黃各 80 克，人參、茯苓、枸杞各 20 克，砂仁、木香、沉香各 5 克，白酒 4,000 毫升。將上述藥材切成小片，用紗布袋裝，與白酒一起裝入帶蓋容器中，密封浸泡 7 天，用小火煎煮 1 小時，冷卻後服用。早、晚各 1 次，每次 30 ～ 50 毫升。

主治神經衰弱、記憶力減退

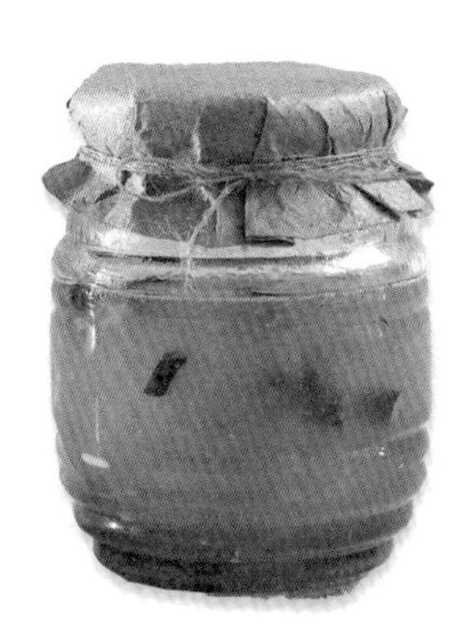

丹參酒

來源　《中藥製劑彙編》。
禁忌　飲酒期間忌食蔥、蒜等刺激性食物。
症狀　神經衰弱、記憶減退、失眠健忘、胸痛心悸、胸前憋悶。

丹參 300 克，米酒適量。將丹參切碎，置入乾淨帶蓋的容器中，倒入適量的米酒浸泡 15 天。濾出藥渣，壓榨出汁，將藥汁與藥酒合併，裝入瓶中備用。每日 3 次，每次 10 毫升，飯前溫熱服用。

改善勞倦過度、久病虛弱

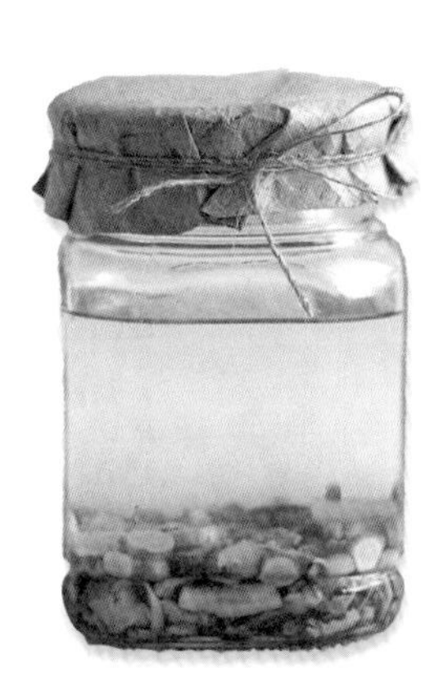

人參三七酒

來源　民間驗方。
禁忌　孕婦忌服。
症狀　勞倦過度、久病虛弱、失眠多夢、食欲缺乏、倦怠乏力。

人參 6 克，三七 18 克，當歸、黃芪各 60 克，白酒 1,000 毫升。將上面的藥材切碎，與白酒一起置入乾淨帶蓋的容器內，密封浸泡 15 天以上即成。早、晚各 1 次，每次 15 ～ 30 毫升。

改善倦怠乏力、心悸煩躁

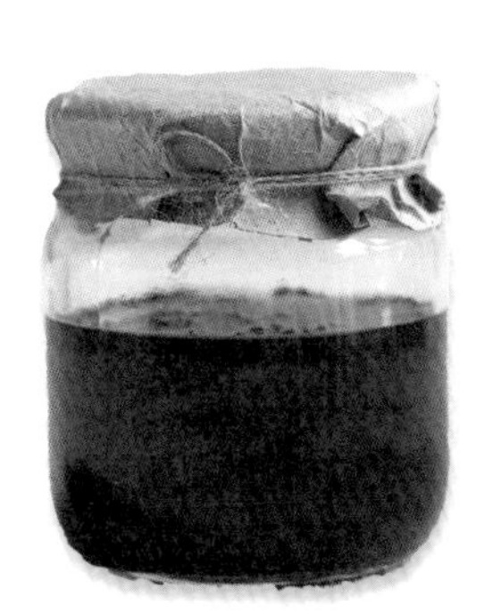

五味子酒

來源　《實用藥酒方》。
禁忌　外感發熱者忌服。
症狀　倦怠乏力、心悸煩躁、失眠健忘、頭暈目眩。

五味子 120 克，白酒 1,000 毫升。將五味子與白酒共置入乾淨帶蓋的容器中，密封瓶口，每天振搖 1 次，15 天後即可飲用。早、晚各 1 次，每次 10 毫升。

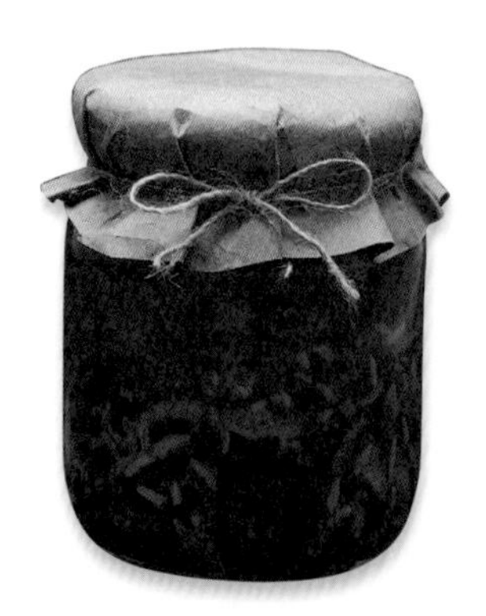

主治風濕痿痹、腰膝酸痛

五加皮酒

來源 《本草綱目》。

禁忌 陰虛火旺者不宜服用。

症狀 風濕痿痹、濕邪偏勝、下肢瘦弱、腳氣水腫、腰膝酸痛、骨節拘攣。

五加皮150克，當歸100克，地榆30克，川牛膝60克，酒麴200克，糯米5,500克。五加皮煎汁，和酒麴、糯米如常法釀成酒。再把當歸、川牛膝、地榆浸酒中煮數百沸，置密閉容器中浸泡15天，過濾去渣，裝瓶備用。每日3次，每次15～20毫升。

◆ 古籍記載 ◆

《神農本草經》將五加皮列為上品，歷代醫家認為其可以去風濕，壯筋骨，活血去瘀，可用於治風寒濕痹、腰膝酸軟、腰痛、陽痿、水腫、腳氣、跌打勞傷等病症，有強身健體功效。

《本草經解》記載松花「味甘益脾，氣溫能行……可釀酒者，清香芳烈，宜於酒也。」

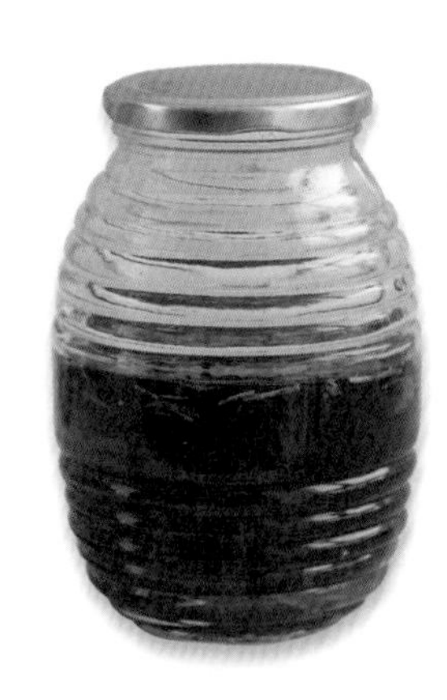

主治筋骨疼痛、肢體麻木

馮了性藥酒

來源 《上海市國藥業固有成方》。

禁忌 孕婦忌服。

症狀 跌打損傷、風濕痹痛、風邪偏重、關節屈伸不利、關節疼痛、肢體麻木。

丁公藤400克，麻黃根、桂枝、羌活、白芷、獨活、當歸、防風各50克，川芎40克，白酒6,000毫升。將藥物蒸透，與白酒共置入乾淨帶蓋的容器中，密封浸泡45天以上即成。浸泡期間，隔天振搖1次。每天2～3次，每次15毫升，亦可外用擦患處。

主治體虛感冒、身痛

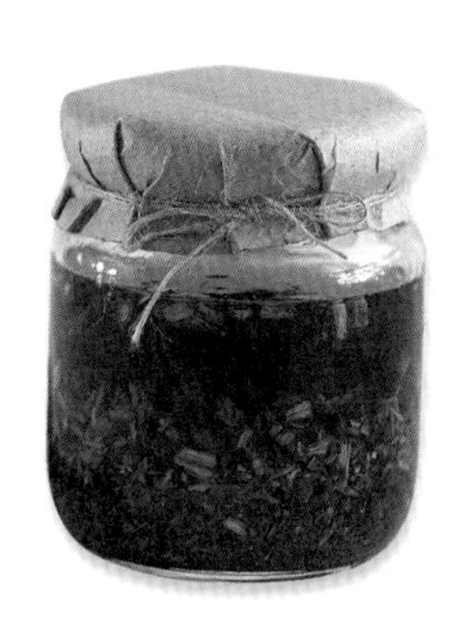

風豆羌活酒

來源　《太平聖惠方》。

禁忌　陰虧血虛、陰虛頭痛者慎用。

症狀　體虛感冒、身痛、排汗障礙。

羌活、防風各 40 克，黑豆 80 克，白酒 500 毫升。將上述藥材共研爲粗末，用酒浸，置火上燒沸即可，去渣，晾溫。早、晚各 1 次，每次 10 ～ 20 毫升。

改善風濕痺痛、筋骨疼痛

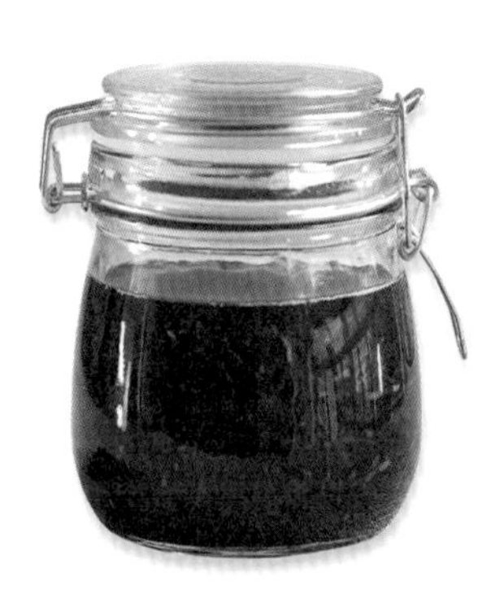

威靈仙酒

來源　《肘後備急方》。

禁忌　氣虛血弱者忌用。

症狀　風濕痺痛、筋骨疼痛、肌肉酸楚、關節疼痛、關節腫大、屈伸不利。

威靈仙 500 克，白酒 1,500 毫升。將威靈仙切碎，與白酒共置入乾淨帶蓋的容器中，密封，隔水加熱 30 分鐘，取出過濾後即成。每日服 1 ～ 2 次，每次 10 ～ 20 毫升。

改善體質虛弱、頭暈目眩

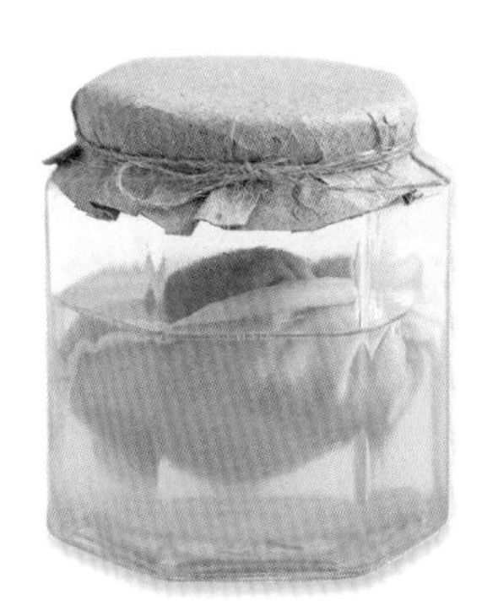

松花酒

來源　《雞鳴錄》。

禁忌　飲酒期間少吃辛辣或刺激性食物。

症狀　體質虛弱、頭昏目眩、中虛胃痛。

松花粉 100 克，陳酒 1,000 毫升。松花粉除去雜質，蒸熟，用絹包裹，與陳酒同置入乾淨帶蓋的容器中，密封浸泡 10 天即成。早、晚各 1 次，每次 20 毫升，溫服。

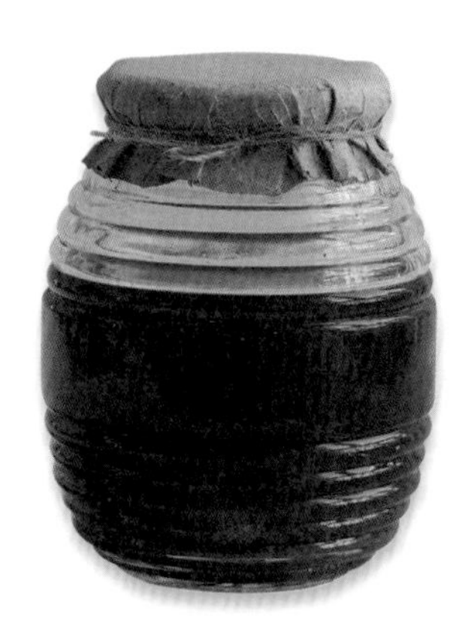

主治咳嗽日久不止

核桃參杏酒

來源　《藥酒彙編》。

禁忌　陰虛火旺者忌服。

症狀　咳嗽日久不止、體質虛弱、疲乏無力。

核桃肉 90 克，杏仁 60 克，人參 30 克，黃酒 1,500 毫升。將上述藥材搗碎，裝入布袋，置乾淨帶蓋的容器中，加黃酒，密封浸泡。每天振搖數下，21 天後過濾去渣即成。每天 2 次，每次 15 ～ 25 毫升。

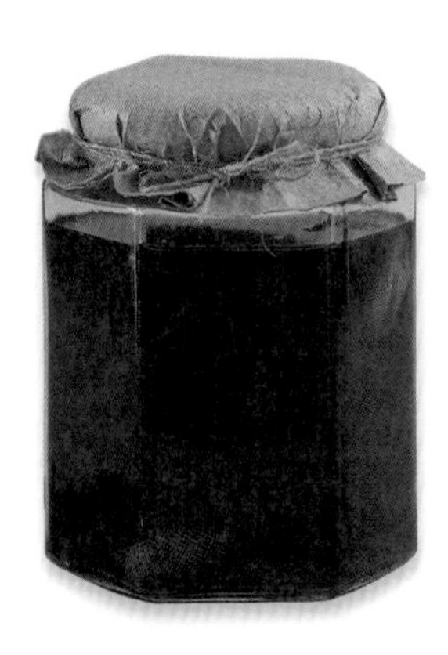

主治久病風濕、身體虛弱

牛膝大豆酒

來源　《聖濟總錄》。

禁忌　孕婦忌服。

症狀　久病風濕、腰膝酸痛、身體虛弱、腰肢乏力、鬚髮早白、面黯少華。

牛膝、黑豆、生地黃各 100 克，白酒 3,500 毫升。將牛膝用白酒浸後切片焙乾，黑豆炒熟，將 3 味藥一同蒸 30 分鐘，裝入白布紗袋，與白酒共置入乾淨帶蓋的容器中，密封浸泡 7 天後可服用。早、晚各 1 次，每次 20 ～ 30 毫升。

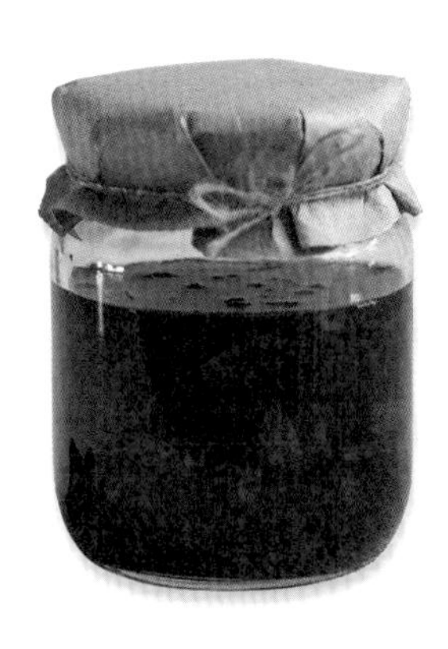

緩解齒根鬆動疼痛

齒痛酒

來源　《藥酒彙編》。

禁忌　陰虛血燥者慎服。

症狀　齒根鬆動疼痛、風寒濕痹、四肢酸痛、頭痛頭暈。

生地黃、獨活各80克，白酒500毫升。將上述中藥切碎，置入乾淨帶蓋的容器中，加白酒，密封浸泡7天後，過濾去渣即成。適量含飲，痛止即停用。

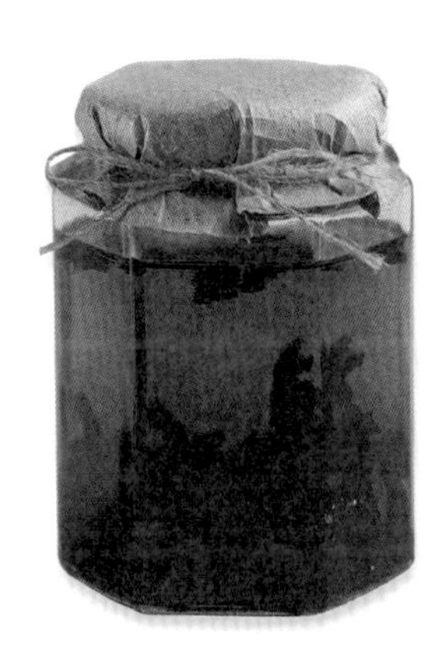

改善腰腿疼痛、關節疼痛

杜仲酒

來源　民間驗方。

禁忌　陰虛火旺者慎服。

症狀　腰腿疼痛、關節疼痛、筋骨痿軟。

杜仲50克，白酒或米酒500毫升。將杜仲切碎，放入酒中浸泡，封蓋，浸泡10天後可開封飲用。每天2～3次，每次10～20毫升。

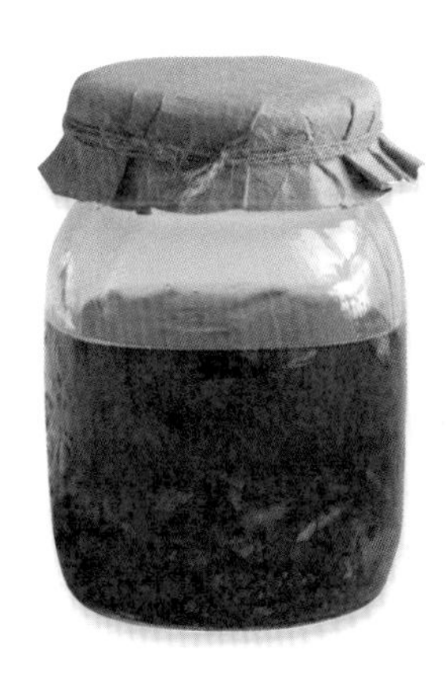

改善身痛

薑黃木瓜酒

來源　《藥物與方劑》。

禁忌　服用藥酒時不宜同食海鮮、人參。

症狀　肌肉風濕攣痛、血滯經絡不通、半身疼痛。

木瓜160克，薑黃、羌活各80克，白酒1,000毫升。將上述藥物切碎，與白酒一同置入乾淨帶蓋的容器中，密封浸泡10天即成。早、中、晚各1次，每次10毫升。

防衰抗老

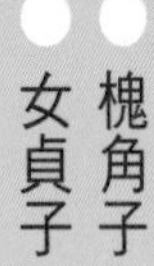

槐角子
女貞子

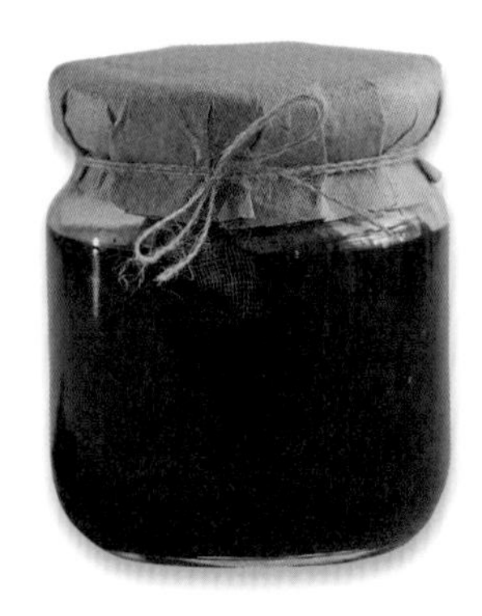

主治面容枯槁、聽力衰退

烏髮益壽酒

來源 經驗方。

禁忌 陽虛畏寒者慎服。

症狀 聽力衰退、面容枯槁、鬚髮早白、肝腎不足、頭暈目眩、腰膝酸軟。

女貞子 80 克，旱蓮草、黑桑葚各 60 克，黃酒 1,500 毫升。將女貞子、旱蓮草加工細碎，黑桑葚洗淨搗爛，用白布紗袋盛裝，同黃酒共置入乾淨帶蓋的容器，加蓋密封，置陰涼處，每天搖動數下，15 天後即可飲用。早、晚各 1 次，每次 20 ～ 30 毫升。

古籍記載

槐角子在《本草逢原》中記載「其角中核子，專主明目。久服鬚髮不白，益腎之功可知。」

《本草經疏》記載女貞子「氣味俱陰，正入腎除熱補精之要品，腎得補，則五臟自安，精神自足，百病去而身肥健矣。」

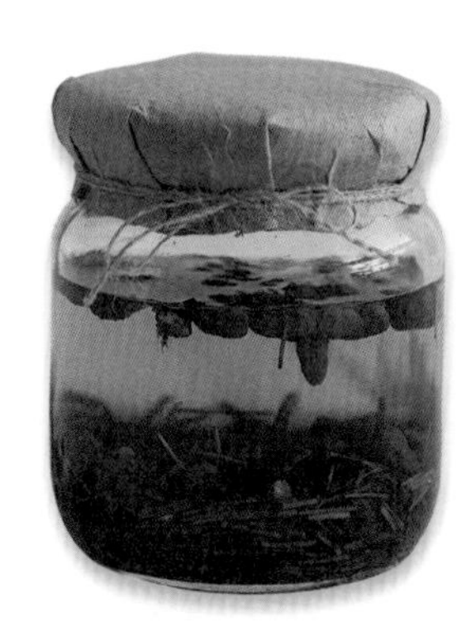

主治鬚髮早白、身體羸弱

延壽酒

來源 《中藏經》。

禁忌 陰虛內寒，症見怕寒肢冷、下利、水腫、脈微沉者等忌服。

症狀 鬚髮早白、身體羸弱、頭昏目眩、腰膝酸軟、精神萎靡。

黃精、蒼朮各 80 克，天門冬 60 克，松葉、枸杞各 100 克，白酒 3,000 毫升。將黃精、天門冬、蒼朮切成 1 公分大小的藥片，松葉切成米粒長，與枸杞、白酒共置入乾淨帶蓋的容器內，密封浸泡 15 天後可濾去渣服用。早、晚各 1 次，每次 20 毫升。

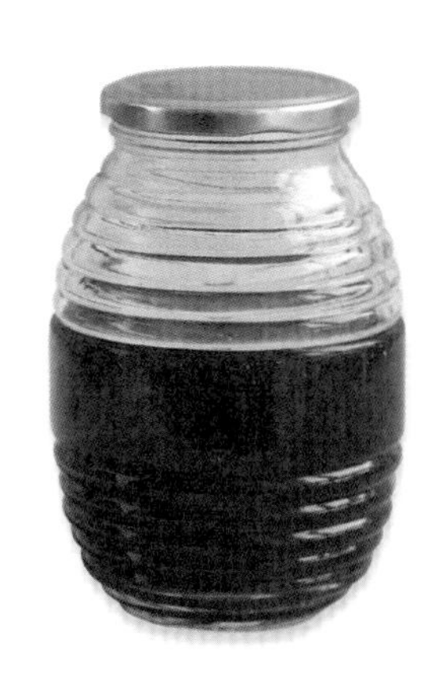

改善中老年精血不足

一醉不老酒

來源　《醫鑒》。

禁忌　腎陽虛者，症見畏寒肢冷、五更瀉泄、小便清長、時有水腫者慎服。

症狀　鬚髮早白、中老年精血不足、精神萎靡、頭暈耳鳴、腰膝酸軟。

蓮花蕊、生地黃、槐角子、五加皮各60克，沒食子6顆，白酒3,000毫升。將上述藥材搗碎裝入紗布袋，與白酒共置入乾淨帶蓋的容器內，密封，春冬季浸泡30天，秋季20天，夏季10天。根據個人酒量，隨意飲用。

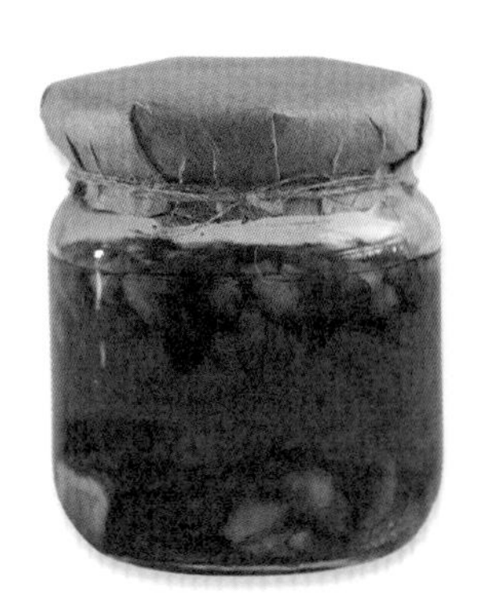

改善面色晦暗、消除黑斑

桃花白芷酒

來源　《浙江中醫雜誌》。

禁忌　大便不實者忌服。

症狀　面色晦暗、有黑斑或因妊娠產後面黯。

鮮桃花250克（或者乾桃花25克），白芷30克，白酒1,000毫升。農曆三月三日或清明前後，採集東南方向枝條上花苞初放的桃花，與白芷同浸於酒中（使用乾桃花，方式相同）。容器密封，30天後即可飲用。早、晚各1次，每次15～30毫升。

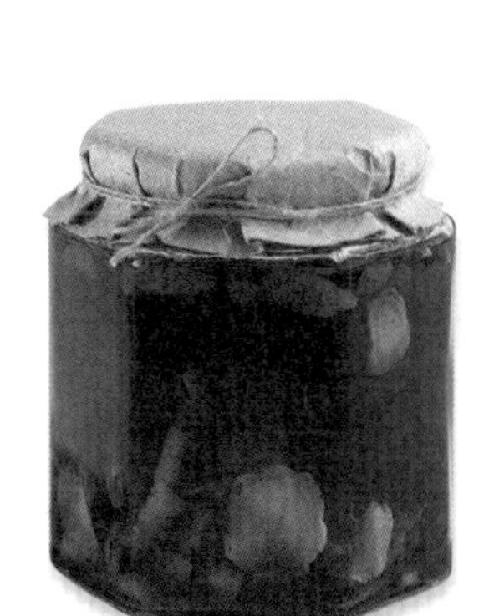

改善容顏憔悴、皮膚毛髮乾燥

美容酒

來源　《醫藥報》。

禁忌　忌鐵器，不宜與豬肉、羊肉、白蘿蔔、蔥、蒜一起食用。

症狀　鬚髮枯槁、容顏憔悴、面色無華、皮膚毛髮乾燥、身體羸弱。

人參、當歸、玉竹、黃精、製首烏、枸杞各30克，黃酒1,500毫升。將上述藥材切成小片與黃酒一起置入乾淨帶蓋的容器內，密封浸泡7天即成。早、晚各1次，每次20毫升。

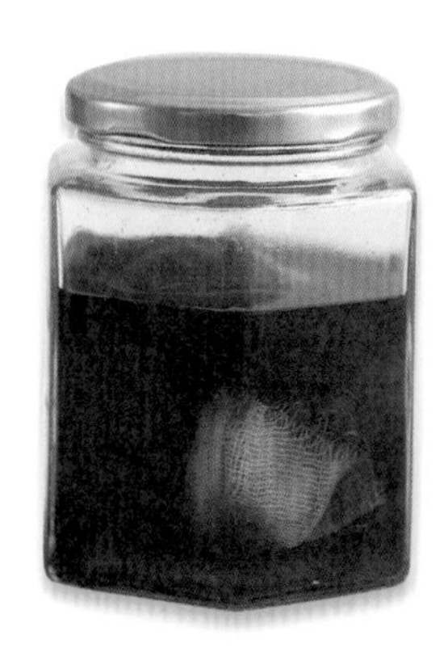

改善虛勞咳嗽、容顏憔悴

熙春酒

來源　《隨息居飲食譜》。

禁忌　感冒及實熱證者忌服。

症狀　容顏憔悴、身體羸弱、皮膚毛髮乾燥、虛勞咳嗽、便祕。

枸杞、女貞子、龍眼肉、淫羊藿各 25 克，生地黃、綠豆各 20 克，豬板油 85 克，白酒 2,000 毫升。將生地黃切塊，綠豆搗碎，與諸藥裝入紗布袋內，紮緊袋口，同白酒共置入乾淨帶蓋的容器中；豬板油入鍋煉過，趁熱倒入酒中攪勻，密封浸泡。30 天後即可飲用。早、晚各 1 次，每次 15 ～ 30 毫升。

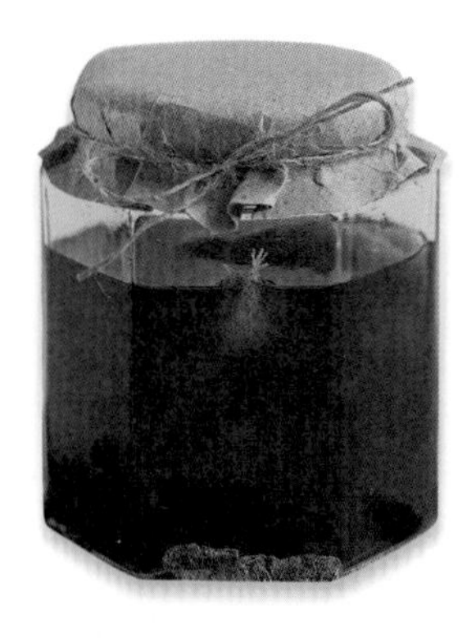

預防皮膚老化

生地黃枸杞酒

來源　民間驗方。

禁忌　感冒發熱時及身體有炎症、腹瀉者忌服。

症狀　皮膚老化、腎氣不足、腎精不固。

枸杞、生地黃各 300 克，大麻子 500 克，白酒 5,000 毫升。大麻子炒熟，攤開晾涼；生地黃切片，與枸杞混勻。將所有藥品放入白布紗袋中，紮緊口，置乾淨帶蓋的容器中，加白酒，密封，浸泡 7 ～ 14 天後即可飲用。可代替茶飲，根據個人酒量，任意飲之。

改善肝腎陰虛、體質虛弱

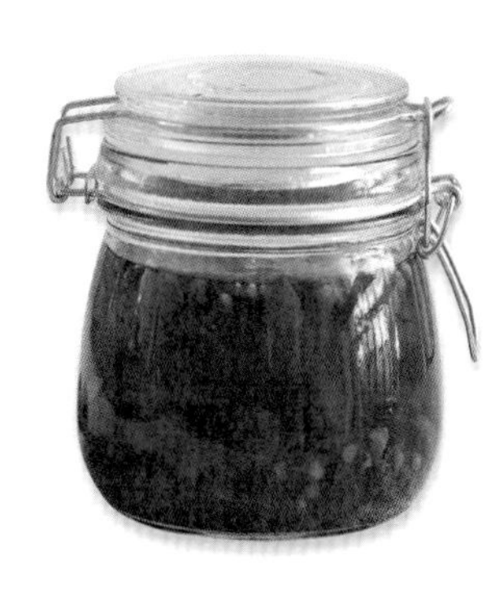

歸圓杞菊酒

來源　《惠直堂經驗方》。

禁忌　內有痰火及濕滯停飲者忌服。

症狀　肝腎陰虛、體質虛弱、精血虧虛。

當歸、菊花各 30 克，龍眼肉 240 克，枸杞 120 克，白酒 3,500 毫升。將上述藥材與白酒一起置入乾淨帶蓋的容器內，密封，不時振搖，30 天後即成。可根據個人酒量飲用。

改善面黃肌瘦、中氣不足

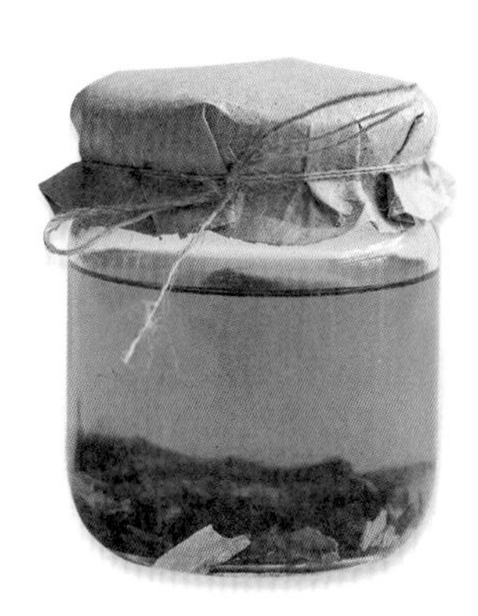

參桂酒

來源　《藥酒彙編》。

禁忌　陰虛火旺者忌服。

症狀　面黃肌瘦、中氣不足、精神萎靡、食欲缺乏。

人參、肉桂各 15 克，白酒 1,000 毫升。將人參、肉桂洗淨切碎，放置於乾淨帶蓋的容器中，加白酒，密封，浸泡 7 天後即可取用。早、晚各 1 次，每次 20 ～ 30 毫升。

改善皮膚乾燥、粗糙及皺紋

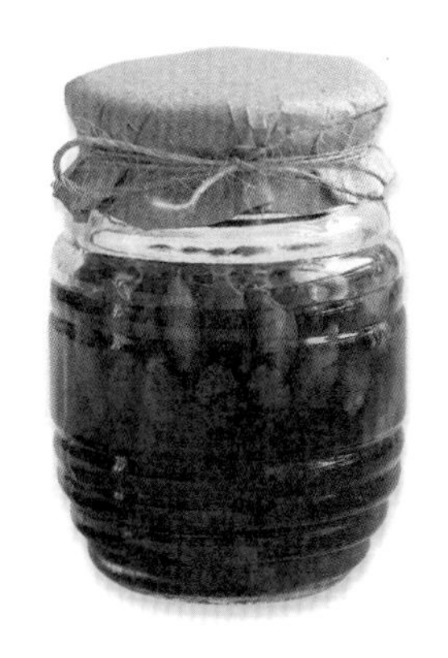

桃花酒

來源　民間驗方。

禁忌　孕婦忌服。

症狀　皮膚乾燥、粗糙，血液循環不暢。

桃花 250 克，桃花蜂蜜 30 克，白酒 1,000 毫升。將桃花和桃花蜂蜜放入乾淨帶蓋的容器中，加白酒，密封，浸泡 30 天後過濾去渣即成。每日 2 次，每次 10 ～ 20 毫升。

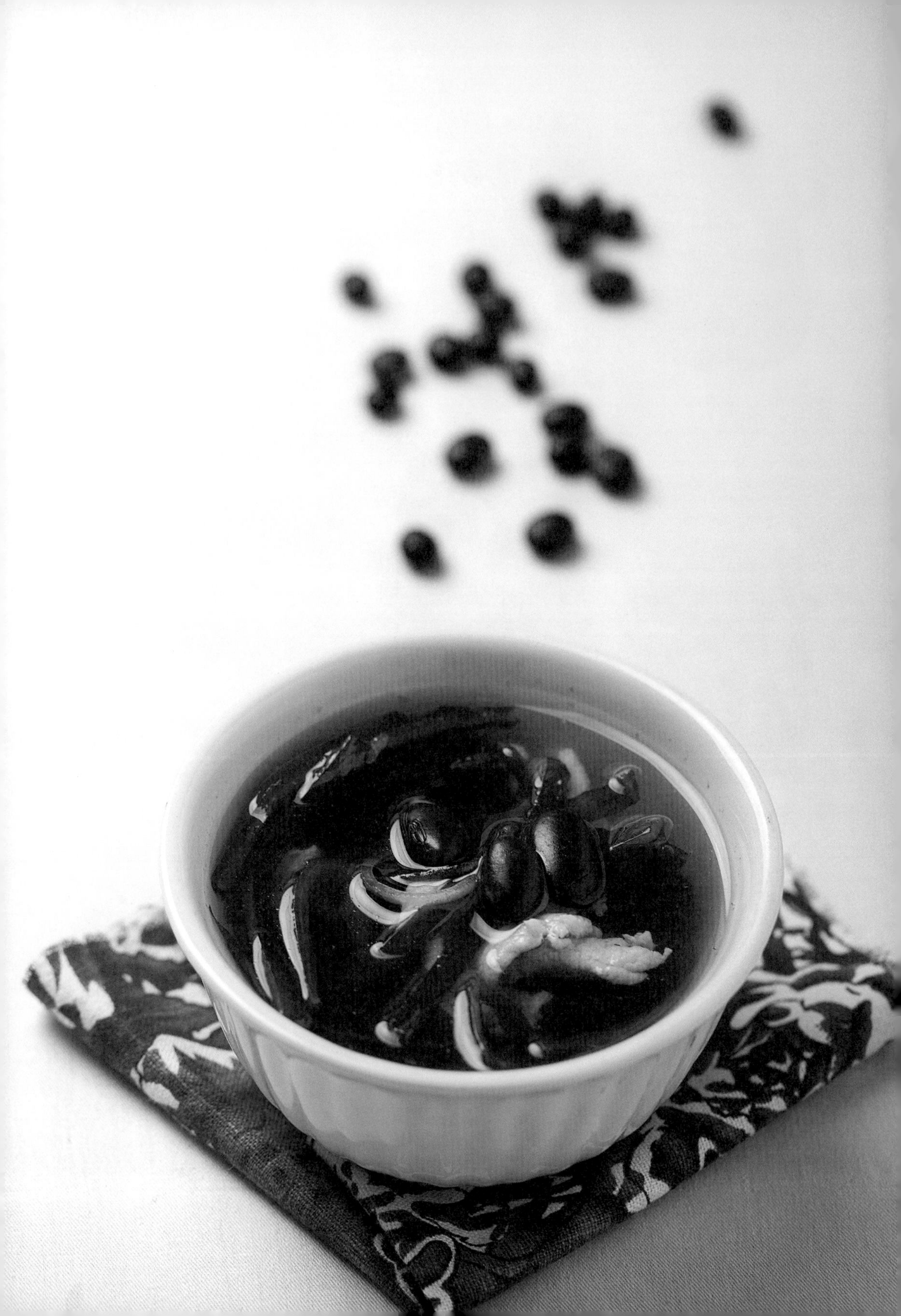

第六章

養腎，
全家一起來

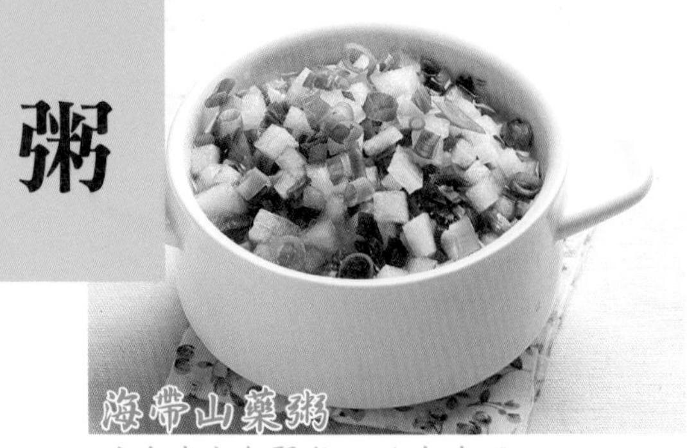

海帶山藥粥

適合中老年腎氣不足者食用

材料 海帶 200 克，山藥、白米各 100 克，蜂王漿、蔥花各適量。

做法 山藥去皮洗淨切丁；海帶洗淨入鍋煮至熟爛，撈出切丁。白米煮粥快要熟時，加入山藥丁、海帶丁，稍微煮沸，離火後放至微涼，調入蜂王漿、蔥花即成。

功效 用於改善腎氣不足或腎精不足引起的虛勞、喘咳、尿頻等。

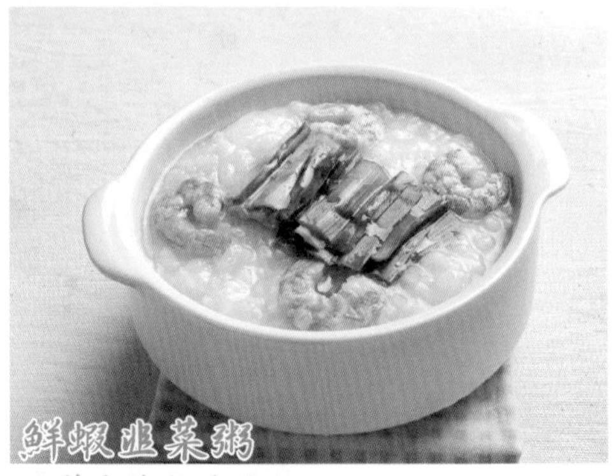

鮮蝦韭菜粥

改善產後乳汁缺乏

材料 海蝦 50 克，韭菜 100 克，糯米、鹽各適量。

做法 海蝦取蝦仁；糯米淘淨；韭菜洗淨切段。將海蝦與糯米一同放入砂鍋內，加適量水煮粥，待粥熟時加韭菜段，煮沸後，加鹽調味即成。

功效 用於緩解腎氣虛弱、腎陽不足引起的腰膝酸軟、產後缺乳以及男性不育。

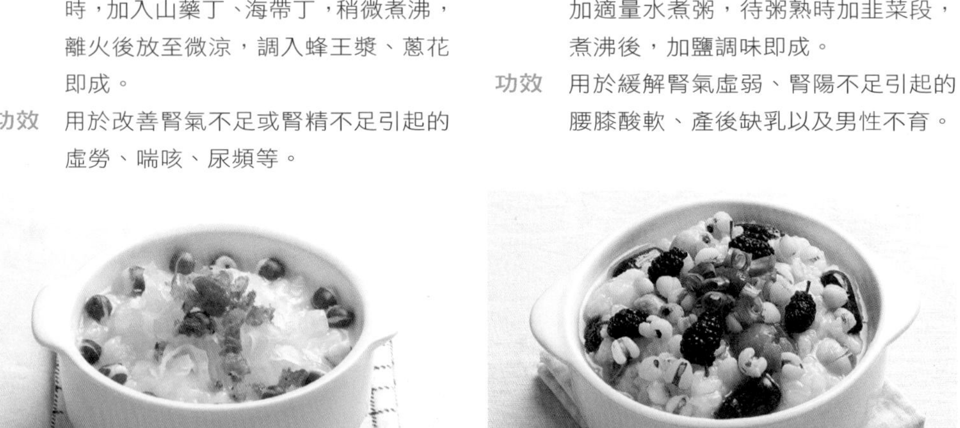

芡實銀耳粥

更年期症候群患者尤為適宜

材料 芡實粉 50 克，銀耳 10 克，白米、糖、葡萄乾、枸杞各適量。

做法 銀耳用水泡 2 小時去蒂，撕小朵；白米淘淨。鍋中加入適量水，放入白米、芡實粉和銀耳，大火煮沸，改小火煮 20 分鐘，撒上枸杞、葡萄乾和糖即成。

功效 尤其適宜久咳、神經衰弱、更年期症候群患者，可緩解大腦疲勞，增強記憶力。

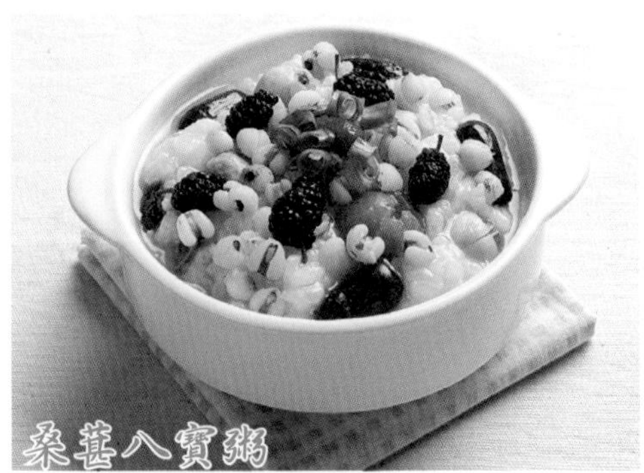

桑葚八寶粥

補充大腦營養，增強記憶力

材料 白扁豆、薏仁、蓮子肉、紅棗、桂圓肉、桑葚、核桃各 15 克，糯米 50 克，糖、蔥花、枸杞各適量。

做法 前 6 種食材洗淨後溫水浸泡；核桃搗碎；糯米淘淨；枸杞洗淨。將所有食材一起入鍋，加 1,500 毫升水，用大火煮沸後轉用小火熬成粥，加糖，撒上蔥花即成。

功效 神經衰弱、未老先衰者，可經常食用，可增強記憶力，延緩大腦老化。

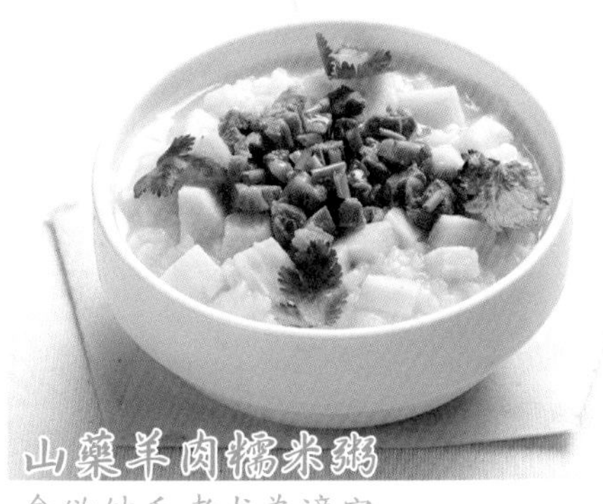

山藥羊肉糯米粥

食欲缺乏者尤為適宜

材料 山藥 500 克，羊肉 250 克，糯米 100 克，鹽、蔥花、香菜各適量。

做法 羊肉洗淨切丁；山藥洗淨去皮切小塊。羊肉、山藥一同加水煮爛，加淘淨的糯米，再加適量水，一同煮粥，加鹽調味，撒上香菜、蔥花即成。

功效 家中有食欲缺乏、畏寒肢冷、經行泄瀉者可經常食用。

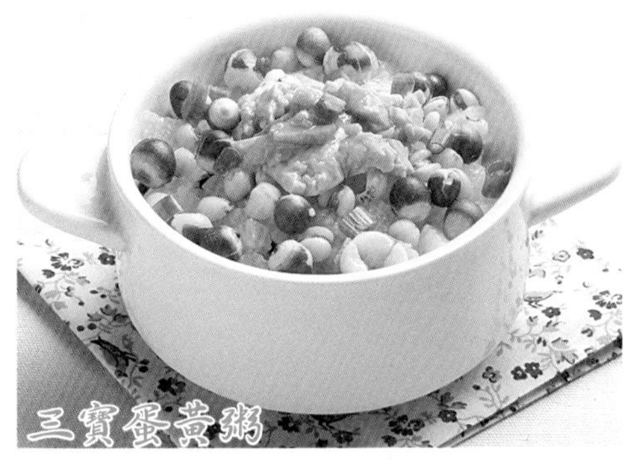

三寶蛋黃粥

上班族、腦力勞動者可常食

材料 山藥、芡實各 15 克，薏仁、糯米各 30 克，熟雞蛋黃 1 顆，蜂花粉、蔥花各適量。

做法 山藥、芡實、薏仁共研成末，與淘淨的糯米一同入鍋內，加適量水，用大火煮沸，改用小火熬煮成粥，加熟雞蛋黃和蜂花粉，撒上蔥花攪勻即成。

功效 適合上班族和從事腦力勞動者，可用於緩解大腦疲勞，治療心腎兩虧。

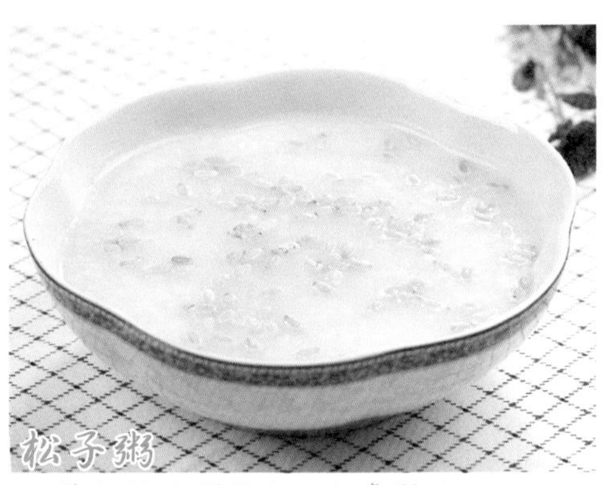

松子粥

改善女性毛髮乾枯、皮膚鬆弛

材料 松子 50 克，白米 100 克。

做法 將淘淨的白米入鍋內，加 1,000 毫升水，大火煮沸後改小火熬煮成稀粥，加松子，稍煮即成。

功效 家中有習慣性便祕、乾咳少痰者，可經常食用，可用於改善皮膚及毛髮乾枯無彈性、面部皺紋增多，幫助防治肥胖、高脂血症、高血壓、冠狀動脈疾病。

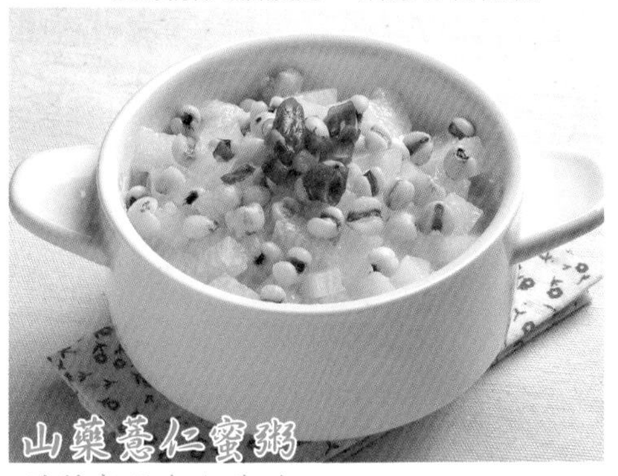

山藥薏仁蜜粥

體質虛弱者尤為適宜

材料 山藥 100 克，薏仁 30 克，麥門冬 10 克，蜂蜜 100 毫升，蔥花、枸杞等各適量。

做法 山藥洗淨去皮切塊；麥門冬洗淨；薏仁淘洗乾淨。山藥、麥門冬、枸杞與淘淨的薏仁同入鍋中，煮成稠粥，離火放涼，調入蜂蜜，撒上蔥花即成。

功效 治療腎氣虧虛引起的陽痿、水腫、腳氣，對糖尿病、肝腎陰血虧虛所致的目昏不明、視力減退等也有一定的食療效果。

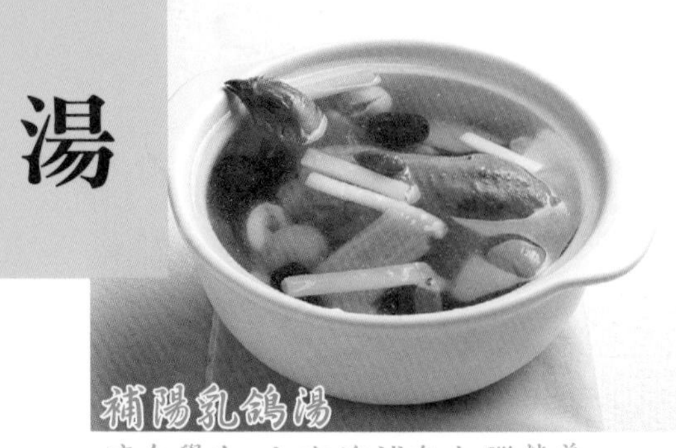

補陽乳鴿湯

適合學生、上班族補充大腦營養

材料 乳鴿 1 隻，肉蓯蓉 12 克，紅棗 5 顆，枸杞、薑片、蔥段、香油、鹽各適量。

做法 乳鴿處理乾淨，放入砂鍋內，加肉蓯蓉、紅棗、枸杞、薑片、蔥段，小火燉約 3 小時，加香油、鹽調味即成。

功效 尤其適合學生、上班族等腦力勞動者，可補充大腦營養，增強記憶力，減緩大腦老化，增加腦活力及敏感性，提高工作和學習效率。

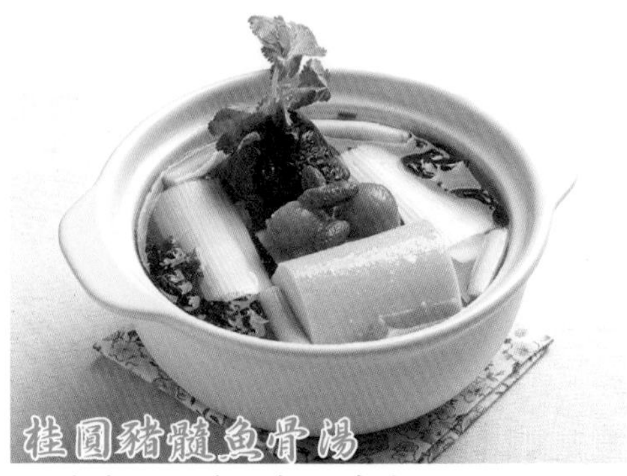

桂圓豬髓魚骨湯

腦力衰退、體弱者尤其適宜

材料 桂圓肉 10 克，豬脊髓 100 克，魚頭 1 個，枸杞、蔥段、薑片、蒜片、料酒、醋、鹽、紫蘇葉各適量。

做法 豬脊髓、魚頭洗淨，加水煮沸，下桂圓肉至醋所有材料，小火燉至熟爛，加鹽、紫蘇葉再煮沸。

功效 學生、上班族、失眠者可經常食用，對於腦力衰退、體弱者有補腎益智、安神補血的功效。

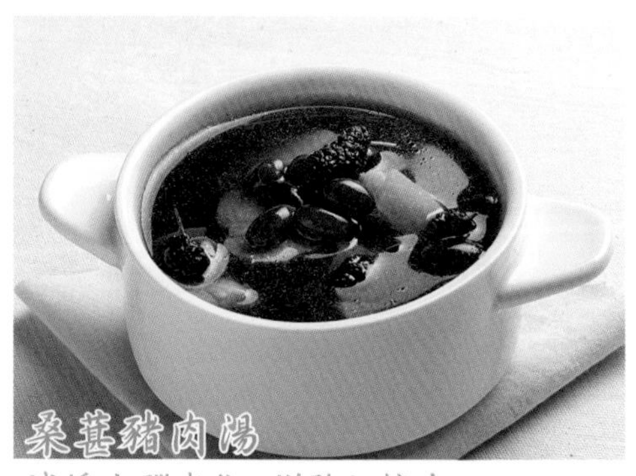

桑葚豬肉湯

減緩大腦老化、增強記憶力

材料 豬肉 100 克，桑葚、雞血藤各 30 克，黑豆 60 克，香油、鹽各適量。

做法 桑葚、雞血藤、黑豆分別洗淨；將豬肉洗淨後切塊。將食材同放入砂鍋，加水，用大火煮開後改小火燉煮，待水量減少 1/3 時，撈去雞血藤，加香油、鹽調味，稍煮即成。

功效 貧血、虛勞咳嗽和虛煩失眠者，可經常食用，服用後可減緩大腦老化、增強記憶力。

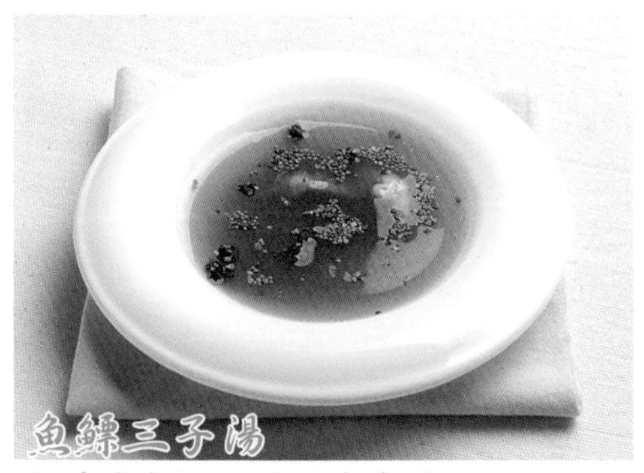

魚鰾三子湯

尤其適合性欲減退者食用

材料 魚鰾 15 克，沙苑子 10 克，菟絲子 12 克，五味子 9 克，鹽、黑芝麻粉各適量。

做法 魚鰾洗淨，與沙苑子、菟絲子、五味子一起放入砂鍋內，加適量水，用大火煮沸，改小火煨煮 1 小時，加鹽、黑芝麻粉調勻即成。

功效 性欲減退、勃起功能障礙者可經常食用，可溫腎壯陽、增強性功能。

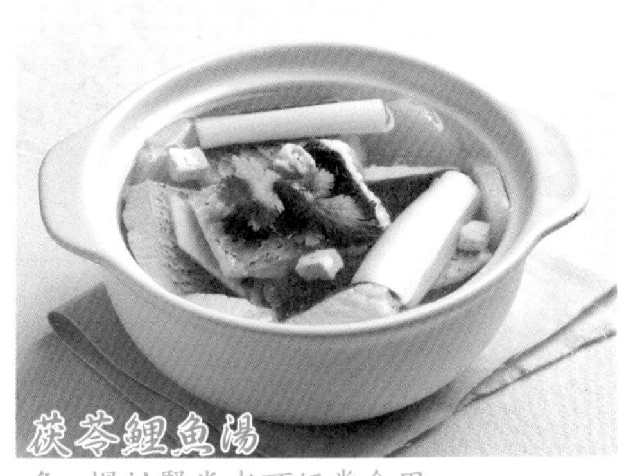

茯苓鯉魚湯

急、慢性腎炎者可經常食用

材料 鯉魚 1 條，茯苓片 10 克，山藥片、蔥段、薑片、鹽各適量。

做法 鯉魚去鱗、鰓及內臟，將茯苓片納入魚腹中，用細線紮起，放入砂鍋中，加適量水，再放入山藥片、蔥段、薑片、鹽，大火煮沸後，改小火煨煮至鯉魚熟爛即成。

功效 腎炎及腎病症候群患者可經常食用，對伴有水腫、少尿患者尤為適宜。

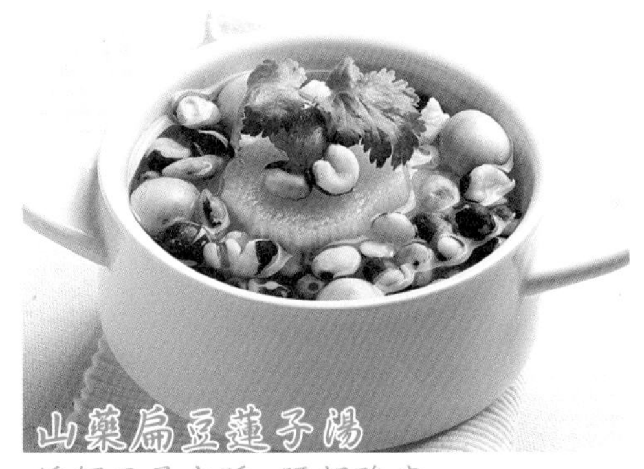

山藥扁豆蓮子湯

緩解兩足水腫、腰部酸痛

材料 山藥 250 克，白扁豆、蓮子各 15 克，芡實 30 克，冰糖 20 克。

做法 山藥洗淨，去皮切片；白扁豆、芡實、蓮子分別洗淨後，放入砂鍋，加足量水，大火煮沸。加山藥片，煮至白扁豆、芡實、蓮子熟爛，加冰糖即成。

功效 脾腎陽虛型腎病症候群患者可經常食用，適用緩解兩足水腫、腰部酸痛、四肢不溫、精神不振、食欲不佳等。

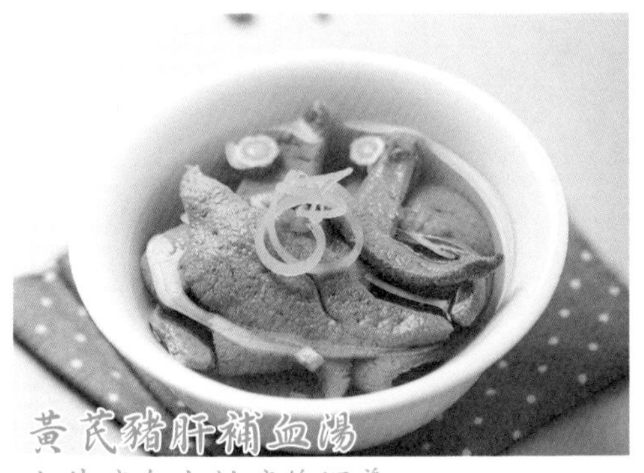

黃芪豬肝補血湯

尤其適合女性產後調養

材料 豬肝 300 克，黃芪 15 克，鹽適量。

做法 豬肝洗淨切片；黃芪切片，裝入紗布袋。將豬肝和黃芪放入鍋內，加適量水，小火煨湯，熟後去黃芪，加鹽調味即成。

功效 家中有頭暈目眩、氣虛血少者可經常食用。此湯具有益氣補脾、養血養腎的功效，尤其適用於女性產後調養。

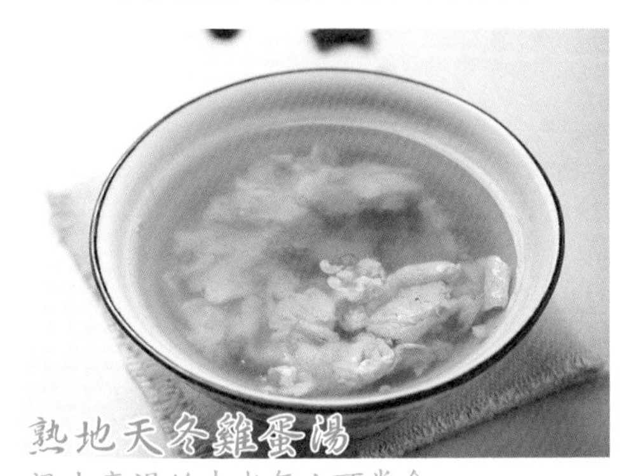

熟地天冬雞蛋湯

視力衰退的中老年人可常食

材料 熟地黃、天門冬、枳殼各 12 克，菊花 10 克，雞蛋 2 顆。

做法 熟地黃、天門冬、枳殼和菊花分別洗淨，同放入鍋中，加適量水，煎煮取汁。雞蛋打散成蛋液，淋入煎煮汁液中即成。

功效 家中有視力衰退的中老年人可經常食用，此湯養血滋腎、清肝明目，適用於肝腎不足引起的視力減退。

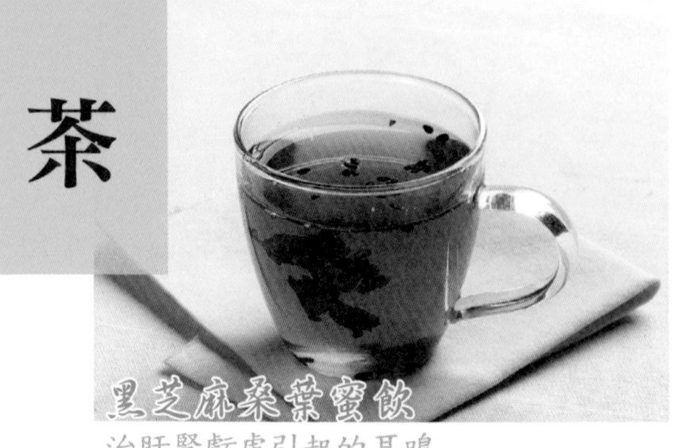

黑芝麻桑葉蜜飲

治肝腎虧虛引起的耳鳴

材料 桑葉、黑芝麻各等份，蜂蜜適量。

做法 將桑葉、黑芝麻研末，攪拌均勻，每次取 9 克藥末用沸水沖泡，調入蜂蜜即成。

功效 黑芝麻桑葉蜜飲具有滋補肝腎、烏鬚黑髮的功效，常飲可治肝腎虧虛引起的耳鳴、眩暈健忘、頭髮早白。

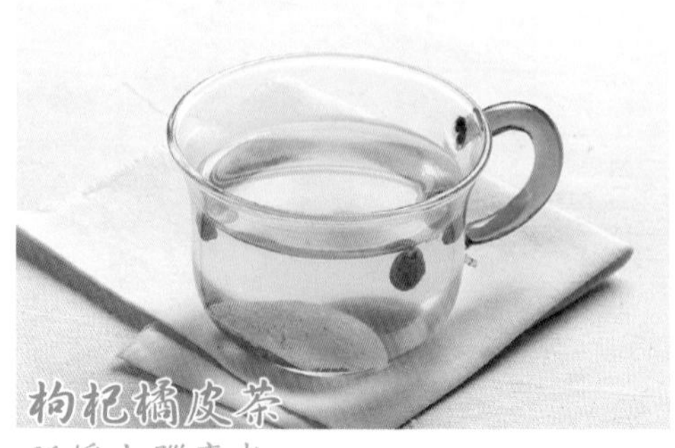

枸杞橘皮茶

延緩大腦衰老

材料 枸杞 15 克，橘皮 5 克。

做法 將枸杞、橘皮分別洗淨後放入杯中，用沸水沖泡，加蓋悶 10 分鐘即成。

功效 具有補益肝腎、潤腸通便的功效，常飲可治療眩暈，增強智力，提高記憶力和大腦的功能活性，降低腦血管意外機率，延緩大腦衰老。

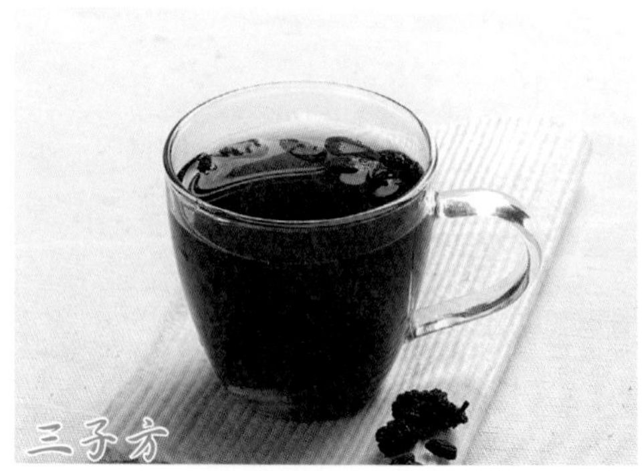

三子方

改善肝腎陰虛引起的性欲冷淡

材料 桑葚、枸杞、女貞子各 10 克，蜂蜜 50 毫升。

做法 將桑葚、枸杞、女貞子分別洗淨，一起放入鍋中，加適量的水，煎煮 30 分鐘後，去渣取汁，待涼後調入蜂蜜即成。

功效 三子方具有補益肝腎、促進性欲的功效，適用於改善肝腎陰虛引起的性欲冷淡。

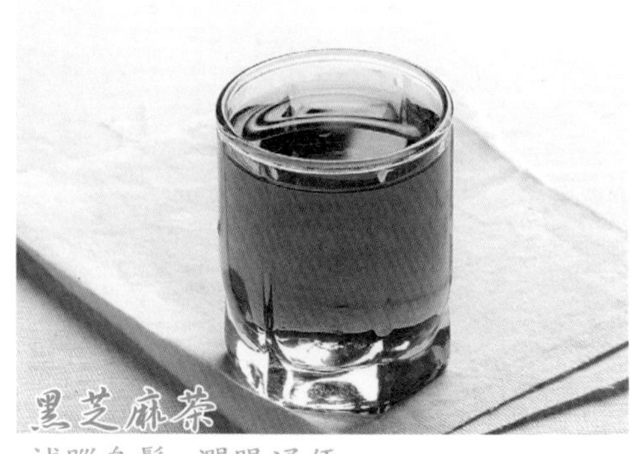

黑芝麻茶

補腦烏髮、潤腸通便

材料 黑芝麻 15 克。

做法 將黑芝麻洗淨，放入砂鍋中，加水煎湯，去渣取汁即成。

功效 具有補腦烏髮、潤腸通便的功效，對動脈粥樣硬化、大便乾結者尤為適宜，常飲可補益肝腎，補充大腦營養，增強記憶力，對抗大腦老化。

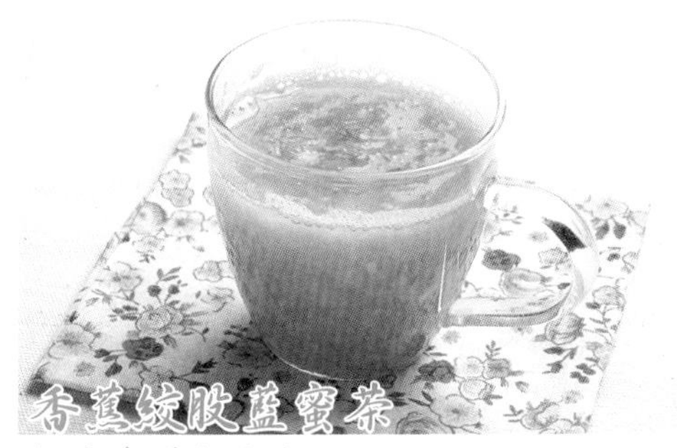

香蕉絞股藍蜜茶

提高身體免疫力

材料　絞股藍15克，香蕉1根，蜂蜜20毫升。

做法　將絞股藍洗淨晒乾切碎，放入杯中，用沸水沖泡2次，每次加蓋悶15分鐘，合併2次絞股藍沖泡液備用。將香蕉去皮後搗爛如稀泥狀，倒入絞股藍沖泡液中，調入蜂蜜，充分攪勻即成。

功效　具有益氣補腎和健脾的功效，適用於腎氣虧虛引起的體質虛弱、感冒發熱、精神萎靡不振等病症。

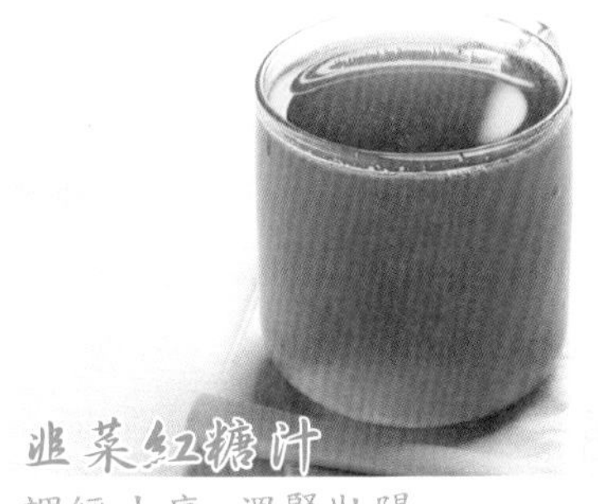

韭菜紅糖汁

調經止痛、溫腎壯陽

材料　韭菜250克，紅糖50克。

做法　將韭菜洗淨切段，放入榨汁機內，加適量涼開水壓榨出汁並倒入杯內，加紅糖，稍加熱即成。

功效　韭菜紅糖汁具有溫腎壯陽、增強性功能的功效，常飲可治療勃起功能障礙、性欲減退，調經止痛尤其適宜。

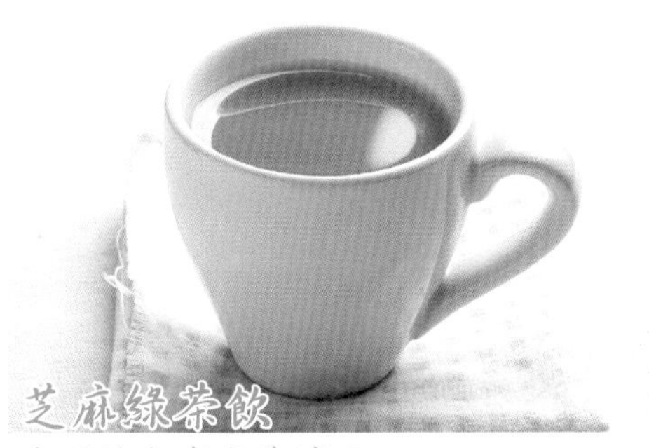

芝麻綠茶飲

失眠健忘者尤為適宜

材料　芝麻糊15克，綠茶5克。

做法　將綠茶裝入綿紙袋中，封口掛線備用。把芝麻糊裝入杯中，放入綠茶袋，用沸水沖泡，再加蓋悶10分鐘即成。

功效　具有健腦益智、烏髮潤腸的功效，對失眠健忘有良好的調節作用，常飲可增強腦細胞活力，防治記憶力減退。

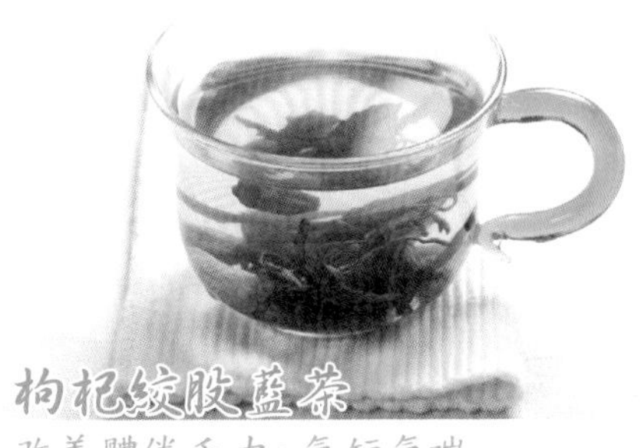

枸杞絞股藍茶

改善體倦乏力、氣短氣喘

材料　絞股藍、枸杞各15克。

做法　將絞股藍、枸杞分別揀雜後洗淨，晒乾，放入茶杯中，用沸水沖泡，加蓋悶15分鐘即可飲用。

功效　具有滋補肝腎、增強免疫力的功效，適用於改善體倦乏力、氣短氣喘、心慌胸悶、失眠健忘等症狀。

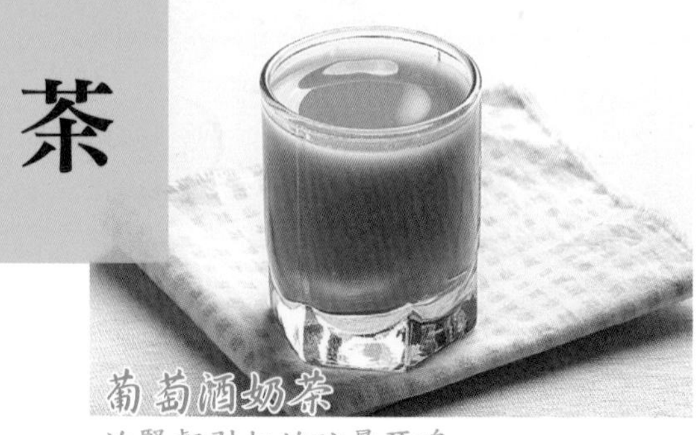

葡萄酒奶茶

治腎虧引起的眩暈耳鳴

材料 鮮牛奶 250 毫升，葡萄酒 15 毫升，蜂蜜 20 毫升。

做法 將鮮牛奶放入鍋內，小火煮沸，兑入蜂蜜，攪拌均勻，調入葡萄酒，混合即成。

功效 具有滋陰潤膚、延緩衰老的功效，常飲可治療腎虧引起的眩暈耳鳴、皮膚乾燥、記憶力減退等病症。

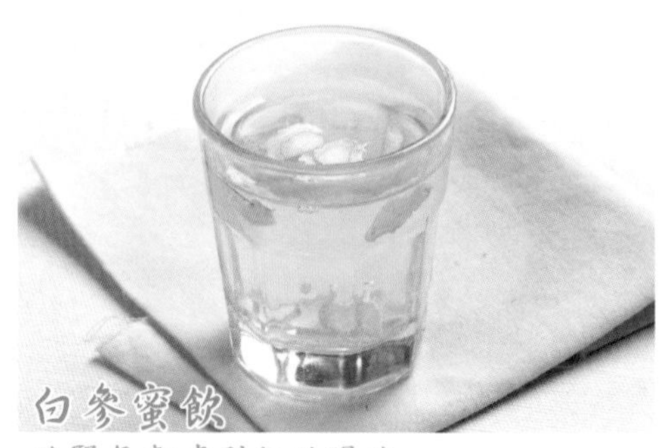

白參蜜飲

治腎氣虧虛引起的陽痿

材料 白參 6 克，蜂蜜 30 毫升。

做法 將白參放入砂鍋中，加適量水，用小火煎煮半小時，得煎液 200 ～ 300 毫升，待涼時調入蜂蜜即成。

功效 具有益氣補腎、健腦明目的功效，常飲可治療腎氣虧虛所引起的陽痿、精神萎靡不振、體質虛弱、感冒發熱等病症。

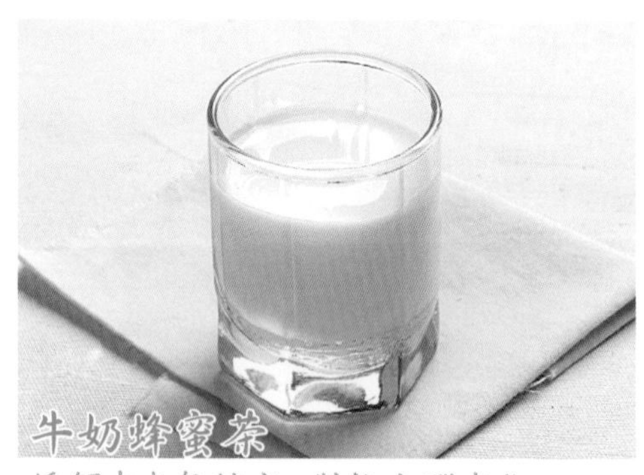

牛奶蜂蜜茶

緩解中老年健忘，對抗大腦老化

材料 牛奶、蜂蜜各 100 毫升。

做法 先將牛奶煮沸，待晾溫後再調入蜂蜜即成。

功效 牛奶蜂蜜茶具有補腦烏髮、潤腸通便的功效，對動脈粥樣硬化、大便乾結者尤為適宜，常飲用可補益肝腎，補充大腦營養，增強記憶力，對抗大腦老化。

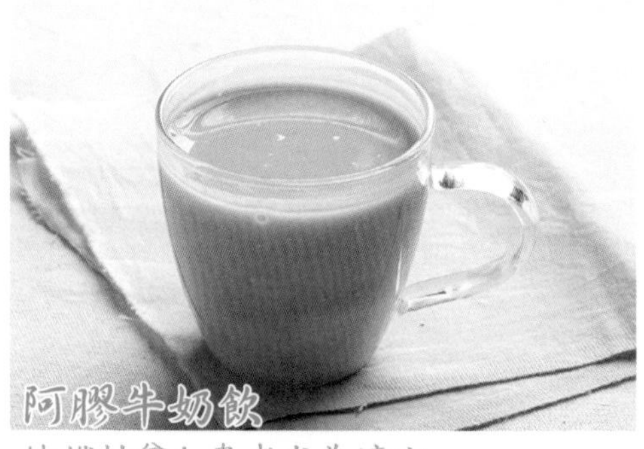

阿膠牛奶飲

缺鐵性貧血患者尤為適宜

材料 阿膠 15 克，牛奶 250 毫升。

做法 將阿膠打碎後放入鍋內，加適量水，用小火烊化，兑入煮沸的牛奶即成。

功效 具有健腦養血、滋陰補鈣的功效，對缺鐵性貧血、白細胞減少、骨質疏鬆症者尤為適宜，常飲可增強記憶力，延緩大腦老化，防治大腦反應遲鈍。

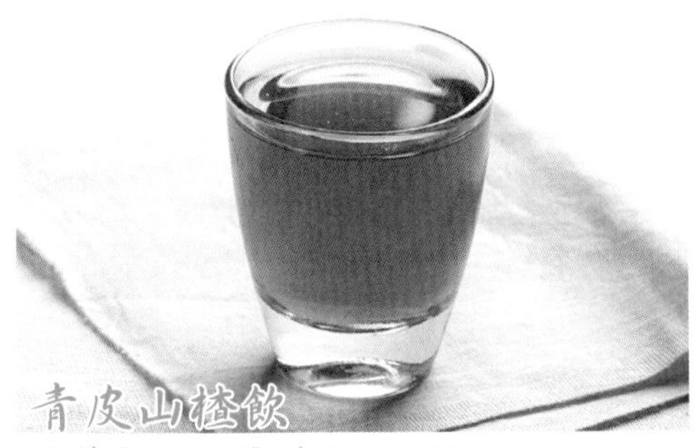

青皮山楂飲

改善氣血瘀滯型月經不調

材料 青皮 10 克，生山楂、紅糖各 30 克。

做法 將青皮、生山楂分別洗淨，切碎後同放入砂鍋，加適量水，濃煎 40 分鐘，加紅糖拌勻，繼續煨煮至沸，即成。

功效 青皮山楂飲具有行氣、活血、調經的功效，特別適用於改善氣血瘀滯型月經不調。

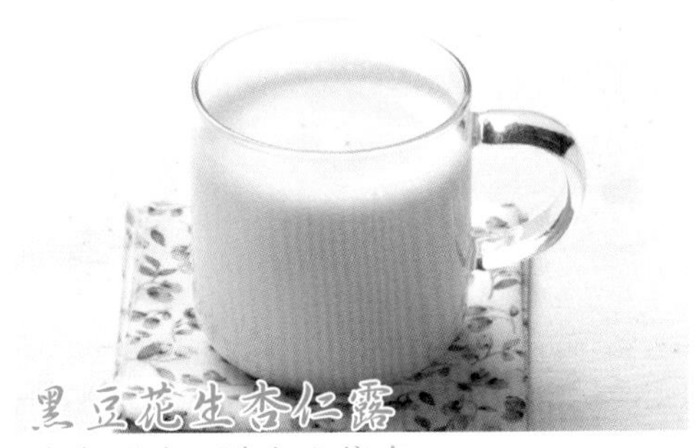

黑豆花生杏仁露

適合腦力、體力疲勞者

材料 黑豆 30 克，花生 15 克，甜杏仁 6 克。

做法 黑豆、花生洗淨，水中浸泡 10 小時；甜杏仁置鍋中，加水略煮撈出，放入浸泡黑豆、花生仁的水中；將所有材料放入豆漿機中煮熟即成。

功效 黑豆花生杏仁露具有滋養肝腎的功效，尤為適宜腦力疲勞、體力疲勞者，常飲可使大腦功能處於活躍狀態，增強大腦和中樞神經系統興奮性。

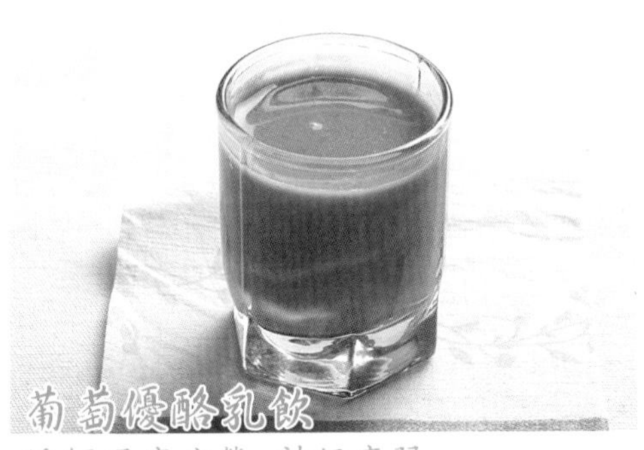

葡萄優酪乳飲

緩解過度疲勞、神經衰弱

材料 葡萄 200 克，香蕉半根，橘子半顆，芹菜 50 克，優酪乳 80 毫升，蜂蜜 1 小匙，小麥胚芽 30 克。

做法 葡萄洗淨，放入榨汁機中榨汁；香蕉去皮；芹菜洗淨切段；橘子剝皮、去核。將葡萄汁及香蕉、芹菜段、優酪乳、蜂蜜、橘子、小麥胚芽一起倒入攪拌機中，攪碎即成。

功效 葡萄優酪乳飲滋陰生津，尤為適宜疲勞症候群、神經衰弱者。

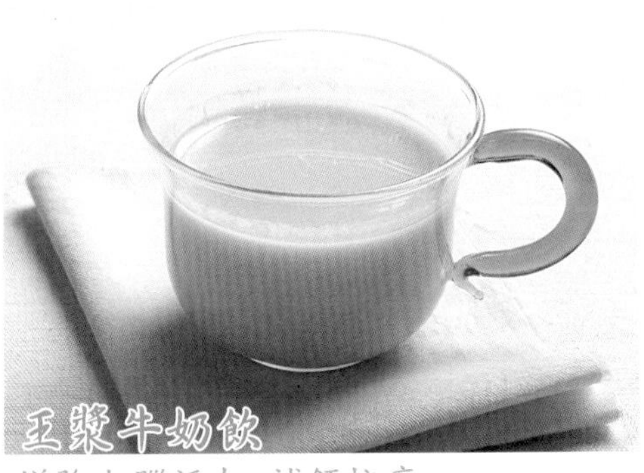

王漿牛奶飲

增強大腦活力，補鈣抗衰

材料 蜂王漿 5 克，牛奶 250 毫升。

做法 將牛奶倒入鍋內，煮沸，稍放涼，兌入蜂王漿，調勻即成。

功效 具有補腦益智、補鈣抗衰的功效，常飲用可以補充腦部營養，增強腦血管功能，增強腦細胞活力，防治記憶力減退。

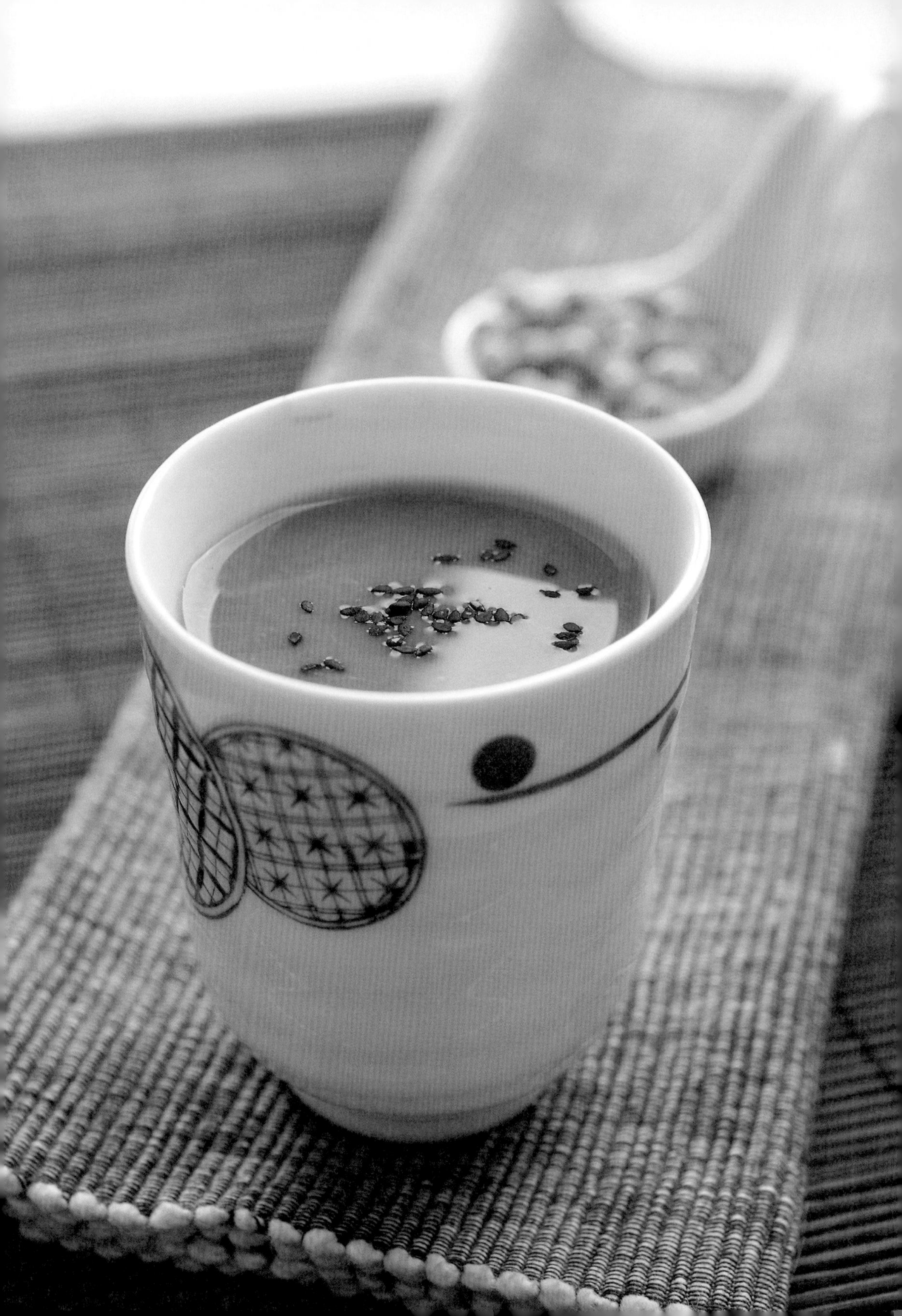

第七章

腎虛對證食療方

性功能減退

中醫學認為，無論男女，凡性功能異常，主要關係到腎，如《難經》中所記載：「腎兩者，其左者為腎，右者為命門。命門者，諸神精之所舍，原氣之所系也，男子以藏精，女子以系胞。」性欲的旺與衰，又與命門真火，即腎中真陽關係更為密切。

腎陽充足，命門火旺，則性欲亢進，性生活強盛而持久。未老先衰者，尤其是年老以後腎精虧損，命門火衰，即腎陽虛，自然也就導致性欲淡漠，性功能衰退，這也正是衰老的重要表現之一。

性功能減退以男性居多，常指男子陽痿、遺精、早洩。據《諸病源候論》中記載：「腎氣虛弱，故精溢也。」故腎陰虛、腎陽虛均可導致遺精、夢遺等病症。

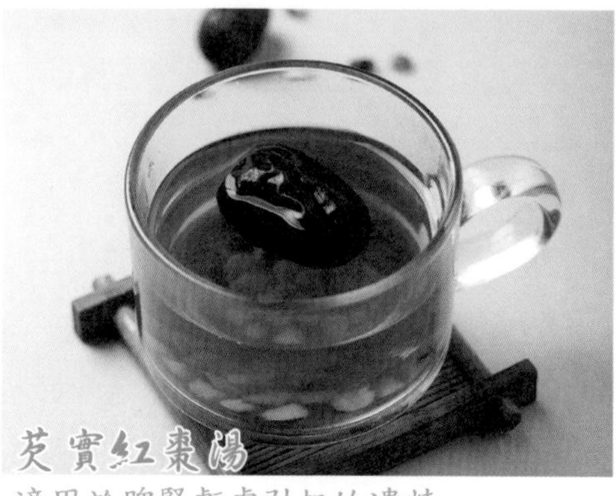
芡實紅棗湯

適用於脾腎虧虛引起的遺精

材料 芡實30克，紅棗6顆，糖桂花適量。

做法 紅棗洗淨去核；芡實洗淨。將芡實、紅棗放入鍋中，加適量水，大火燒沸，然後轉小火燉煮30分鐘，加糖桂花即成。

功效 甘味的芡實補益脾腎；澀味的芡實固精止泄，為脾腎虛損、下元不固之良藥。芡實與紅棗同煮，適用於脾腎虧虛引起的遺精。

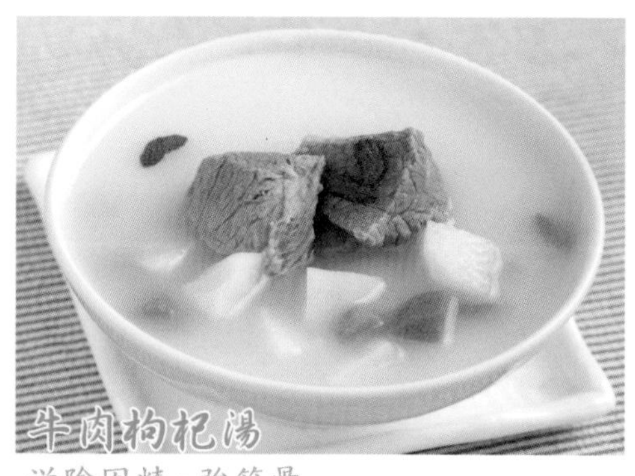
牛肉枸杞湯

滋陰固精、強筋骨

材料 牛肉300克，胡蘿蔔、馬鈴薯各80克，枸杞20克，料酒、鹽各適量。

做法 牛肉洗淨切片，用料酒醃製；胡蘿蔔、馬鈴薯均洗淨去皮，切塊。將牛肉放入鍋中，加水燉煮20分鐘，加胡蘿蔔塊、馬鈴薯塊、枸杞，燉煮至熟，加鹽調味即成。

功效 牛肉補脾胃、益氣血、強筋骨；枸杞滋陰補腎。牛肉枸杞湯滋陰固精，適用於遺精、早洩等病症。

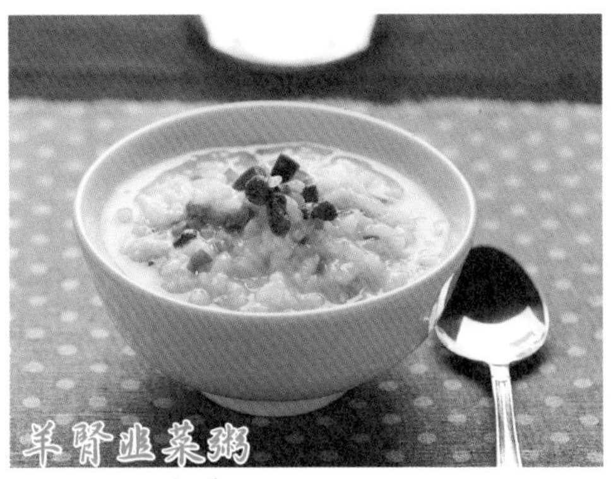

羊腎韭菜粥

防治腎陽虛導致的陽痿

材料 羊腎 1 顆，韭菜 150 克，枸杞 30 克，白米 100 克，鹽、料酒各適量。

做法 將羊腎切開，去白色筋膜和臊腺，洗淨切丁，用料酒醃製後汆水；韭菜洗淨切碎。將枸杞、白米煮粥至七成熟時，加羊腎丁、韭菜，煮熟加鹽即成。

功效 韭菜補腎助陽；羊腎溫補腎陽；枸杞滋陰補腎。羊腎韭菜粥可以防治腎陽虛導致的陽痿。

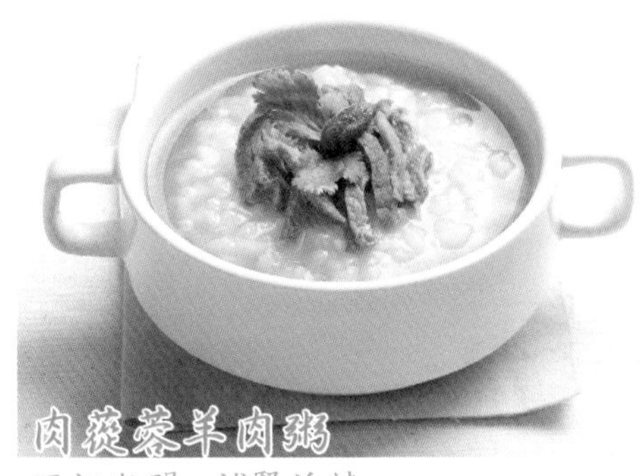

肉蓯蓉羊肉粥

溫裡壯陽，補腎益精

材料 肉蓯蓉 30 克，羊肉 200 克，白米 50 克，鹽適量。

做法 肉蓯蓉煎煮取汁；羊肉洗淨切絲汆水；白米洗淨。將羊肉、白米、煎煮汁液與適量水煮成粥，加鹽調味即成。

功效 肉蓯蓉補腎助陽、益精血；羊肉溫補腎陽；白米補中益氣。此粥具有溫裡壯陽、補腎益精的功效，適用於陽痿、遺精、腰膝冷痛、腎虛面色晦暗。

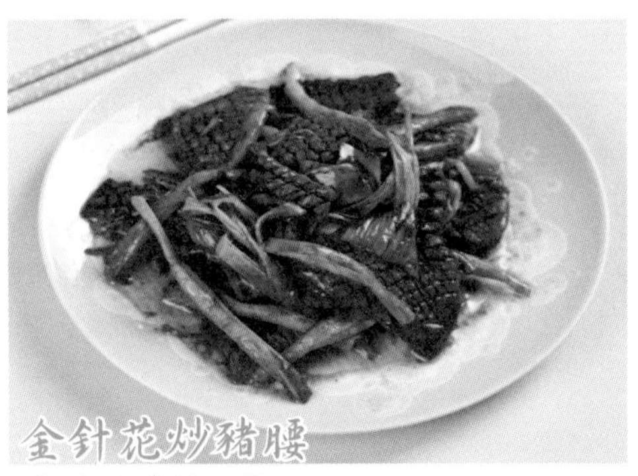

金針花炒豬腰

適用於遺精、早洩

材料 豬腰 1 顆，金針花 50 克，太白粉水、薑片、蔥段、蒜片、鹽、糖、油等各適量。

做法 豬腰處理乾淨，切成腰花汆水；黃花菜泡發，洗淨。油鍋燒熱，放入薑片、蔥段、蒜片煸炒，然後放入腰花、黃花菜、糖煸炒至熟，淋入太白粉水，加鹽調味即成。

功效 豬腰補腎強腰；黃花菜清熱利尿、解毒消腫。黃花炒豬腰補腎益脾、固澀精液，適用於遺精、早洩等症狀。

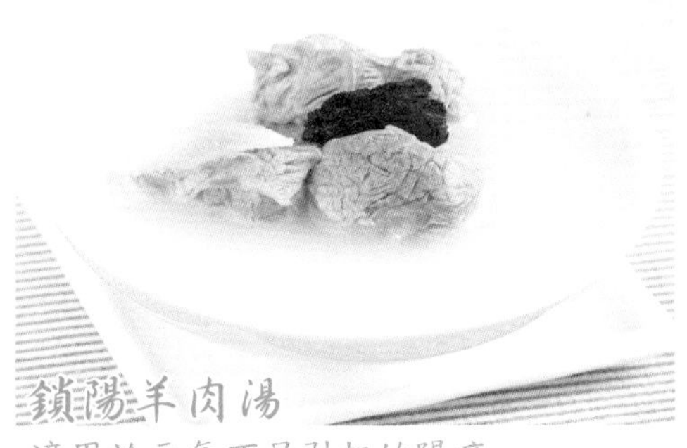

鎖陽羊肉湯

適用於元氣不足引起的陽痿

材料 鎖陽 30 克，枸杞 10 克，炙甘草 5 克，羊肉、雞肉各 200 克，鹽適量。

做法 先將鎖陽、枸杞和炙甘草洗淨煎取汁液；羊肉和雞肉分別洗淨切塊。羊肉和雞肉放入鍋中，加煎好的藥汁和適量水，大火煮沸轉小火煮 1 小時，加鹽調味即成。

功效 鎖陽溫補腎陽；雞肉補虛填精。此湯具有溫陽益精的功效，適用於元氣不足引起的陽痿、遺精及精少、精稀等症狀。

腰膝酸軟

腰為腎之府，乃腎之精氣所覆蓋的區域，如《素問·脈要精微論》記載：「腰者，腎之府，轉搖不能，腎將憊矣。」腎主骨、生髓，為人體臟腑陰陽之本，生命之源，故稱為先天之本，腎氣不足會引起腰膝酸軟、腰背酸痛，導致骨質疏鬆。

大多數腰膝酸軟都與腎虛有關，由於腎虛，寒濕之邪乘隙而入，痹阻經絡，以至氣血運行失調而引起腰部酸痛。若是腎精虧損、腎氣衰憊，則會出現腰腿酸軟、行走無力、腰彎背駝等衰老表現。

《金匱·腰痛》記載：「腎虛腰痛者，精氣不足，足少陰氣衰也。」人到老年，腎氣漸耗，腎精虧虛，不能主骨生髓，勢必髓減骨枯，從而腰膝酸軟症狀頻發。

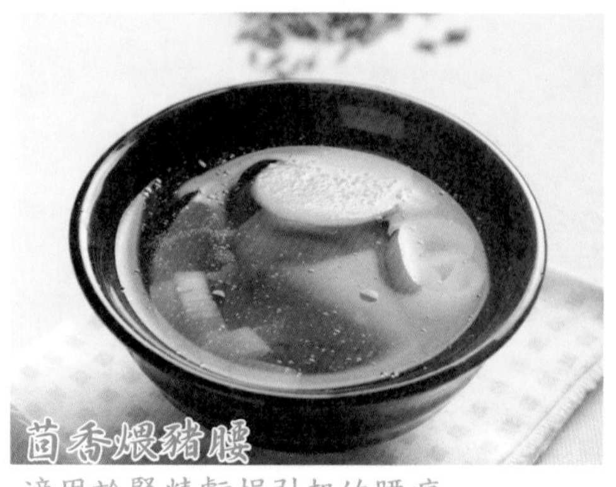

茴香煨豬腰

適用於腎精虧損引起的腰痛

材料 茴香 15 克，豬腰 1 顆，黃酒適量。

做法 豬腰洗淨汆燙後撈出，對半切開，剔去筋膜，與茴香一起放入鍋中，加適量水煨熟。趁熱吃豬腰，並溫熱黃酒送服。

功效 茴香能溫陽散寒，理氣止痛；豬腰能補腎強腰。茴香煨豬腰適用於腎精虧損引起的腰部酸痛。

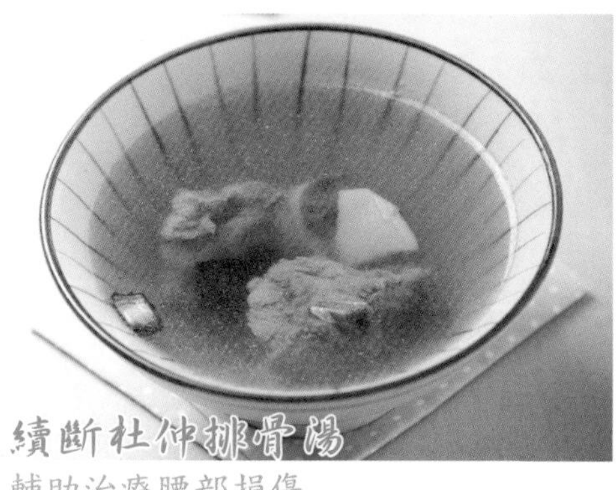

續斷杜仲排骨湯

輔助治療腰部損傷

材料 續斷 15 克，杜仲 30 克，豬排骨 500 克，薑片、鹽各適量。

做法 續斷、杜仲放入鍋中，加水煎煮取汁；豬排骨洗淨斬段，汆燙。將豬排骨、薑片放入鍋內，加煎煮汁液和適量水，大火煮沸，轉小火燉煮至熟，加鹽調味即成。

功效 續斷杜仲排骨湯具有補肝腎、強筋骨、調血脈的功效，可以輔助治療腰部損傷、腰腿痛等症狀。

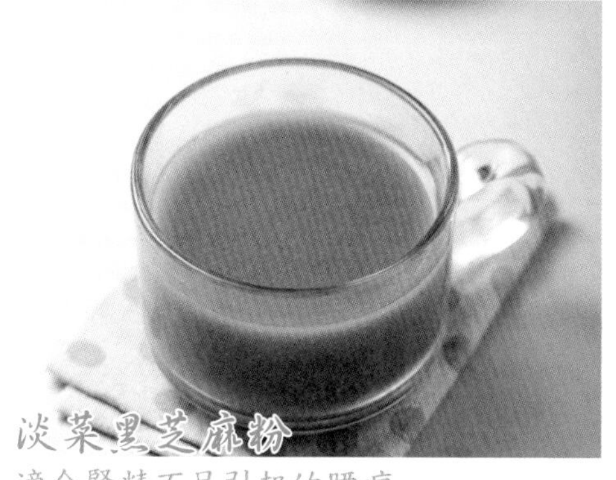

淡菜黑芝麻粉

適合腎精不足引起的腰痛

材料 淡菜300克，黑芝麻150克。

做法 淡菜洗淨烘乾研末；將黑芝麻放入鍋中，加淡菜末同炒至熟，早、晚各服一匙，開水沖服。

功效 淡菜能補肝腎，治腰痛；黑芝麻能補肝腎，治療腰膝酸軟。淡菜黑芝麻粉具有補腎填精的功效，尤其適合腎精不足的腰痛患者。

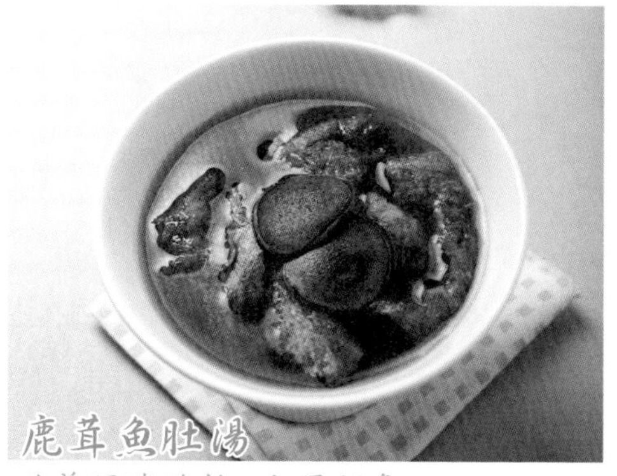

鹿茸魚肚湯

改善腰膝酸軟、夜尿頻多

材料 鹿茸2克，魚肚15克，料酒、紅糖各適量。

做法 魚肚處理乾淨，切條，放入鍋中，加鹿茸、料酒和適量水，大火煮沸轉小火煮1小時，加紅糖調味即成。

功效 鹿茸補精髓、強筋骨、壯腎陽；魚肚補腎益精、滋養筋脈。鹿茸魚肚湯適用於腎陽虛或腎精不足引起的腰膝酸軟、夜尿頻多等症狀。

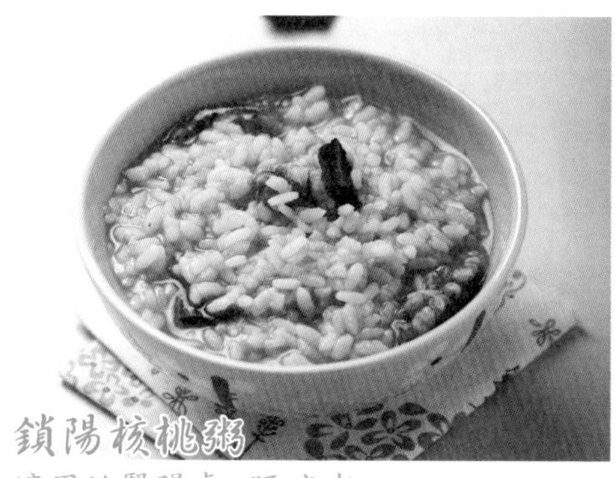

鎖陽核桃粥

適用於腎陽虛、腰痛者

材料 鎖陽、核桃各15克，白米50克，糖適量。

做法 鎖陽、核桃、白米分別洗淨，一起放入鍋中，加適量水，大火煮沸轉小火煮半小時，加糖調味即成。

功效 鎖陽補腎壯陽、潤腸通便；核桃補腎溫肺、潤腸通便。鎖陽核桃粥適用於腎陽虛導致的腰膝酸軟、陽痿、腸燥便祕等症狀。

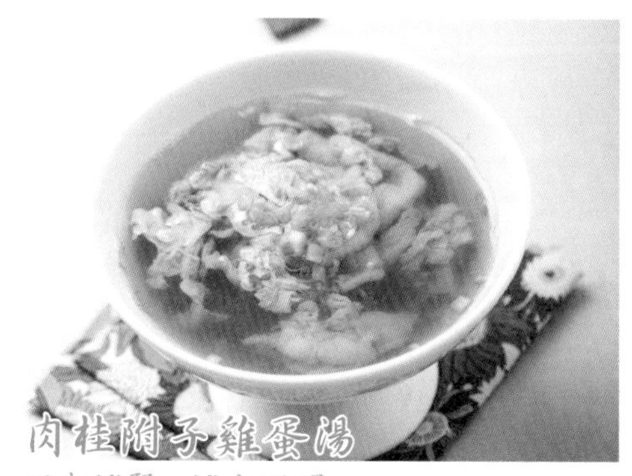

肉桂附子雞蛋湯

溫中補腎、補火助陽

材料 附子10克，肉桂5克，雞蛋1顆。

做法 肉桂和附子分別洗淨，將雞蛋打散。將肉桂和附子放入砂鍋中，煎煮，去渣取汁。另取一鍋，放入藥汁，倒入打散的雞蛋煮熟即成。

功效 附子、肉桂具有補火助陽的作用。此湯具有溫中補腎的作用，適用於腎陽虛導致的腰膝酸軟。

頭昏耳鳴

中醫學認為，腦為髓海，為腎精化生，如《靈樞．海論》記載：「髓海不足，則腦轉耳鳴。」這就是說，耳的聽覺功能依賴腎的精氣作為物質基礎，也就是中醫所說的「腎開竅於耳」的理論根據，腎精虛虧就會出現頭暈耳鳴的現象。

耳為腎之竅，為腎所主，但又與其他臟腑經絡有著廣泛的聯繫。因此，五臟六腑、十二經脈之氣血失調皆可能導致耳鳴。耳鳴是指在沒有任何外界刺激條件下所產生的異常聲音感覺，常常是耳聾的先兆，因聽覺機能紊亂引起。

《靈樞．脈度篇》記載：「腎氣通於耳，腎和則耳能知五音矣。」年邁之人，腎氣耗損，骨髓減少，自然「髓之海」不能充滿，頭昏耳鳴、聽力減退，嚴重者雙耳不聰。

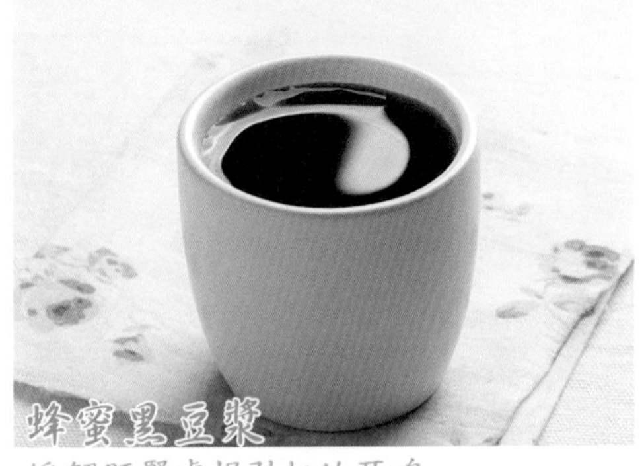

蜂蜜黑豆漿

緩解肝腎虛損引起的耳鳴

材料 黑豆 50 克，蜂蜜 30 毫升。

做法 黑豆淘淨，浸泡至吸水漲胖，放入豆漿機中，加適量水攪打出漿汁。將豆汁倒入鍋中，大火煮沸，離火稍涼，加蜂蜜即成。

功效 滋補肝腎，治療肝腎虛損引起的頭暈耳鳴、暈眩健忘等。

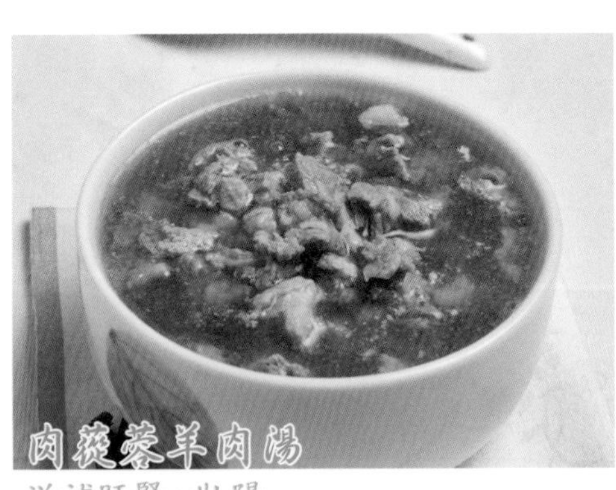

肉蓯蓉羊肉湯

滋補肝腎、壯陽

材料 肉蓯蓉 20 克，羊肉 100 克，鹽適量。

做法 肉蓯蓉洗淨切碎後，放入砂鍋，加水煎煮 30 分鐘，過濾取汁；羊肉洗淨切片後剁成羊肉糜，入鍋加水煮沸後，改用小火煨至肉熟爛、湯汁稠黏，再調入肉蓯蓉汁，並加鹽，煨煮至沸即成。

功效 滋補肝腎，常食可治療腎陽不足所致的頭暈耳鳴、神疲乏力、舌淡苔白。

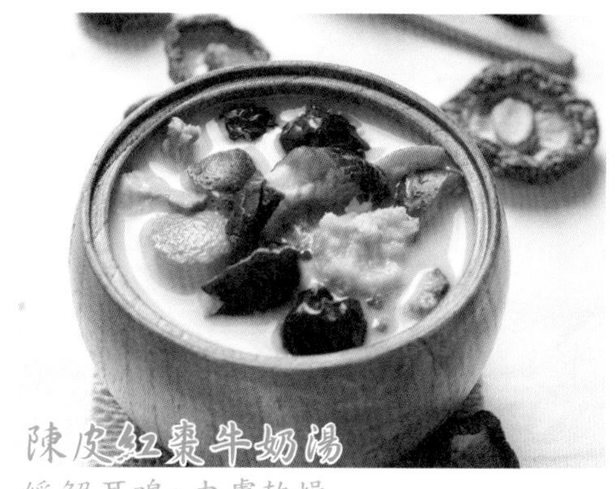

陳皮紅棗牛奶湯

緩解耳鳴、皮膚乾燥

材料 陳皮 10 克，紅棗 10 顆，牛奶 100 毫升，香菇適量。

做法 紅棗洗淨去核，與洗淨的陳皮、香菇一起入鍋，加水煎湯，再加牛奶攪勻即成。

功效 滋陰潤膚，經常飲用可治療腎虧引起的頭暈目眩、耳鳴耳聾、皮膚乾燥等病症。

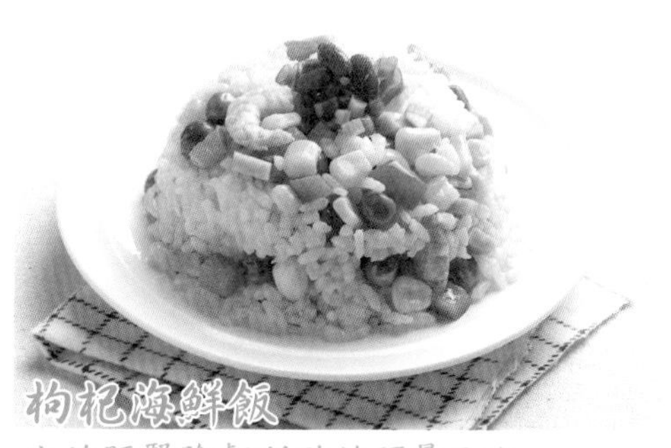

枸杞海鮮飯

主治肝腎陰虧所致的頭暈目眩

材料 白米 100 克，干貝 2 克，大蝦 5 隻，熟豌豆、火腿肉、枸杞、玉米粒等各適量。

做法 將枸杞、白米洗淨加水煮成米飯；干貝、大蝦分別用水洗淨切成粒狀，和洗淨的玉米粒一起煮熟。在米飯中拌入火腿肉、干貝粒、蝦粒、玉米粒、豌豆，再燜 15 分鐘即成。

功效 主治肝腎陰虧所致的頭暈目眩、腰膝酸痛、虛勞咳嗽、遺精等。

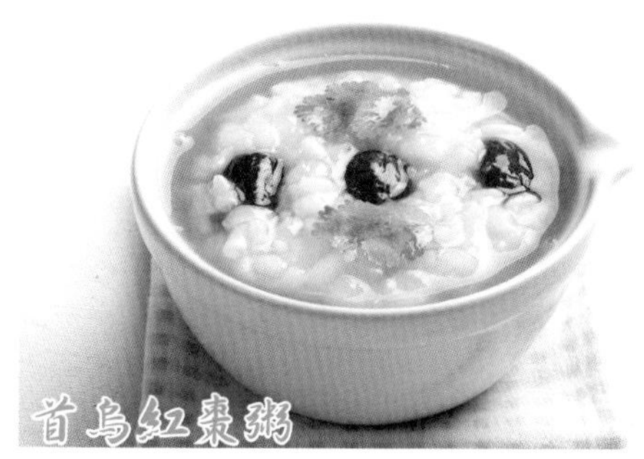

首烏紅棗粥

主治氣血虧虛引起的頭暈

材料 製首烏粉 25 克，白米 50 克，紅棗 5 顆，冰糖 15 克。

做法 將淘淨的白米、紅棗一同入砂鍋，加適量水，用大火燒開後，轉小火熬粥。待粥半熟時加製首烏粉，邊煮邊攪勻，至粥黏稠時加冰糖調味即成。

功效 補氣養血，主治氣血虧虛所致的頭暈目眩、倦怠乏力、失眠健忘、面色無華等症狀。

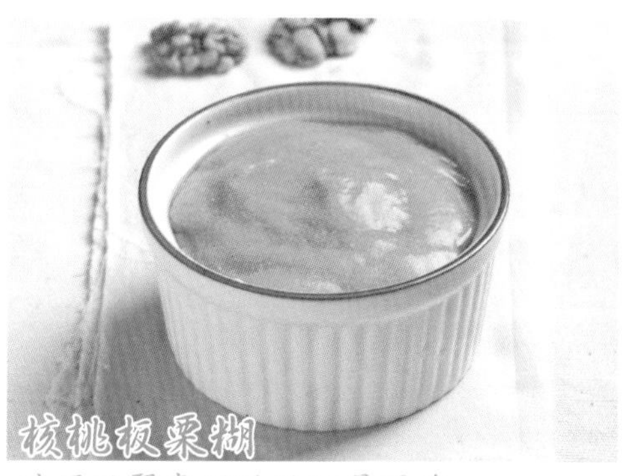

核桃板栗糊

適用於腎虛所致的頭暈耳鳴

材料 核桃 6 顆，板栗 50 克，糖 20 克。

做法 板栗煮熟取板栗仁，與核桃仁一起搗成泥狀，加糖及少量開水，調成糊狀即成。

功效 補腎益氣，助陽益精，主治腎氣虧虛所致的頭暈耳鳴、耳聾、目眩、腰膝酸軟、神疲乏力。

二便不暢

腎開竅於二陰，主二便，要依靠腎陽的氣化作用，如《素問．陰陽別論》中記載：「膀胱者，州都之官，津液藏焉，氣化則能出矣。」年邁之人，腎陽不足，氣化無力，因而排泄不暢，淋漓不盡。

中醫學認為，腎主水，司開合，而尿液的生成、排泄都是由腎臟主導的。腎對水分的吸收過程類似蒸餾器，只有幫蒸餾器加熱，水才能被汽化，輸送到各個組織器官，將蒸餾器加熱的那個熱源就是腎陽和腎精。如果腎陽不足、腎精虧損，水液就不能被蒸騰汽化，只能長時間滯留，導致尿頻。

老年人由於久病或年老，腎精逐漸衰退，腎氣不足以溫煦推動大腸排便，使大便傳送無力，糞便滯留，進而引起便祕，長此以往就造成了習慣性便祕。

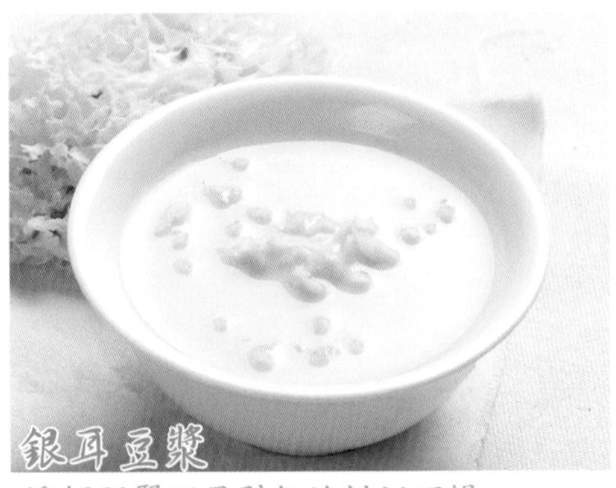

銀耳豆漿

緩解肝腎不足引起的排泄不暢

材料 銀耳20克，豆漿500毫升，雞蛋1顆。

做法 將銀耳泡發洗淨；雞蛋打入碗中，攪勻。煮豆漿時將銀耳放入，豆漿反覆煮沸後，加入蛋液，至蛋熟即成。

功效 滋陰潤膚，經常飲用對治療肝腎不足引起的排泄不暢、血脂異常等病症效果顯著。

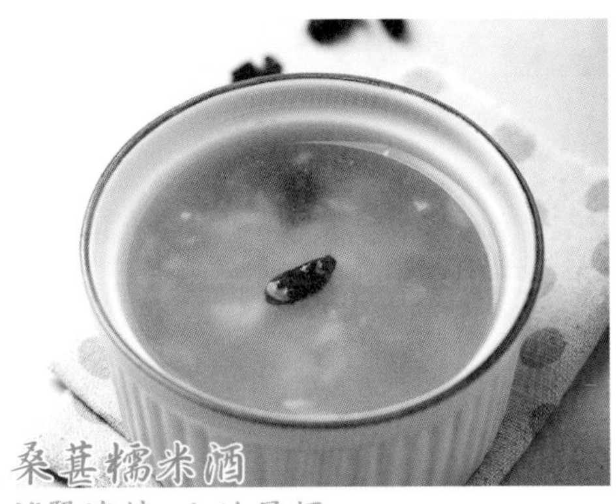

桑葚糯米酒

補腎填精，主治尿頻

材料 桑葚500克，糯米400克，酒麴適量。

做法 桑葚洗淨瀝乾，攪汁。糯米洗淨蒸熟，加桑葚汁拌勻，再加酒麴拌勻，放入密閉的瓷器中，保溫發酵7日，取酒服用。每次4匙，開水沖服。

功效 有補腎填精、溫腎助陽、調補氣血的作用，主治尿頻、耳鳴、失眠、帶下。

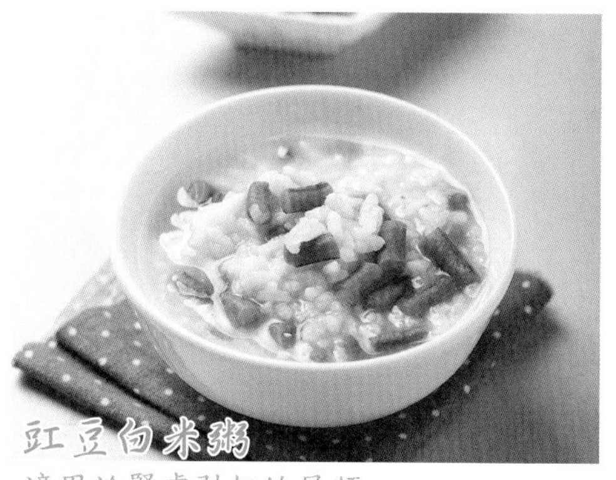

豇豆白米粥

適用於腎虛引起的尿頻

材料　豇豆 60 克，白米 50 克，鹽適量。

做法　豇豆洗淨切段，放入鍋中，煮半小時。白米洗淨放入煮豇豆的鍋中，煮至豇豆熟粥爛，加鹽調味即成。

功效　豇豆健胃補腎；白米補中益氣。豇豆白米粥具有理中益氣、補腎健脾、和五臟的功效，適用腎虛所致的尿頻。

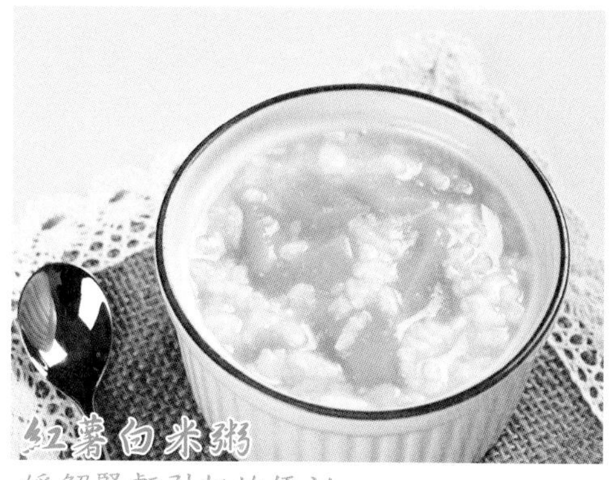

紅薯白米粥

緩解腎虧引起的便祕

材料　紅薯 1 顆，白米 50 克。

做法　紅薯去皮，洗淨切丁；白米洗淨。將紅薯丁、白米放入鍋中，加適量水，大火煮沸，轉小火熬煮成粥即成。

功效　紅薯含有豐富的膳食纖維，能刺激腸道，增強蠕動，通便排毒。紅薯白米粥有補益腎氣的作用，對於腎氣虧損造成的便祕有緩解作用。

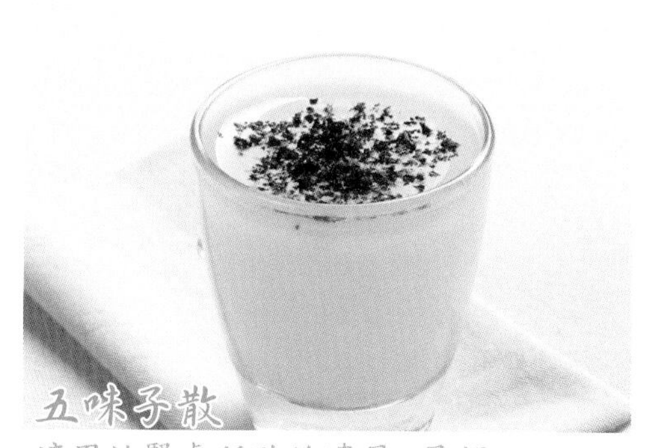

五味子散

適用於腎虛所致的遺尿、尿頻

材料　五味子 100 克，吳茱萸 25 克。

做法　將五味子、吳茱萸洗淨瀝乾，一起放入鍋中，翻炒至熟出鍋，研成細末即成。每次取 5 克用水或米湯沖服。

功效　補腎固澀，適用於腎虛不固所致的遺尿、尿頻、遺精等。

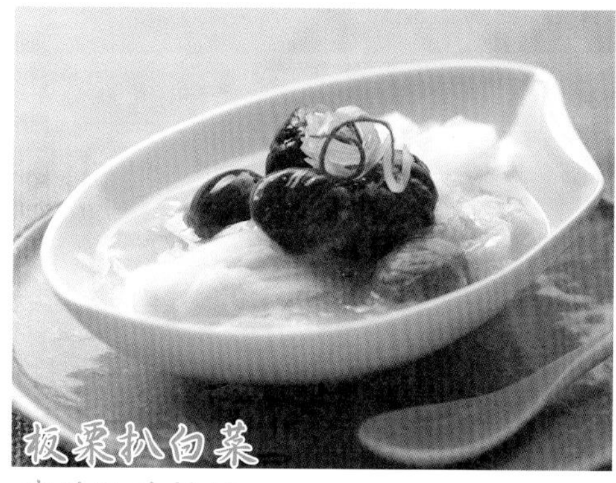

板栗扒白菜

有效防治便祕

材料　白菜心 400 克，板栗 100 克，蔥花、薑末、太白粉水、鹽、油各適量。

做法　白菜心洗淨切片，放入鍋內煸炒；板栗去殼洗淨，在油鍋內過油，取出備用。油鍋燒熱，放入蔥花、薑末炒香，接著放入白菜心與板栗，翻炒至熟，用太白粉水勾芡，加鹽調味即成。

功效　白菜心含有豐富的膳食纖維，板栗則可養胃健脾、補腎強筋，能有效防治便祕。

不孕不育

腎主性功能和生殖功能，若腎功能下降，就會出現男性精子數量減少、品質下降，女性月經不調、激素分泌紊亂，嚴重時可導致男性精冷不育，女性宮寒不孕。

中醫學認為，男性不育，主要在腎。腎氣充，腎功能好，腎精就滿溢，精子活力就良好；腎氣虧，不能化生精氣，生殖功能減退，就導致男性精少冷而不育。

對於女性來說，氣血是月經、孕育、乳汁等的物質基礎，腎藏精，精化血、化氣，只有腎氣旺盛，女性經、孕、乳功能才正常。一旦腎虛，女性就會出現更年期提前等症狀，嚴重時影響女性的孕育，導致不孕。

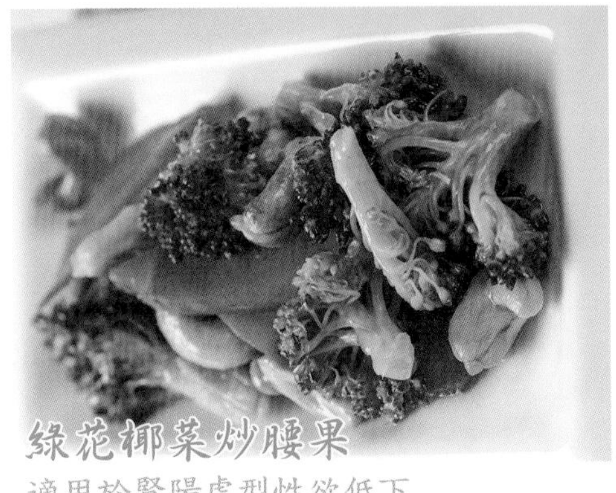

綠花椰菜炒腰果

適用於腎陽虛型性欲低下

材料 腰果 20 克，胡蘿蔔 1 根，綠花椰菜半顆，油、鹽、糖、太白粉水各適量。

做法 綠花椰菜洗淨切塊；胡蘿蔔洗淨切片；綠花椰菜、胡蘿蔔片焯水備用。油鍋燒熱，放綠花椰菜、胡蘿蔔片煸炒，加鹽、糖及少許水，放入腰果略炒至熟，用太白粉水勾芡即成。

功效 溫腎壯陽，適用於腎陽虛型性欲低下、陽痿，女子宮寒不孕等症狀。

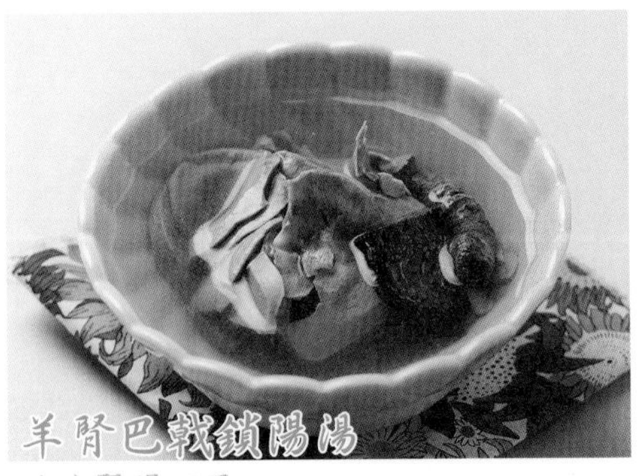

羊腎巴戟鎖陽湯

治療腎陽不足

材料 羊腎 1 顆，鎖陽 10 克，巴戟天 30 克，淫羊藿 15 克，薑片、鹽、料酒等各適量。

做法 羊腎洗淨去筋膜臊腺切片；鎖陽、巴戟天、淫羊藿分別洗淨。將羊腎片、巴戟天、鎖陽、淫羊藿和薑片一起放入砂鍋中，加料酒和水，大火煮沸轉小火煮 1 小時，加鹽調味即成。

功效 溫補腎陽，用於治療腎陽不足、精血虛虧導致的精冷不育、宮寒不孕、腰膝酸軟等。

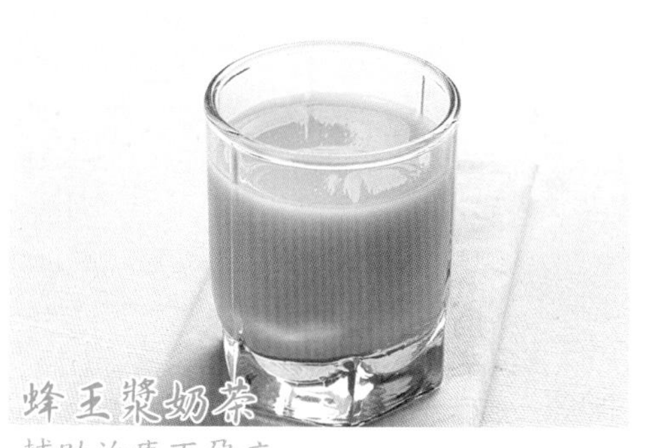

蜂王漿奶茶

輔助治療不孕症

材料　牛奶 150 毫升，蜂王漿 2 毫升。

做法　將牛奶倒入鍋內，煮沸，晾至溫熱，加蜂王漿，攪勻即成。

功效　滋補陰精，輔助治療不孕症、疲勞症候群等。

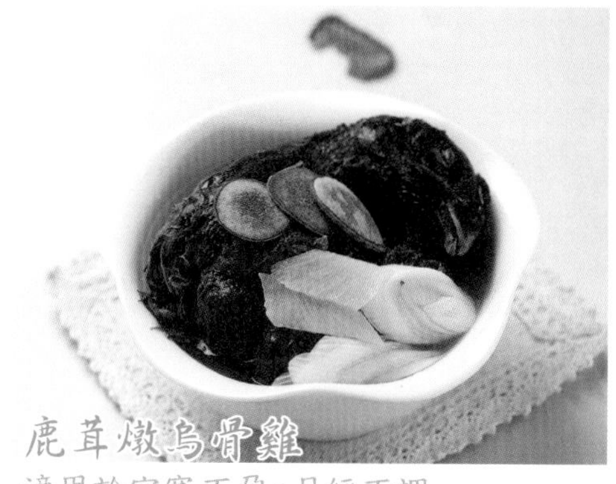

鹿茸燉烏骨雞

適用於宮寒不孕、月經不調

材料　烏骨雞 1 隻，鹿茸、枸杞各 10 克，薑片、鹽各適量。

做法　烏骨雞宰殺，處理乾淨，切塊。將烏骨雞、薑片和洗淨的枸杞、鹿茸放入鍋中，加水，燉煮至肉爛，加鹽調味即成。

功效　烏骨雞可食可藥，能滋陰補腎、養血填精，是調補身體的上品；鹿茸可治療宮寒不孕、月經不調等症狀。

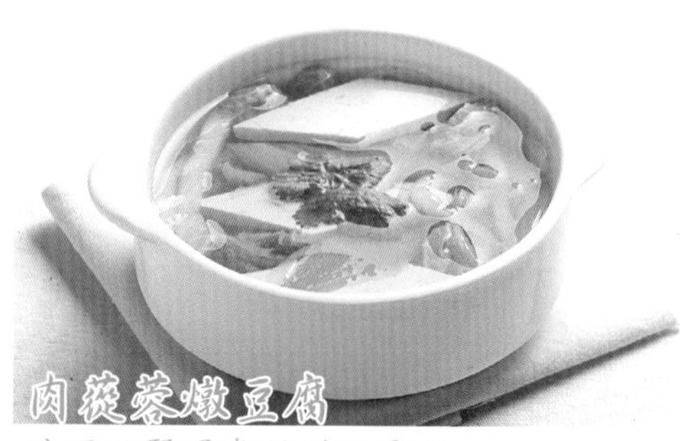

肉蓯蓉燉豆腐

適用於腎陽虛弱型不孕症

材料　肉蓯蓉 15 克，胡蘿蔔片 50 克，豆腐 250 克，熟豬肚片 150 克，薑絲、蔥段、鹽、雞湯、香菜各適量。

做法　將肉蓯蓉切碎，裝入紗布袋中入鍋加水，中火煮 20 分鐘；加入切塊的豆腐、胡蘿蔔片和熟豬肚片、薑絲、蔥段，倒入雞湯，大火煮沸後改小火燉 40 分鐘，去藥袋後加鹽、香菜調味即成。

功效　適用於腎陽虛弱型不孕症、陽痿。

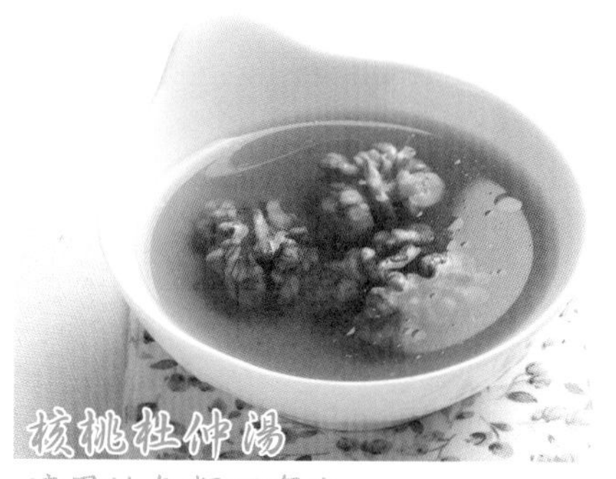

核桃杜仲湯

適用於各類不育症

材料　核桃 30 克，杜仲、補骨脂各 15 克。

做法　將杜仲、補骨脂用冷水浸泡 20 分鐘，以小火濃煎 2 次，每次 40 分鐘，合併 2 次煎液，與核桃同入砂鍋，用小火煨煮 20 分鐘即成。

功效　補腎益精，適用於各類不育症。

記憶力減退

腎最主要的功能是藏精，主骨生髓，腦為髓之海。所以，年老之後，腎精漸少，髓海空虛，腦海不滿，腦髓不能有賴於腎精的充養，以致人老之後普遍記憶力減退，甚至出現阿茲海默症。

記憶力減退會出現像是力不從心、丟三落四，越是重要的東西越容易遺忘。腎精可以化生為脊髓，脊髓上通於腦，腎精的不斷化生可以讓脊髓充盈，脊髓充盈了才可以補養腦髓，自然記憶力就好；腎精不足，大腦得不到足夠的營養，腦髓化生不足，記憶力自然就會衰退。

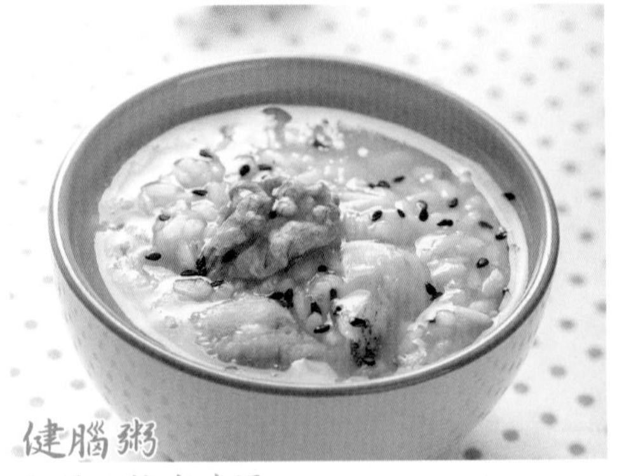

健腦粥

防治記憶力減退

材料 白米 100 克，核桃 25 克，百合 10 克，枸杞 10 粒，黑芝麻 20 克。

做法 將白米、核桃、百合、枸杞、黑芝麻洗淨，一起放入鍋中，加適量水，熬煮成粥即成。

功效 健腦益腎，補脾養胃，主治記憶力減退和中風後遺症等。

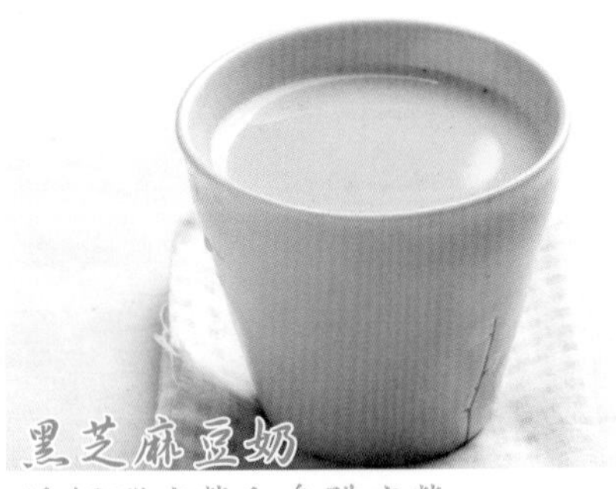

黑芝麻豆奶

緩解腦疲勞和身體疲勞

材料 黑豆 40 克，熟黑芝麻粉 15 克，糖 20 克。

做法 將黑豆淘淨，用水浸泡半天，打成豆漿，濾去豆渣，加糖、熟黑芝麻粉攪勻即成。

功效 滋陰補腦，常飲用能增強記憶力，使大腦功能處於活躍狀態，增強大腦和中樞神經系統興奮性。對腦疲勞、身體疲勞者尤為適宜。

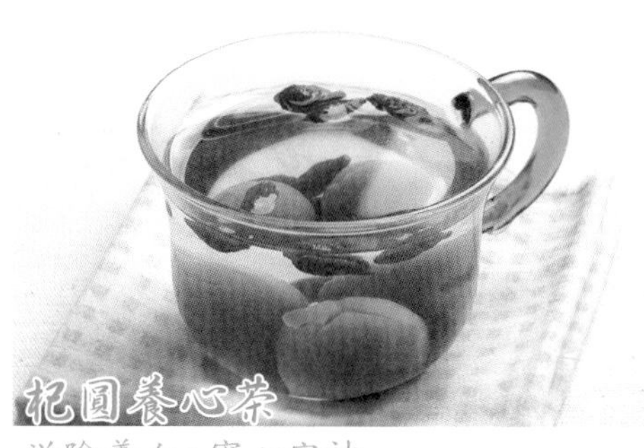

杞圓養心茶

滋陰養血、寧心安神

材料 枸杞 5 粒，桂圓肉 2 瓣。

做法 將枸杞、桂圓肉置入茶杯內，沸水沖泡，加蓋悶 20 分鐘即成，代茶飲。

功效 滋陰養血、寧心安神，主治肝腎陰虛型記憶力減退、失眠健忘等。

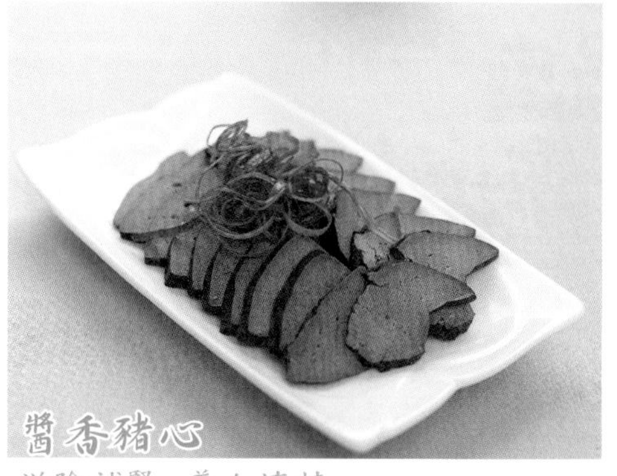

醬香豬心

滋陰補腎、養血填精

材料 豬心 500 克，醬油、高湯、鹽、糖、八角、陳皮、茴香、草果、肉蔻、香葉、蔥、薑各適量。

做法 糖加水製成糖色；將八角等調料製成醬料包放入高湯中燒開；加糖色、醬油、鹽。將洗淨的豬心以小火醬 50 分鐘，關火燜 20 分鐘後取出即成。

功效 能滋陰補腎、養血填精，是調補身體的上品。

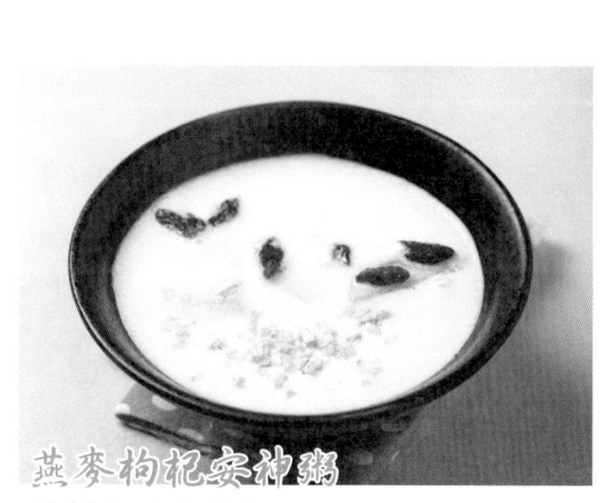

燕麥枸杞安神粥

緩解失眠及健忘

材料 鮮牛奶 200 毫升，山藥 60 克，燕麥片 100 克，枸杞適量。

做法 山藥去皮、洗淨切塊。鮮牛奶倒入鍋中煮沸，放入枸杞，將燕麥片與山藥一起入鍋，邊煮邊攪拌 5 分鐘即成。

功效 山藥能補腎澀精，燕麥片健脾養胃，此粥尤其適合治療記憶力減退、失眠健忘等。

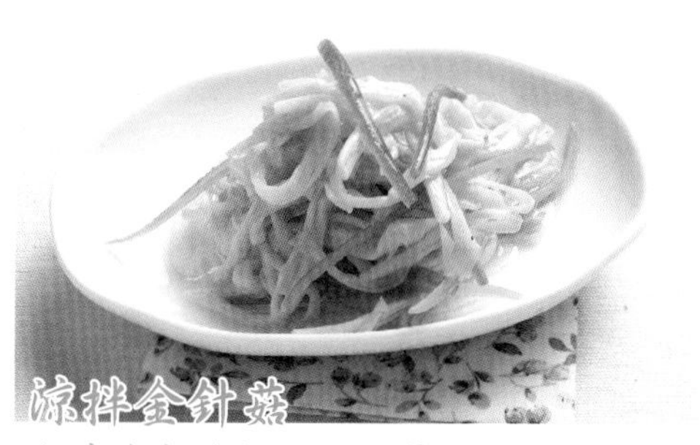

涼拌金針菇

尤其適合緩解大腦疲勞

材料 金針菇 200 克，胡蘿蔔 30 克，鹽、糖、醬油、香油各適量。

做法 將金針菇揀雜後，洗淨入沸水鍋中焯燙，即刻撈起，切段裝盤；胡蘿蔔洗淨切絲。將鹽、糖、醬油攪勻，澆在金針菇段和胡蘿蔔絲上，淋入香油，拌勻即成。

功效 補腎健腦、養心安神，常食可治療心腎兩虧引起的頭暈、記憶力減退、失眠。對緩解大腦疲勞尤為適宜。

白髮脫髮

腎主水，其華在髮，頭髮是腎的外候，頭髮花白稀疏，脫髮過早，都是腎的精氣衰減的象徵，如《黃帝內經》記載：「腎，其華在髮。」由於腎主骨髓，骨能造血，所以頭髮的枯榮、光澤、密度也能反映出腎氣的盛衰。

腎先天稟賦不足，後天又容易因為用力過度，或者房事過甚等損耗精氣，導致腎中精氣虧損，陰液不足，頭髮得不到腎精滋養，就會乾枯且過早變白。正如隋代巢元方所著的《諸病源候論》記載：「腎氣弱，故白髮也。」

腎精充足則頭髮生長旺盛、烏黑茂密且有光澤、柔韌不易折斷；腎氣虛衰、腎精不足的人，就會脫髮過早或鬚髮早白、頭髮乾枯、稀疏且無光澤，甚至出現全禿的情況。

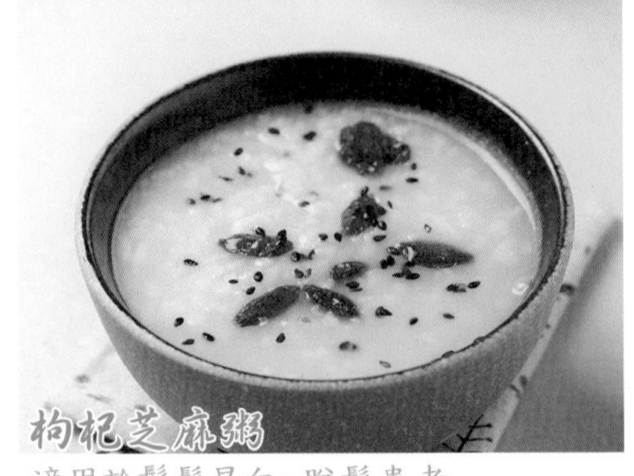

枸杞芝麻粥

適用於鬚髮早白、脫髮患者

材料 枸杞10克，黑芝麻20克，白米50克，糖適量。

做法 枸杞、黑芝麻、白米除雜質洗淨，放入砂鍋，加適量水大火煮沸，轉小火熬至米湯濃稠，關火加糖攪勻食用。

功效 黑芝麻在烏髮養髮方面有很好的效果；枸杞補肝腎陰虧。二者搭配食用，可補肝腎，益氣血，適用鬚髮早白、脫髮。

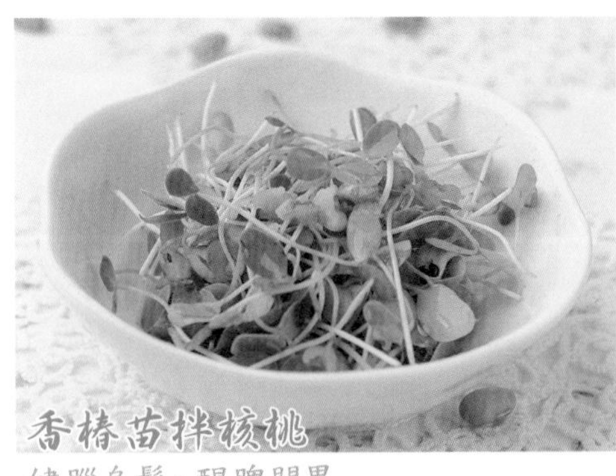

香椿苗拌核桃

健腦烏髮、醒脾開胃

材料 核桃50克，香椿苗100克，青椒1顆，鹽、橄欖油各適量。

做法 核桃用開水煮5分鐘，再浸泡10分鐘；青椒洗淨去蒂，切絲；香椿苗去根，洗淨瀝乾。將香椿苗、青椒絲以及煮好的核桃放入盤中，加鹽和橄欖油拌勻即成。

功效 核桃烏髮健腦；香椿苗醒脾開胃。二者搭配食用，尤其適合腎虛糖尿病患者食用，用於治療鬚髮早白、脫髮。

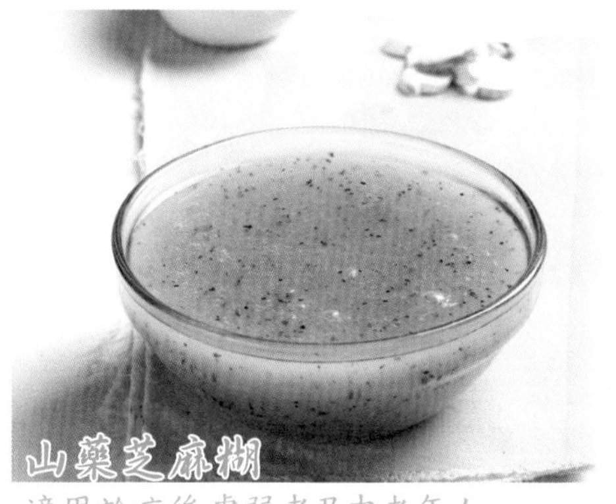

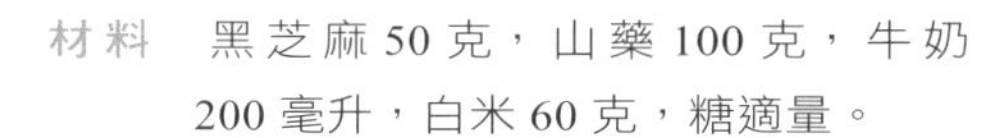

材料　黑芝麻 50 克，山藥 100 克，牛奶 200 毫升，白米 60 克，糖適量。

做法　黑芝麻洗淨炒香；山藥去皮切丁；白米洗淨。將黑芝麻、山藥、牛奶和白米倒入攪拌機，加適量水攪打成泥；倒入鍋中煮熟，加糖調味即成。

功效　山藥芝麻糊能滋陰補腎，對腎精虧虛引起的鬚髮早白有食療功效，也適合病後虛弱者及中老年人日常食用。

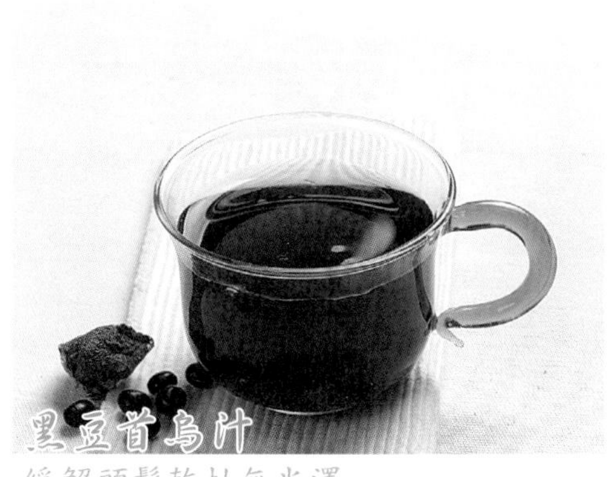

緩解頭髮乾枯無光澤

材料　黑豆 50 克，製首烏 20 克，蜂蜜 15 毫升。

做法　將黑豆、製首烏一起放入砂鍋內，加水適量，燉成稠汁，去渣，晾涼後再加蜂蜜調勻即成。

功效　主治頭髮乾枯無光澤及早白早落、面黃憔悴等病症。

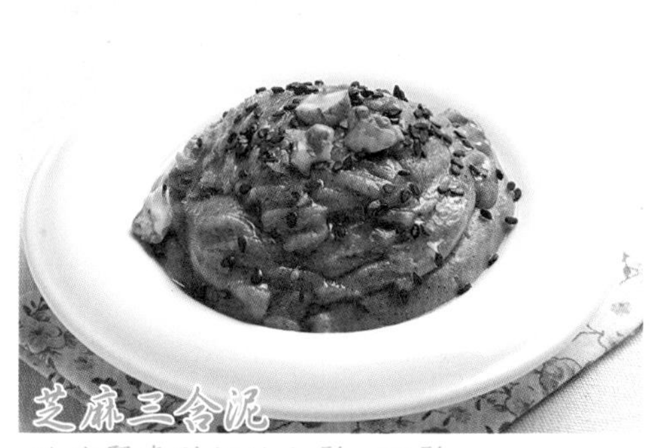

治療腎虛引起的白髮、脫髮

材料　糯米粉 400 克，黑芝麻、核桃各 150 克，黑豆粉、綠豆粉各 140 克，糖、豬油各適量。

做法　將糯米粉、黑豆粉、綠豆粉混合；黑芝麻炒熟；核桃用水發漲，下油鍋炸脆，壓成碎粒；將混合粉用開水沖調勻成泥糊。炒鍋上火，加熟豬油，再下三合泥糊，不斷翻炒，炒至吐油時加糖炒酥起鍋，裝盤後撒上碎核桃仁、熟芝麻即成。

功效　補腎烏髮，常食可治療腎虛白髮、脫髮。

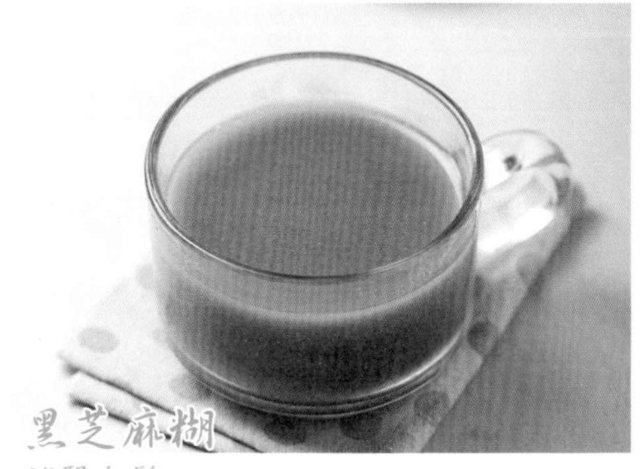

補腎烏髮

材料　白米、小米、黃豆、赤小豆、綠豆各 150 克，黑芝麻 70 克，小茴香 30 克，乾薑、鹽、花椒各適量。

做法　將白米、小米、黃豆、赤小豆、綠豆炒香熟，共研為極細粉末，與鹽、黑芝麻、花椒、小茴香、乾薑拌勻，瓷壇收儲備用（核桃、南棗、松子之類可隨意加）。食用時加熱水拌勻即成。

功效　常食可治療腎虛白髮、脫髮。

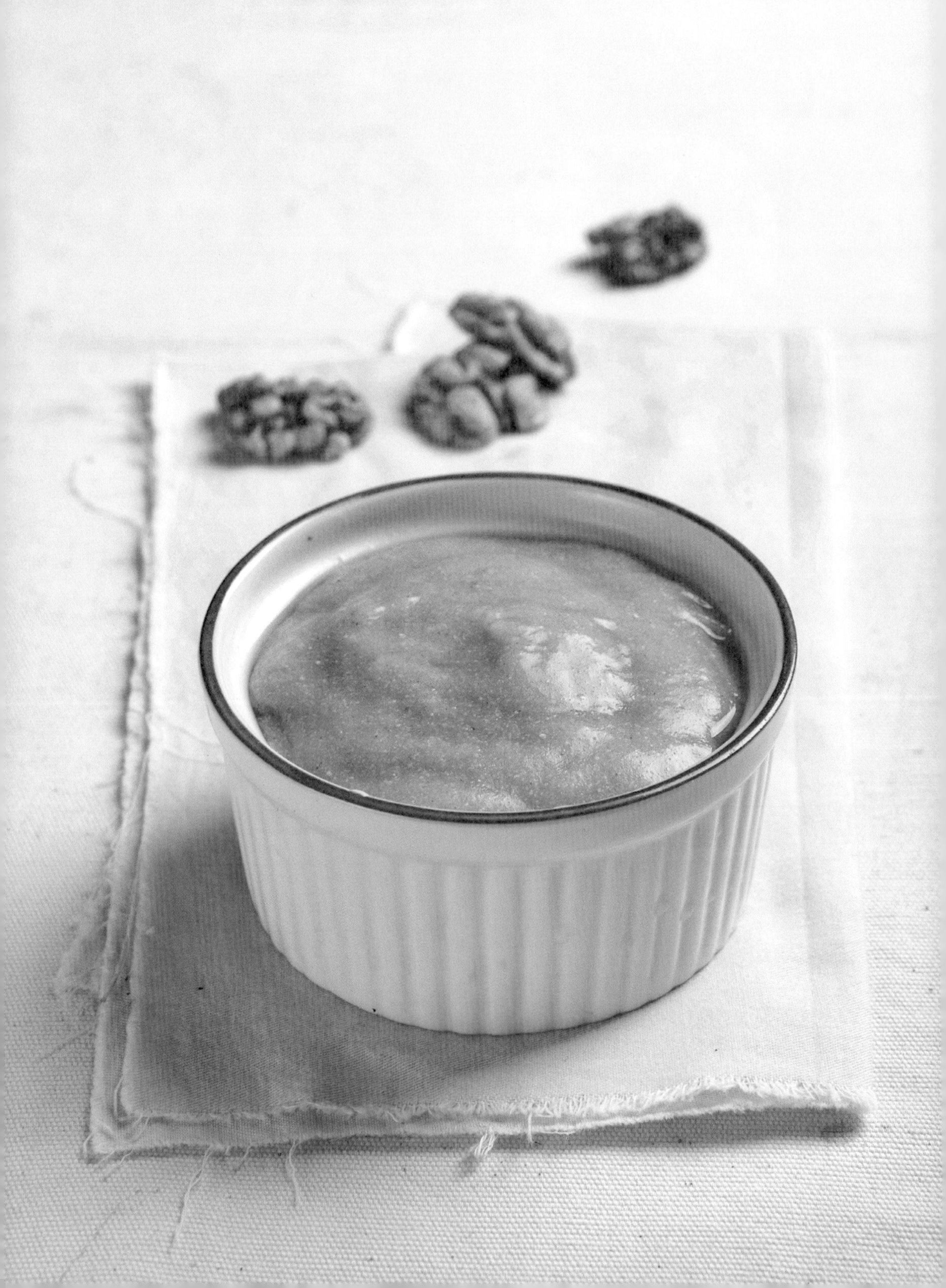

第八章

慢性常見病
強腎調理方

高血壓患者補腎方

肝腎陰虛型高血壓患者多因肝腎先天不足，再加上後天勞傷過度，導致肝腎虧耗，出現了頭暈、耳鳴、腰酸、手足心熱等症狀。

飲食調理：高血壓患者宜多食補肝腎、滋陰的食物，像是黑豆、黑芝麻、黑米、山藥、桑葚等。此外，也可搭配著吃些降血壓、降血脂的食物，像是新鮮蔬果、帶魚、海帶、紫菜、香菇等。不宜食用過鹹食物，例如鹹魚、酸菜、泡菜、醬菜、臘肉等，每天攝鹽量最好控制在5克內。

護腎方法：①選擇對腎臟有保護作用的降壓藥。②養成良好的生活方式，少吸菸喝酒、增加運動、減輕體重，控制好情緒、減少工作壓力，保證休息時間的穩定和規律。

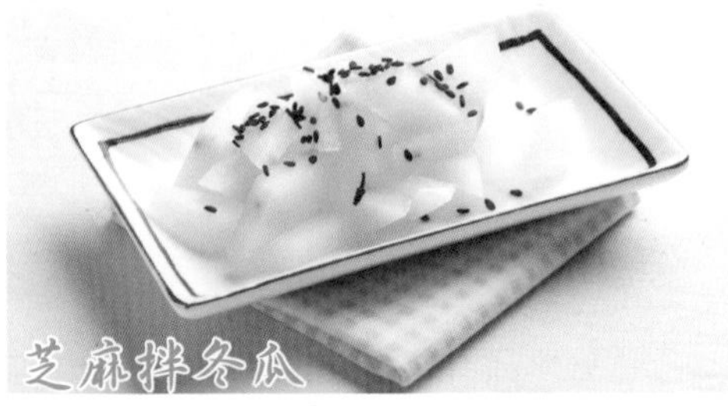

芝麻拌冬瓜

輔助治療高血壓、冠狀動脈疾病

材料 冬瓜300克，熟黑芝麻20克，蜂蜜、鹽、醋、香油各適量。

做法 將冬瓜洗淨切片，焯水後放入碗內，加鹽拌勻。醃製2小時後濾掉鹽水，加入熟黑芝麻、蜂蜜、醋、香油拌勻即成。

功效 黑芝麻及香油有助於降低膽固醇，冬瓜對高血壓、冠狀動脈疾病等有輔助治療作用。

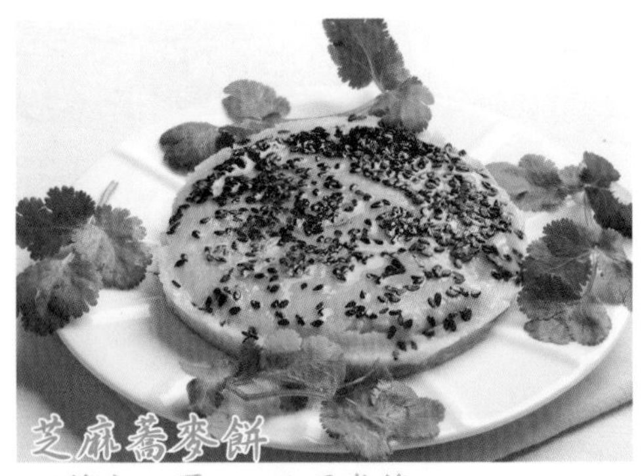

芝麻蕎麥餅

調節高血壓、血脂異常等

材料 蕎麥粉500克，麵粉、黑芝麻各50克，雞蛋清2份，鹼6克（用水化開），油適量。

做法 將350克蕎麥粉倒入盆內，加麵粉、溫水和成麵團，靜置發酵；黑芝麻淘淨；蛋清攪勻；發酵麵團邊放鹼水、蕎麥粉邊揉，擀成大厚圓餅坯。油鍋燒熱，將餅坯兩面刷上蛋清液，黏一層黑芝麻，正反面烙至金黃色即成。

功效 主治高血壓、阿茲海默症、冠狀動脈疾病、血脂異常等。

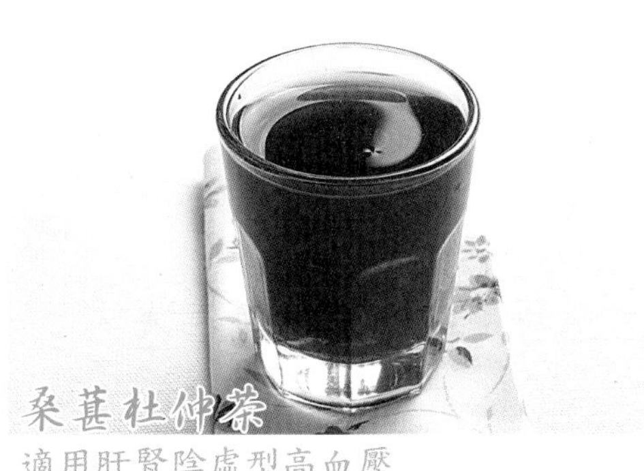

桑葚杜仲茶

適用肝腎陰虛型高血壓

材料 桑葚 30 克，杜仲 20 克。

做法 將桑葚、杜仲分別洗淨，一起放入鍋中，加適量水，煎煮成濃汁，即成。

功效 滋補肝腎、養血降壓，主治肝腎陰虛型高血壓病。桑葚屬於黑色食物，具有益腎強筋的功效。

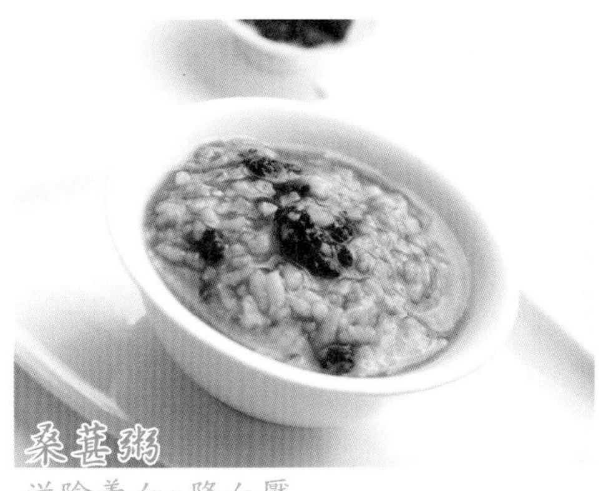

桑葚粥

滋陰養血、降血壓

材料 乾桑葚 40 克，白米 100 克。

做法 將乾桑葚揀淨，洗淨備用。白米淘淨，放入砂鍋，加水煮至粥將成時，放入桑葚，拌勻後，以小火煮 15 分鐘，即成。

功效 滋陰養血、降低血壓，主治各類高血壓，對肝腎陰虛型高血壓尤為適宜。

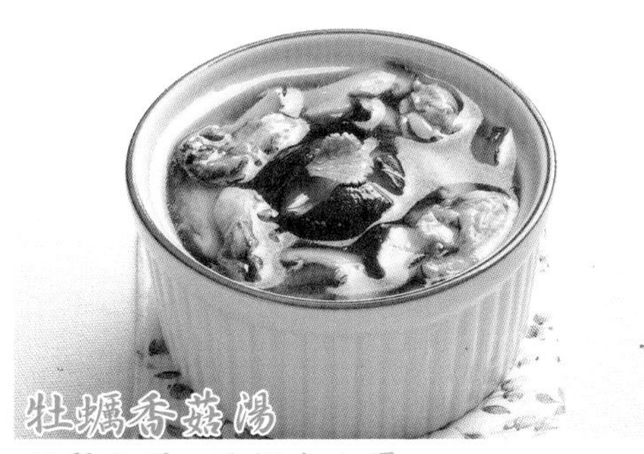

牡蠣香菇湯

補腎壯陽、緩解高血壓

材料 鮮牡蠣肉片 60 克，鮮香菇 30 克，油、蔥花、薑末、黃酒、鹽各適量。

做法 鮮香菇洗淨後，撕成條狀。油鍋燒熱，加蔥花、薑末煸炒出香，加適量水，用大火煮沸，加牡蠣肉片、香菇條，改用小火煨燉 30 分鐘，加黃酒、鹽，再煮至沸即成。

功效 主治各類高血壓，對肝腎陰虛、肝風內動型高血壓尤為適宜。牡蠣屬於補腎肉類食物，具有補腎壯陽的功效。

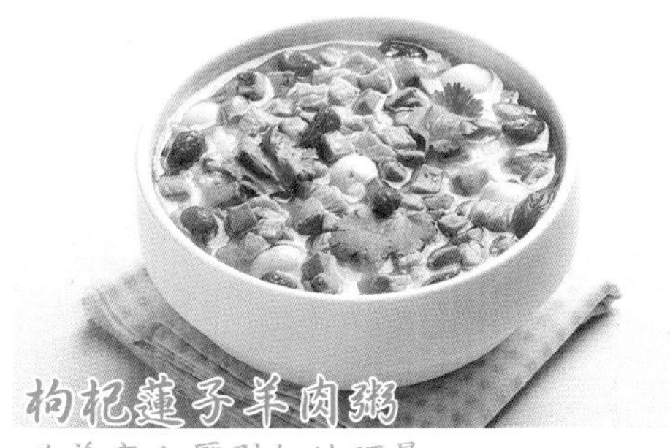

枸杞蓮子羊肉粥

改善高血壓引起的頭暈

材料 枸杞葉 15 克，蓮子 50 克，羊腰 1 只，羊肉 100 克，白米、蔥段、枸杞、鹽各適量。

做法 羊腰洗淨去臊膜切丁汆水；羊肉洗淨切丁汆水。枸杞葉洗淨入鍋內，加水煎汁去渣，與羊腰、羊肉、蔥段、蓮子、枸杞、白米一起煮粥，加鹽稍煮即成。

功效 改善高血壓引起的頭暈。蓮子有降低血壓的功效；羊腰、羊肉均具有滋補腎陽的功效。

高脂血症患者補腎方

肝腎陰虛型高脂血症患者時常會出現眩暈耳鳴、腰膝酸軟甚至肢體麻木等症狀。

飲食調理：高脂血症患者宜多食滋補肝腎、養陰降脂的食物，像是何首烏、菊花、女貞子、百合、月見草等。此外，也可搭配著吃些降血壓、降血脂的食物，例如山楂、海藻、玉米、香蕉、白菜、冬瓜、蓮子、薏仁等。忌食膽固醇含量較高的食物，像是動物內臟、動物腦、蛋黃、魚子等。

護腎方法：①選擇對腎臟有保護作用的降血脂藥物。②饑飽適度，每次就餐的時間以就餐前半小時有饑餓感為度，不宜採用饑餓療法。③養成良好生活習慣，戒菸，戒酒，選擇適合自己的輕中度體育活動，勞逸結合。解除各種思想顧慮，心情舒暢，以靜養生。

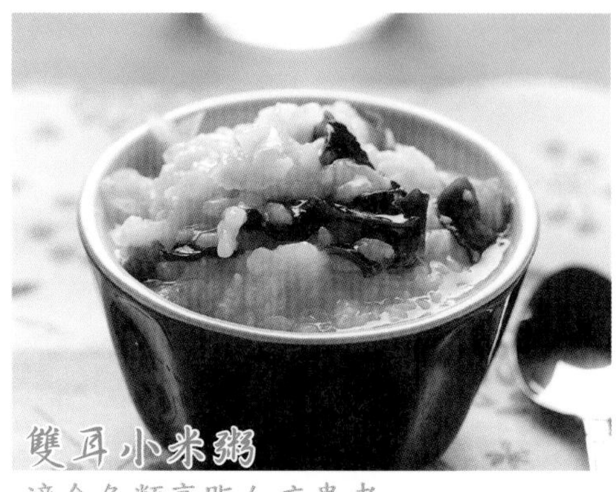
雙耳小米粥

適合各類高脂血症患者

材料 黑木耳30克，銀耳20克，小米100克等。

做法 黑木耳、銀耳溫水泡發，洗淨撕碎備用。小米淘淨入鍋，加水大火煮沸，調入雙耳，拌勻，改小火煨煮1小時，待小米酥爛、雙耳稠爛即成。

功效 尤其適合各類高脂血症患者食用。黑木耳屬於黑色食物，具有補腎固精的功效。

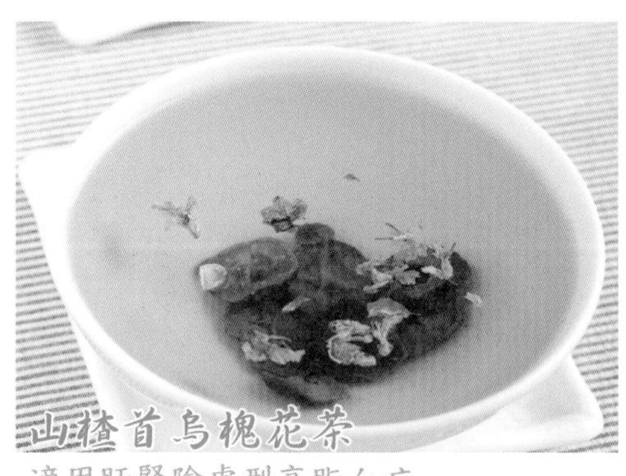
山楂首烏槐花茶

適用肝腎陰虛型高脂血症

材料 山楂15克，生首烏、槐花各10克。

做法 山楂、生首烏、槐花分別洗淨。將山楂、生首烏、槐花放入鍋中，加水煎煮取汁；每天1劑，分早、中、晚3次服用。

功效 山楂中含有的解脂酶能促進脂肪類食物的消化，含有的山萜類及黃酮類具有顯著擴張血管及降血壓的作用。此茶適用於肝腎陰虛型高脂血症。

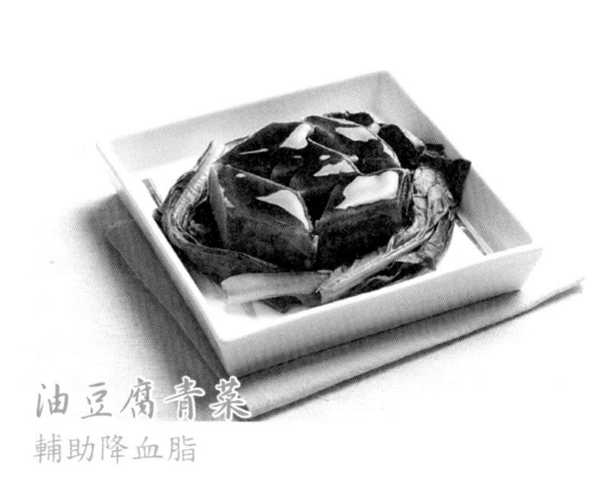

油豆腐青菜

輔助降血脂

材料　青菜 200 克，油豆腐 50 克，醬油、太白粉水、糖、鹽、油各適量。

做法　青菜洗淨切段；油豆腐切成塊。油鍋燒熱，下青菜略炒，放入油豆腐，加醬油和少量水燒開，再加糖、鹽，用太白粉水勾芡即成。

功效　主治高脂血症、糖尿病、急性支氣管炎、產後缺乳等，尤其適宜中老年人食用，具有輔助降低血脂的功效。

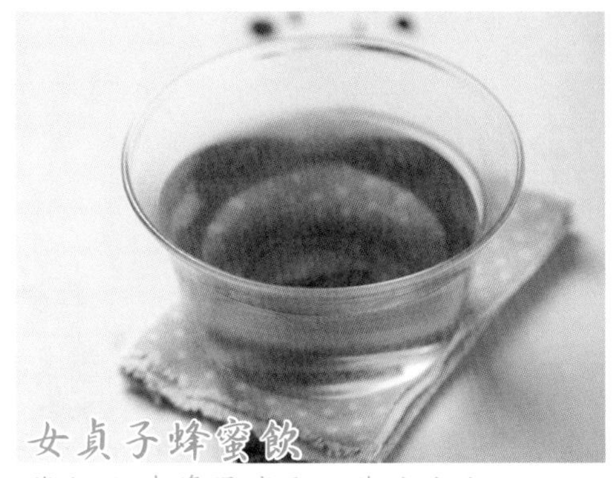

女貞子蜂蜜飲

降低血清膽固醇及三酸甘油酯

材料　女貞子 20 克，蜂蜜 30 克。

做法　女貞子洗淨。將女貞子放入鍋中，加適量水，小火煎煮約 30 分鐘，去渣取汁，調入蜂蜜即成。

功效　女貞子蜂蜜飲適用於肝腎陰虛型高脂血症患者。女貞子能降低血清膽固醇及三酸甘油酯含量；蜂蜜可補腎滋陰。

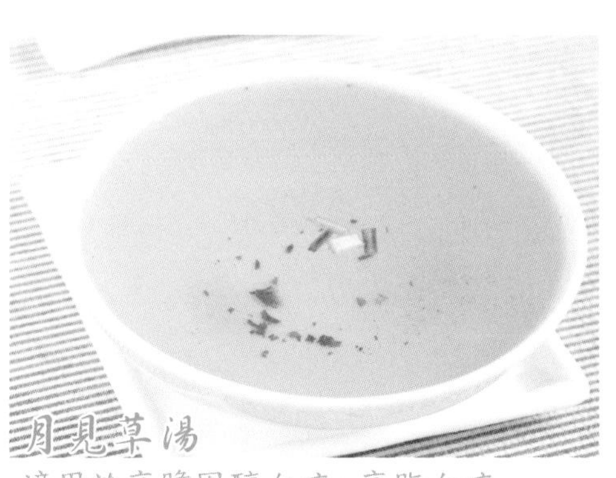

月見草湯

適用於高膽固醇血症、高脂血症

材料　月見草 10 克。

做法　月見草洗淨，加水煎煮，取汁服用。每天 1 劑，連服 1 ～ 2 週。

功效　月見草可調節血液中的脂類，對高膽固醇、高脂血症引起的冠狀動脈粥樣硬化及腦血栓等均有療效。

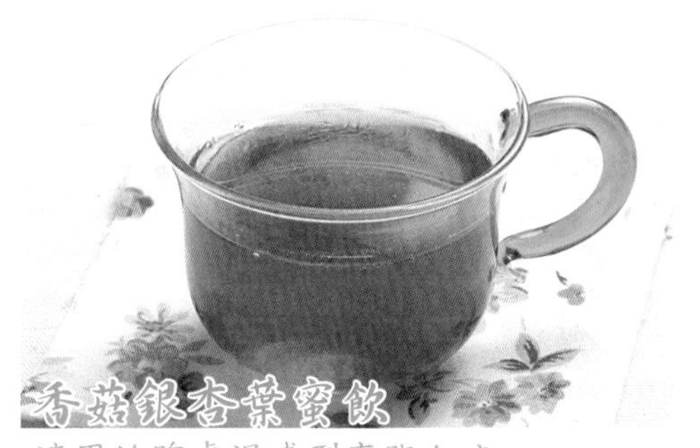

香菇銀杏葉蜜飲

適用於脾虛濕盛型高脂血症

材料　乾香菇、乾銀杏葉各 10 克，蜂蜜 20 毫升。

做法　乾乾香菇、乾銀杏葉揀雜洗淨切碎後同入砂鍋，加水濃煎 2 次，每次 30 分鐘，去渣留汁。合併 2 次濾汁，回入砂鍋，用小火濃縮至 300 毫升，趁溫熱調入蜂蜜，即成。

功效　益氣滋陰、散瘀降脂，主治各種類型的高脂血症，對中老年肝腎陰虛、脾虛濕盛型高脂血症患者尤為適宜。

糖尿病患者補腎方

腎陰虛型糖尿病患者由於身體的免疫功能紊亂，常出現尿頻量多、耳鳴腰酸、頭暈目眩等症狀。

飲食調理：糖尿病患者宜多食溫陽滋陰、補腎降脂、生津潤燥的食物，像是枸杞、五味子、地黃、山茱萸、麥門冬、玉竹、葛根、銀耳等。此外，也可搭配著吃些降血糖的食物，例如苦瓜、冬瓜、燕麥、南瓜、山藥、黃瓜、芹菜、黑木耳、海帶等。不宜食用甜味過重或過鹹、辛辣刺激、油膩的食物。

護腎方法：①限制高膽固醇食物和動物性脂肪攝取，增加膳食纖維的攝取，適當食用一些具有降糖、降血脂、降膽固醇的食物，可起到預防作用。②積極控制血糖，定期檢查尿蛋白排泄率，控制血壓，減少尿蛋白的排泄。

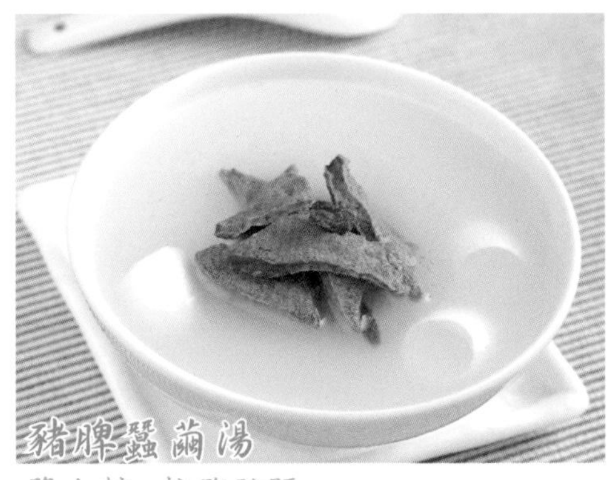

豬脾蠶繭湯

降血糖、抗脂肪肝

材料 枸杞 15 克，蠶繭 10 克，豬脾 1 顆。

做法 豬脾洗淨切片；枸杞揀去雜質，洗淨。將豬脾、枸杞、蠶繭放入鍋內，加適量水，大火煮沸，轉小火燉煮至熟，即成。

功效 豬脾蠶繭湯適用於糖尿病伴有小便頻多、頭暈腰酸等症狀的腎虛患者。枸杞屬於補腎素食，不僅有滋補肝腎的功效，還可降血糖、抗脂肪肝。

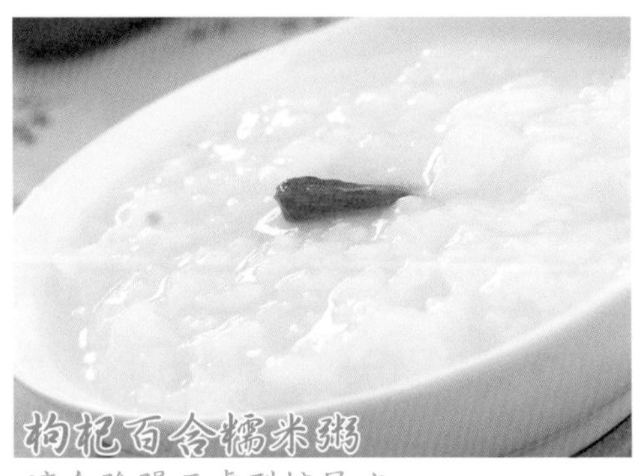

枸杞百合糯米粥

適合陰陽兩虛型糖尿病

材料 糯米 50 克，枸杞、百合各 30 克。

做法 糯米洗淨浸泡 3 小時；枸杞、百合分別洗淨。將糯米、枸杞、百合放入鍋內，加適量水，大火煮沸轉小火熬煮至熟即成。

功效 白米健脾養胃、止虛汗；百合清心安神。枸杞百合糯米粥適合陰陽兩虛型糖尿病患者食用。

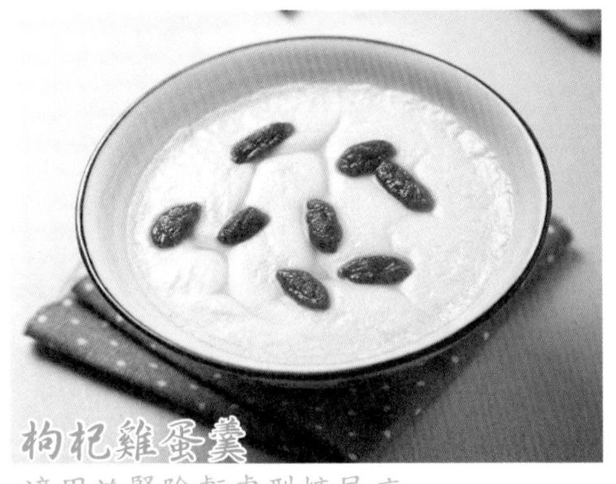

枸杞雞蛋羹

適用於腎陰虧虛型糖尿病

材料 枸杞 10 克，雞蛋 2 顆，鹽適量。

做法 雞蛋打入碗中，打散，加適量鹽和水，攪拌均勻。把洗淨的枸杞拌入雞蛋液中，放入蒸鍋內隔水蒸熟即成。

功效 枸杞雞蛋羹適合腎陰虧虛型糖尿病患者食用。

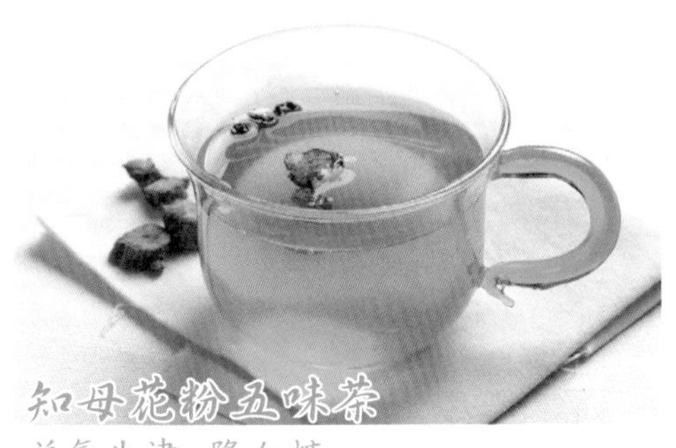

知母花粉五味茶

益氣生津、降血糖

材料 知母、天花粉各 10 克，五味子 5 克，黃芪 20 克。

做法 將知母、天花粉、五味子、黃芪分別洗淨、晒乾後共研成粗末，分兩份裝入綿紙袋中，掛線封口備用。用沸水沖泡，加蓋悶 15 分鐘後飲服。

功效 益氣生津、降低血糖，主治陰虧虛、胃燥津傷型糖尿病。

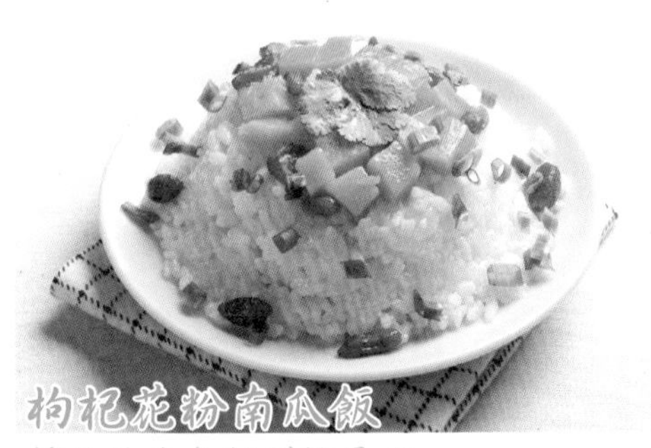

枸杞花粉南瓜飯

輔助治療各類型糖尿病

材料 枸杞 30 克，白米 60 克，天花粉 15 克，青嫩南瓜 250 克，蔥花適量。

做法 將天花粉洗淨、晒乾，研成細末；枸杞洗淨；青嫩南瓜洗淨去外皮，切成小丁放入碗中。白米淘淨，與枸杞、青嫩南瓜丁、天花粉細末同放入電鍋內，加適量開水，攪拌均勻，煲熟撒上蔥花即成。

功效 枸杞、南瓜均屬於補腎素食，具有清熱生津、降低血糖的功效，輔助治療各類型糖尿病。

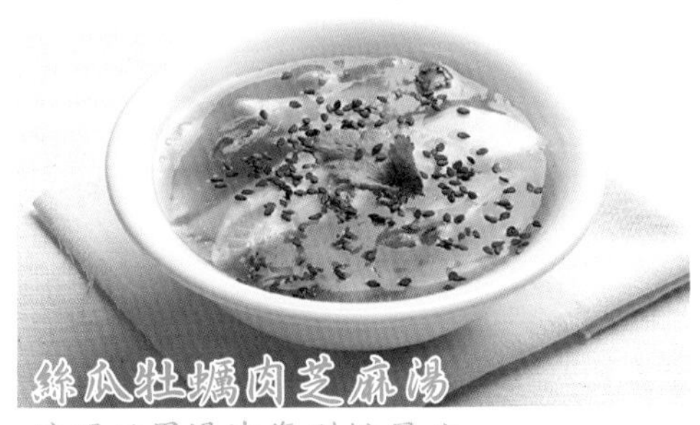

絲瓜牡蠣肉芝麻湯

適用於胃燥津傷型糖尿病

材料 絲瓜片 300 克，牡蠣肉薄片 150 克，黑芝麻、清湯、料酒、蔥花、薑末、油、鹽、五香粉、太白粉水、香油各適量。

做法 油鍋燒熱，投入牡蠣肉薄片煸炒，烹入料酒，加清湯 800 毫升，中火煮沸，放入絲瓜片，加蔥花、薑末、黑芝麻，再煮至沸，加鹽、五香粉，用太白粉水勾芡，淋入香油，拌和均勻即成。

功效 主治腎陰虧虛、胃燥津傷型糖尿病。

冠狀動脈疾病患者補腎方

腎虛寒凝型冠狀動脈疾病患者的典型症狀為心悸氣喘、頭暈胸悶、小便不利、下肢水腫，較嚴重患者還會出現胸背疼痛。

飲食調理：冠狀動脈疾病患者宜多食具有防治動脈粥樣硬化的食物，像是洋蔥、大蒜、黑木耳、蔥頭、海帶、香菇等。此外，也可搭配著吃些降血壓、降血脂和降血糖的食物，例如燕麥、玉米、蕎麥、花生、紅薯等。不宜食用雞蛋黃、乾饅頭等不易吞咽的食物，以免誘發心肌梗塞。

護腎方法：①積極參加體育鍛煉。但要量力而行，以求使全身氣血通暢，減輕心臟負擔。②戒菸少酒。吸菸是造成心肌梗塞、中風的重要因素，應絕對戒菸。少量飲啤酒、黃酒、葡萄酒等低度酒可促進血液流通，氣血調和，但不宜多飲，也不能喝烈酒。

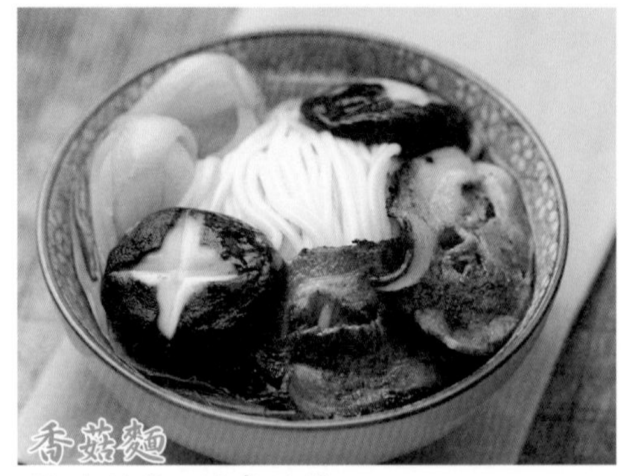
香菇麵

健脾益氣、補虛益精

材料 麵條 200 克，里脊肉片 50 克，水發香菇 30 克，油菜 2 棵，油、豆芽、薑絲、香油各適量。

做法 麵條入沸水後瀝乾，淋香油拌勻；香菇、豆芽洗淨。油鍋燒熱，放里脊肉片、油菜、薑絲、香菇翻炒，加水煮沸下麵條、豆芽，加蓋燜至湯稍乾。

功效 主治脾氣虛弱型冠狀動脈疾病。香菇屬於補腎素食，具有健脾益氣功效。

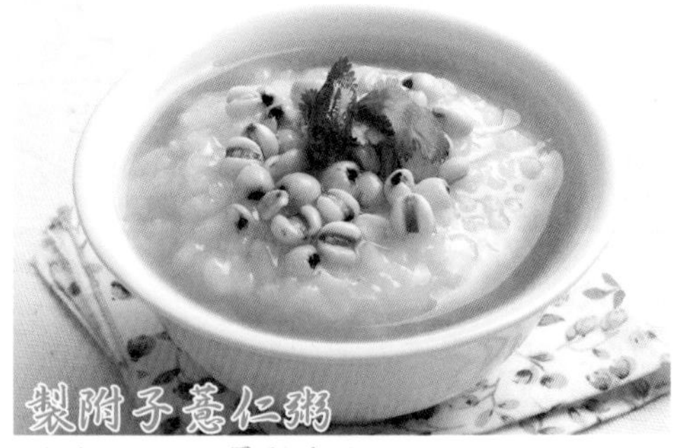
製附子薏仁粥

適合心絞痛屬腎虛寒凝

材料 製附子 5 克，薏仁 30 克，白米 50 克，薑片適量。

做法 製附子、白米洗淨；薏仁洗淨浸泡 6 小時。先煎煮製附子 1 小時，接著放入薑片，煮半小時，去渣取汁；將薏仁和白米放入藥汁中煮成粥即成。

功效 製附子具有回陽救逆、補火助陽、逐風寒濕邪的功效，用於肢冷脈微、陽痿、心腹冷痛、陽虛外感、寒濕痹痛等症。製附子薏仁粥適合冠狀動脈疾病心絞痛屬腎虛寒凝者食用。

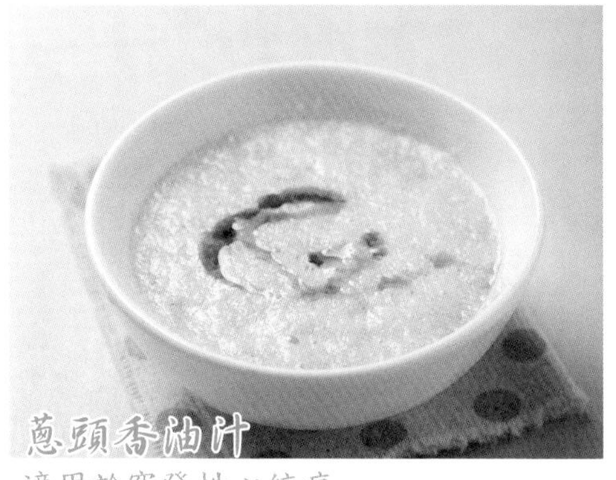

蔥頭香油汁

適用於突發性心絞痛

材料　蔥頭 300 克，香油適量。

做法　蔥頭去外皮，洗淨切碎。將其放入榨汁機中榨取汁液，加少許涼開水，調入香油即成。

功效　蔥頭具有趨風寒的作用，還能降血壓、血糖，預防血栓形成；香油能潤腸通便，適用冠狀動脈疾病、血管硬化。蔥頭香油汁具有溫陽通脈功效，適宜突發性心絞痛疼痛難忍者食用。

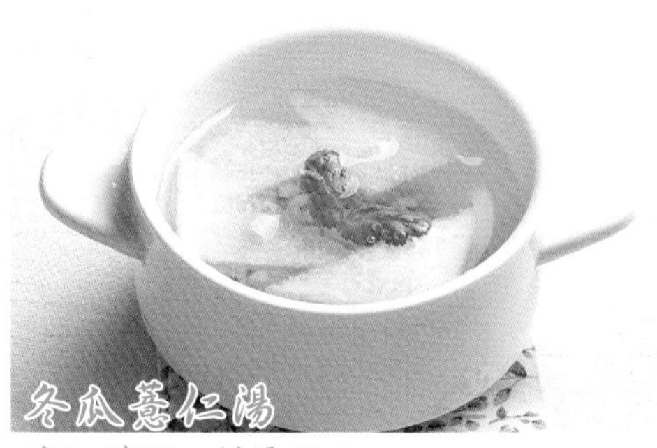

冬瓜薏仁湯

減肥消脂、利尿活血

材料　冬瓜仁 60 克，薏仁 30 克，鹽、香油各適量。

做法　將冬瓜仁同洗淨的薏仁共煮至熟，加鹽、香油調味即成。

功效　冬瓜水分多而熱量低，有減肥降脂作用。此湯清熱生津、利尿活血，適用於冠狀動脈疾病屬痰濕體質者。

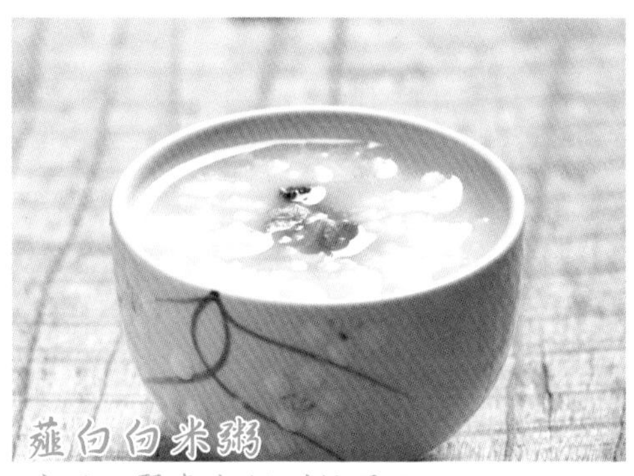

薤白白米粥

適用於腎虛寒凝型糖尿病

材料　薤白 50 克，白米 100 克。

做法　薤白去皮洗淨切粒；白米洗淨浸泡 30 分鐘。將薤白與白米放入鍋中，加適量水同煮成粥即成。

功效　薤白可理氣寬胸、通陽散結，可降血脂和膽固醇；白米補中益氣。薤白白米粥適合腎虛寒凝型冠狀動脈疾病患者食用。

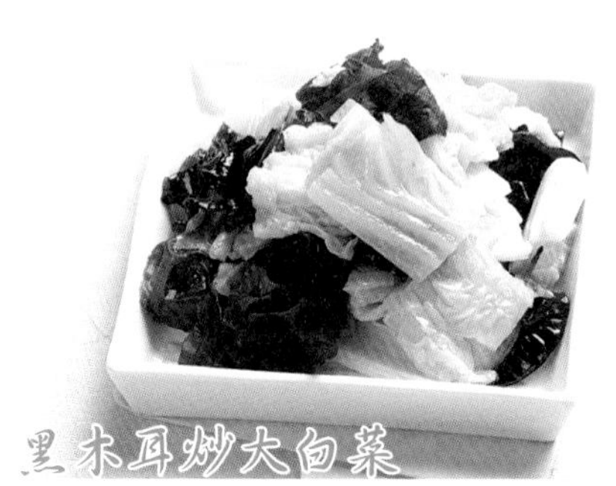

黑木耳炒大白菜

適用於冠狀動脈疾病腎氣不足

材料　水發黑木耳 100 克，白菜 250 克，花椒粉、蔥花、醬油、油、鹽各適量。

做法　水發黑木耳去雜洗淨；大白菜留幫切片。油鍋燒熱，下蔥花熗鍋，下入白菜片煸炒至油潤明亮時放入黑木耳，加醬油、鹽、花椒粉，繼續煸炒至熟即可。

功效　黑木耳炒大白菜可補氣養血、通便減肥，非常適合冠狀動脈疾病腎氣不足者食用。

痛風患者補腎方

肝腎陰虛型痛風是痛風常見症型之一，表現為行動不便、面紅口燥、頭暈耳鳴、舌質紅、關節變形、屈伸不利等。

飲食調理：對於腎功能正常的痛風患者可多食高鉀食物，有助於尿酸排出體外，像是香蕉、綠花椰菜、芹菜等。此外，可搭配著吃些鹼性食物，例如海帶、白菜、牛奶等。忌食含高嘌呤、酸性、辛辣、刺激性的食物，像是豬心、蝦仁、蛋黃等。

護腎方法：①多喝水，每天不要少於2,000毫升，這樣可以幫助排出體內過量的尿酸。②避免酗酒，尤其是啤酒，咖啡及茶可以適量飲用。③不要穿過緊的鞋子，注意保暖和保護關節。

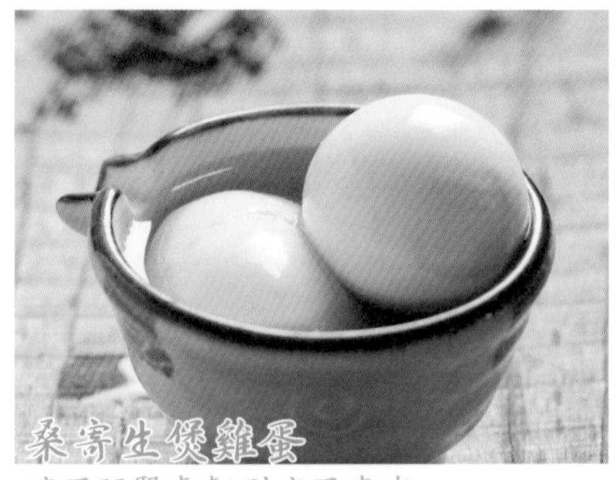

桑寄生煲雞蛋

適用肝腎虛虧型痛風患者

材料　桑寄生 30 克，雞蛋 2 顆。

做法　桑寄生和雞蛋分別洗淨，一起放入砂鍋內，加水小火燉煮至蛋熟。將蛋撈出，去殼再放入湯內煮 15 分鐘即成，飲湯吃蛋。

功效　桑寄生補肝腎、強筋骨、去風濕，用於腰膝酸痛、風濕痹痛；雞蛋補中益氣。桑寄生煲雞蛋有補益肝腎、強筋壯骨功效，適用於肝腎虛虧型痛風。

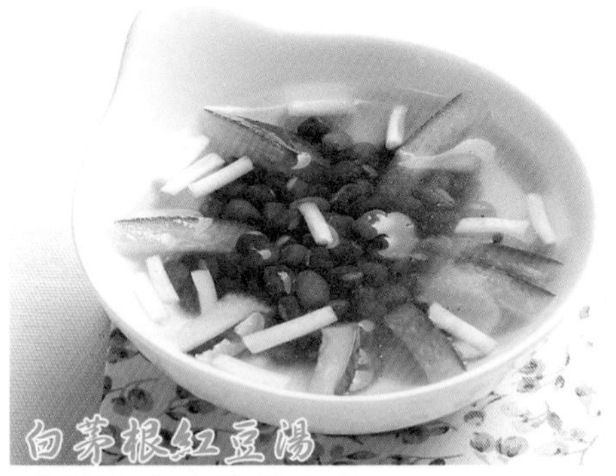

白茅根紅豆湯

適用於痛風併發水腫

材料　白茅根 20 克，紅豆 30 克，西瓜皮 40 克。

做法　白茅根洗淨；紅豆洗淨浸泡 3 小時；西瓜皮洗淨切塊。將白茅根、紅豆和西瓜皮放入鍋中，加適量水，大火煮沸轉小火，煮 1 小時即成。

功效　紅豆有滋補強壯、利水除濕的功效，痛風併發水腫患者可經常食用。經常飲用此湯，可以幫助痛風患者排出體內多餘的尿酸，緩解各種不適症狀。

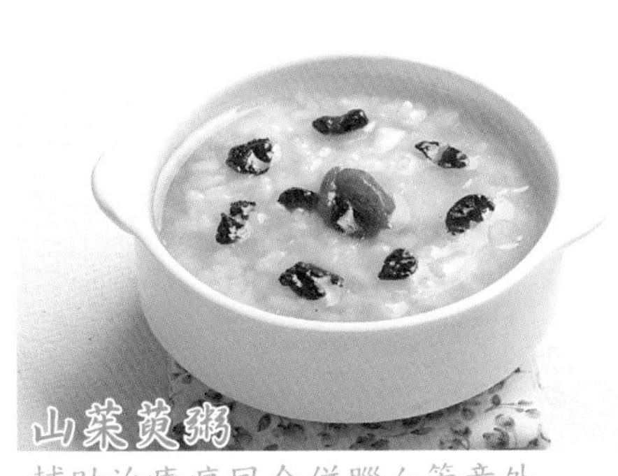

山茱萸粥

輔助治療痛風合併腦血管意外

材料 山茱萸 15 克，白米 60 克，糖適量。

做法 將山茱萸、白米分別洗淨，一起放入砂鍋中，加適量水，用大火燒開後轉小火煮至粥稠，加適量糖稍煮即成。

功效 山茱萸粥具有補精助陽、固精收斂的功效，可治療痛風合併腦血管意外。

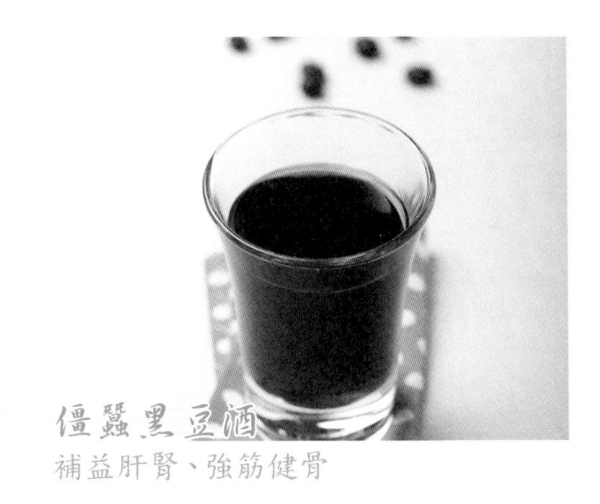

僵蠶黑豆酒

補益肝腎、強筋健骨

材料 黑豆、僵蠶各 250 克，白酒 1000 毫升。

做法 黑豆和僵蠶分別洗淨晾乾。將黑豆、僵蠶炒焦黑，浸泡在白酒中，經 5 日去渣飲用。痛風發作時，溫服 1 小盅。

功效 僵蠶去風解痙、化痰散結；黑豆滋陰補腎，能緩解腎虛陰虧、腎氣不足的症狀。僵蠶黑豆酒具有補益肝腎、強筋健骨的功效，適合肝腎虛虧型痛風患者飲用。

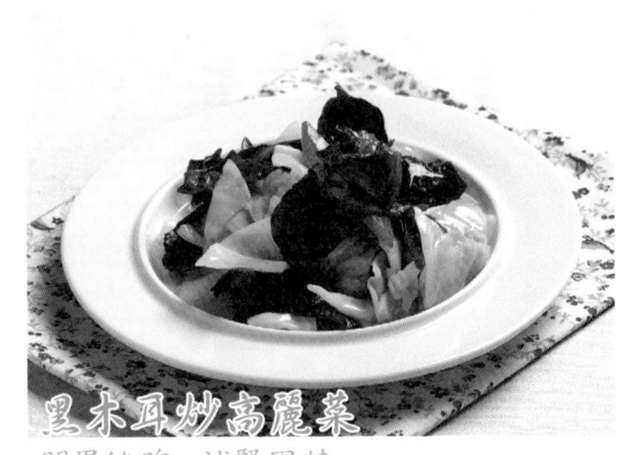

黑木耳炒高麗菜

開胃健脾、補腎固精

做法 高麗菜 250 克，水發黑木耳 75 克，醬油、醋、香油、鹽、糖、油、太白粉水各適量。

材料 將高麗菜去老葉，洗淨撕成大片，瀝乾水分；水發黑木耳洗淨瀝水。油鍋燒熱，下黑木耳、高麗菜煸炒，加醬油、鹽、糖調味，入味後用太白粉水勾芡，加醋，淋上香油即成。

功效 主治瘀熱阻滯型痛風合併冠狀動脈疾病，有開胃健脾、補腎固精的功效。

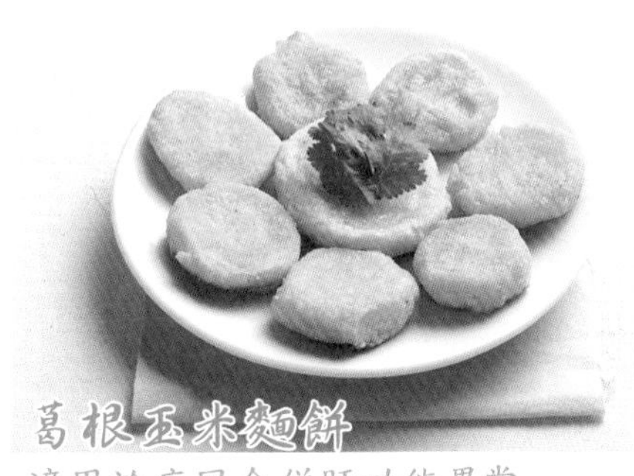

葛根玉米麵餅

適用於痛風合併肝功能異常

材料 玉米粉 100 克，小米粉、糯米粉各 60 克，何首烏粉、葛根粉各 30 克，紅糖、蔥花、薑末、鹽、油各適量。

做法 將前 5 種材料加紅糖、溫開水混合均勻，再加油及蔥花、薑末、鹽，揉合後分 8 個粉團，擀成 8 個粉餅。油鍋燒熱，小火將粉餅煎烤至酥香鬆軟時即成。

功效 輔助治療痛風合併肝功能異常，具有滋陰養血、補虛降脂的功效。

中風患者補腎方

由肝腎虛虧引起的中風，是中老年常見病和多發病，患者大多表現出頭暈眼花、耳鳴目眩、少眠多夢、腰酸腿軟，病情嚴重時，可出現一側手足沉重麻木、口眼麻木、半身不遂等症狀。

飲食調理：宜多食滋陰潛陽、息風通絡的食物，像是牡蠣、枸杞、白芍等。此外，可搭配吃些細軟的、含豐富膳食纖維的食物，例如芋頭、萵苣、紫菜等。忌食油膩、高膽固醇的食物，像是動物內臟、蟹黃等。

護腎方法：①經常檢查血壓，不要隨意停服降壓藥物。②每天定時大便，保持大便通暢。③發現眩暈、頭痛等症狀要及時檢查治療。④不要勉強工作，防止過分勞累，保持充足的休息和睡眠。

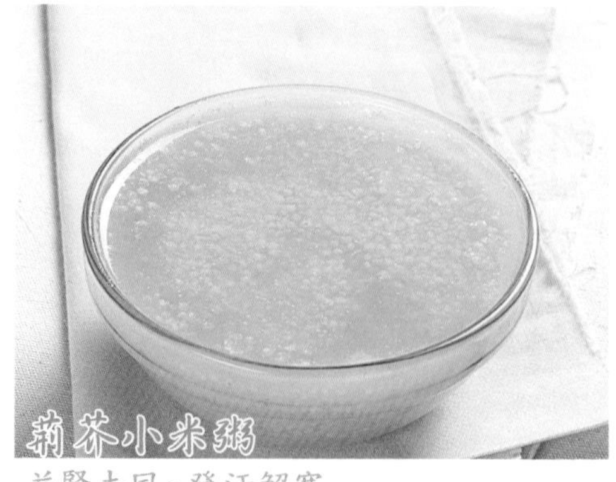

荊芥小米粥

益腎去風、發汗解寒

材料 荊芥穗、薄荷各 50 克，豆豉、小米各 60 克。

做法 將荊芥穗、薄荷和豆豉洗淨放入鍋中，加適量水煮 20 分鐘，去渣取汁。將小米放入藥汁中，加水煮成粥。

功效 荊芥穗發汗解表、去風；小米益脾胃、養腎氣、除煩熱。荊芥小米粥具有益腎去風的作用，可輔助治療中風之言語蹇澀、精神昏憒、口眼歪斜等。

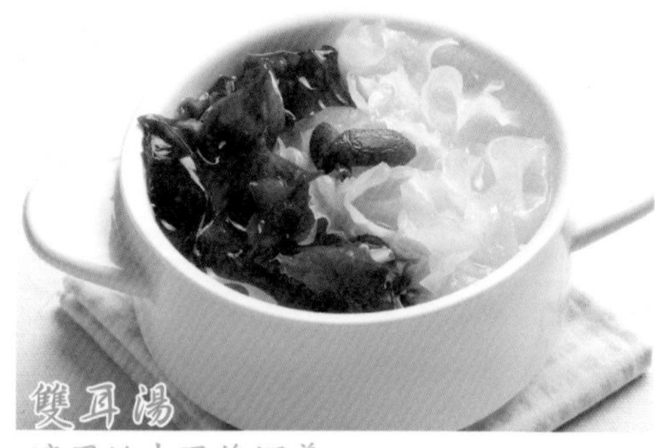

雙耳湯

適用於中風後調養

材料 銀耳、黑木耳各 10 克，冰糖適量。

做法 將銀耳、黑木耳用溫水泡發，並摘除蒂柄，去除雜質，洗淨放入碗內，放入冰糖，加適量水。將盛雙耳的碗置鍋中蒸 1 小時，待熟透即成。

功效 滋陰補腎、潤肺，主要用於中風的調養，緩解腎陰虛引起的血管硬化、高血壓、眼底出血等。黑木耳屬於低嘌呤食物，銀耳屬於中嘌呤食物，這道菜也適宜腎陰虛痛風患者食用。

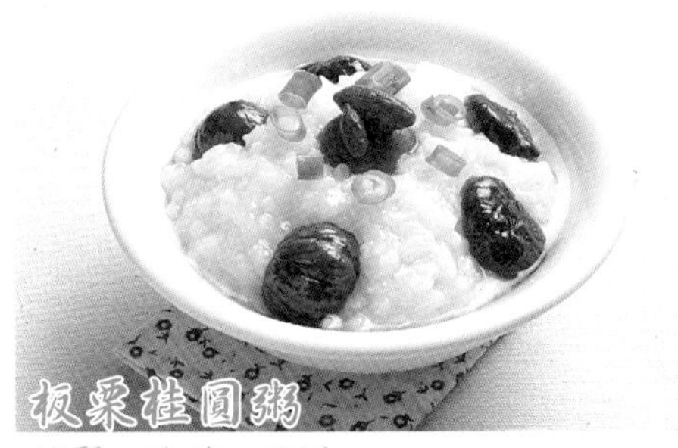

板栗桂圓粥

補腎、強筋、通脈

材料 板栗肉、桂圓肉各 20 克，白米 50 克，枸杞、蔥花、糖各適量。

做法 白米洗淨放入鍋中，加板栗肉、枸杞和適量水，大火煮沸轉小火煮半小時；把桂圓肉放入粥中，再煮 10 分鐘，加糖，撒上蔥花即成。

功效 板栗桂圓粥具有補腎、強筋、通脈的功效，可輔助治療中風後遺症。

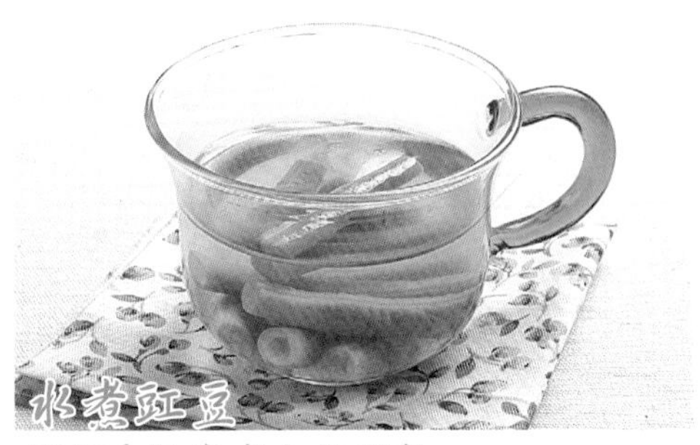

水煮豇豆

緩解中風患者小便頻數

材料 豇豆 150 克，鹽適量。

做法 將豇豆洗淨切成段，加適量水煮熟，加鹽調味即成。

功效 水煮豇豆具有補腎固澀的作用，主治老年腎虛小便頻數，亦用於中風患者小便頻數。

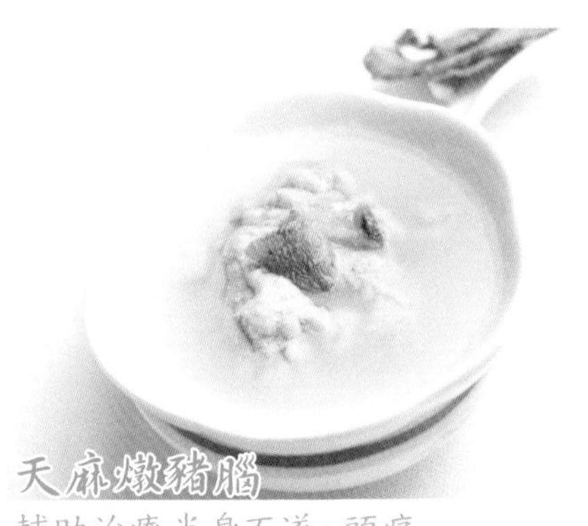

天麻燉豬腦

輔助治療半身不遂、頭痛

材料 天麻 10 克，豬腦 1 顆，鹽適量。

做法 天麻洗淨用水浸泡 2 小時；豬腦用水沖洗乾淨。將天麻和豬腦放入鍋中，加適量水，大火煮沸轉小火煮 30 分鐘，加鹽調味即成。

功效 天麻燉豬腦具有去風止痛、滋養通脈的功效，適用於頭痛之症，但不宜多吃。現多用於神經性偏頭痛、肝陰虛型高血壓、動脈粥樣硬化及腦血管意外所致半身不遂等症狀。

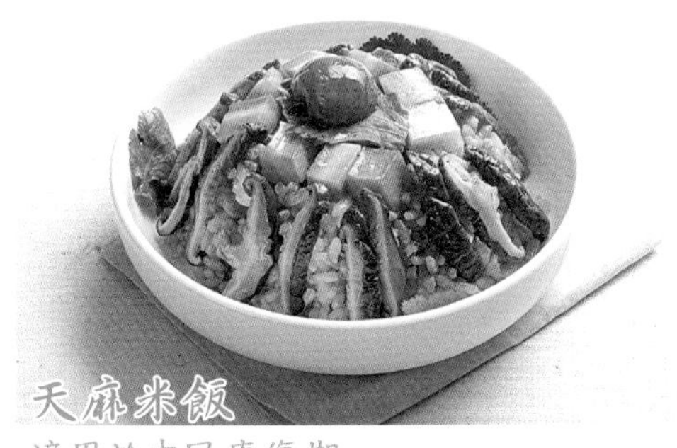

天麻米飯

適用於中風康復期

材料 天麻、胡蘿蔔各 10 克，白米 200 克，豬瘦肉 100 克，香菇、醬油、料酒各適量。

做法 天麻洗淨浸泡 2 小時後切片，水留下備用；白米淘淨；豬瘦肉洗淨切片；胡蘿蔔洗淨切成塊；香菇洗淨切絲。將所有食材和調料一起放入鍋中，倒入浸泡天麻的水和適量水煮成米飯。

功效 胡蘿蔔、香菇均有補腎的功效。天麻米飯具有健腦安神的作用，適用於中風康復期。

腫瘤患者補腎方

腫瘤患者時常會出現神疲力乏、少氣懶言、食欲缺乏等症狀。

飲食調理：腫瘤患者宜多食健脾益腎、扶助正氣的食物，像是核桃、蓮子、芡實、豇豆等。此外，可搭配著吃些易消化吸收的富含蛋白質的食物，例如牛奶、雞蛋、魚類、蝦、豆製品等。忌食過鹹、辛辣刺激、油炸、膨化食物，像是臘肉、泡菜、烤肉、香腸、薯條等。

護腎方法：①在日常生活中要保持心情愉悅，注意調節情緒，不動怒。②菸和酒對腎臟的刺激和傷害很大，為了腎臟的健康，應該儘早戒菸戒酒。③維持適當穩定的體重，不要暴飲暴食，也不要盲目減肥。

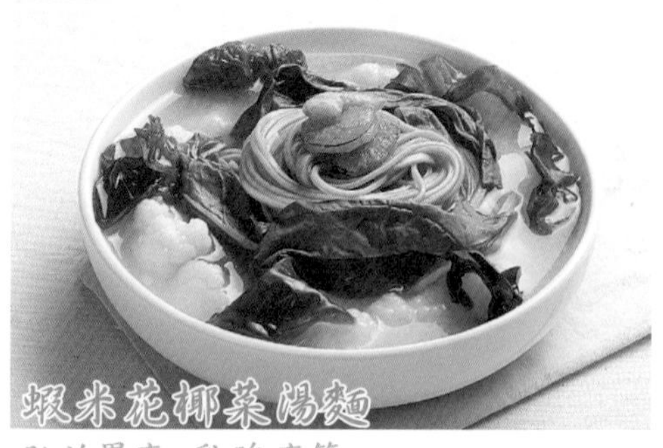

蝦米花椰菜湯麵

防治胃癌、乳腺癌等

材料 麵條200克，蝦米30克，花椰菜100克，黑木耳10克，黃酒、鹽、油、蔥花、薑末各適量。

做法 花椰菜洗淨掰小朵；黑木耳泡發洗淨；蝦米泡軟。將蔥花、薑末煸炒，再放蝦米，加水燒開，下入麵條煮熟，放黑木耳、花椰菜、鹽、黃酒拌勻即成。

功效 適用胃癌、乳腺癌等癌症的防治及慢性胃炎、性功能減退等疾病的調養。

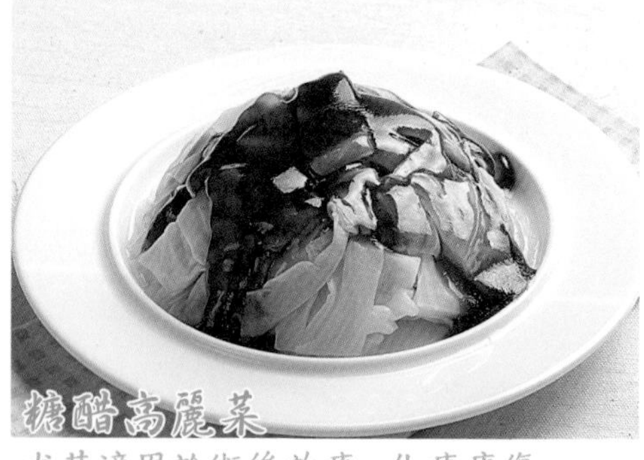

糖醋高麗菜

尤其適用於術後放療、化療康復

材料 高麗菜250克，糖、醋、蒜泥、蔥花、薑末、五香粉、鹽、辣椒油各適量。

做法 高麗菜洗淨切塊，在沸水中焯一下，取出瀝水。將糖溶入醋中，加蒜泥、蔥花、薑末、五香粉、鹽、辣椒油，攪拌均勻，裝盤淋上調味汁即成。

功效 具有補虛抗癌、益腎健脾的功效，主要用於食管癌、胃癌、結腸癌、宮頸癌患者的食療，術後放療、化療康復期尤為適宜。

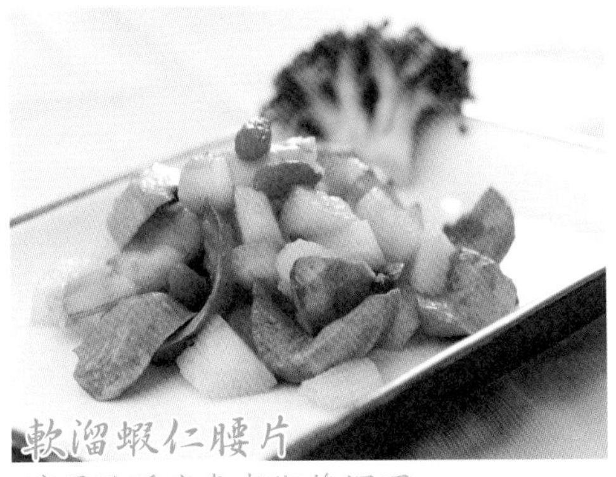

軟溜蝦仁腰片

適用於腫瘤患者術後調理

材料　山藥半根，鮮蝦仁 200 克，豬腰 1 顆，枸杞、油、鹽、太白粉水、薑末適量。

做法　枸杞洗淨；山藥去皮洗淨切丁；鮮蝦仁洗淨加太白粉水上漿；豬腰洗淨切片。油鍋燒熱，下腰片炒熟盛出；鍋底留油，放薑末、蝦仁、腰片、枸杞、山藥丁，溜炒至熟，加鹽調味即成。

功效　補充鈣及維生素，具有滋補脾腎的功效，適合腫瘤患者術後調理之用。

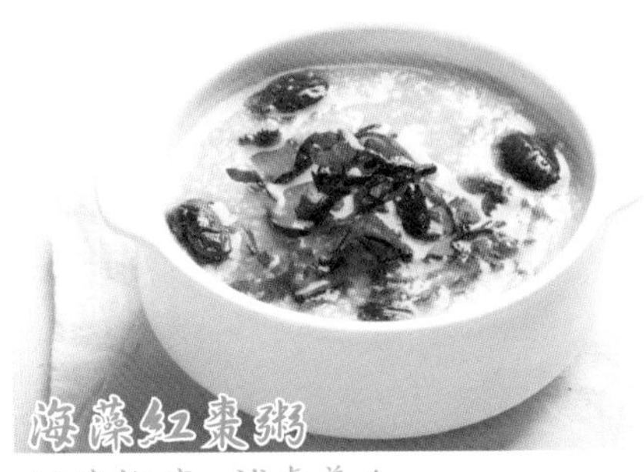

海藻紅棗粥

防癌抗癌、補虛養血

材料　乾海藻 10 克，紅棗 15 顆，小米 100 克。

做法　將乾海藻揀去雜質洗淨，用溫水泡發備用。紅棗、小米淘淨後同入砂鍋，加水適量，大火煮沸後，改用小火煨煮 30 分鐘，調入海藻及其浸泡汁水，繼續煨煮至小米熟爛即成。

功效　防癌抗癌、補虛養血，主治甲狀腺、消化道、肺部及淋巴系統各種惡性腫瘤，以及肝腎陰虛型貧血。

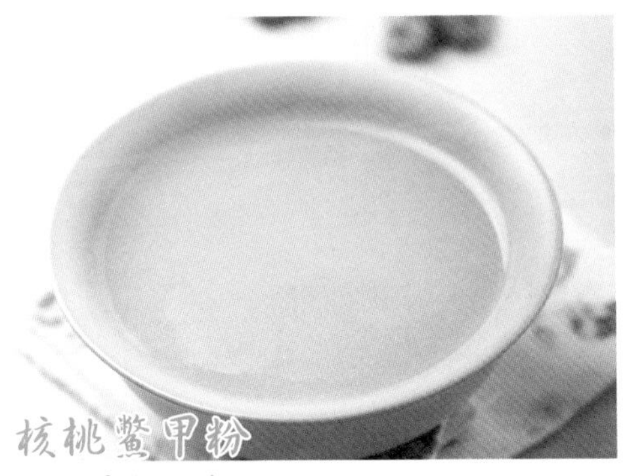

核桃鱉甲粉

預防子宮肌瘤

材料　核桃 120 克，鱉甲 350 克，蜂蜜適量。

做法　核桃烘乾，鱉甲炒乾，均研為細末，混合均勻後裝入密封瓶中，備用。溫水調和蜂蜜後送服，每天 2 次。

功效　核桃補腎養血；鱉甲軟堅散結。核桃鱉甲粉可預防子宮肌瘤。

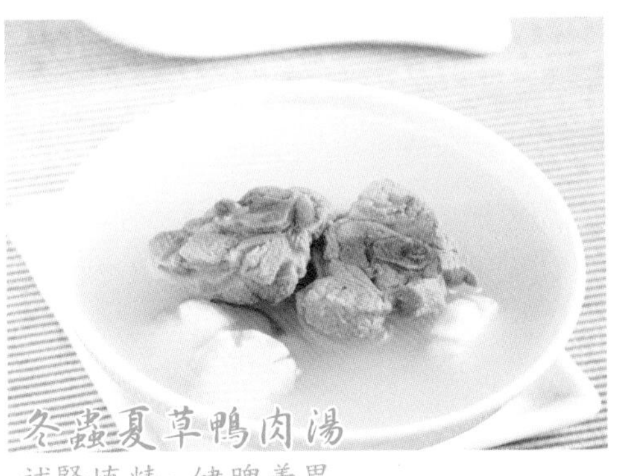

冬蟲夏草鴨肉湯

補腎填精、健脾養胃

材料　鴨肉 150 克，冬蟲夏草 5 克，紅棗 5 顆，薑片、鹽各適量。

做法　鴨肉洗淨斬塊；紅棗洗淨去核；將鴨肉、冬蟲夏草、紅棗、薑片放入鍋中，加適量水，燉煮至熟，加鹽調味即成。

功效　補腎填精、健脾養胃，適用於食管腫瘤引起的形瘦體弱、食欲缺乏、遺精失眠、咳嗽氣促、痰中帶血、聲低氣怯、體倦乏力等。

緩解期哮喘患者補腎方

肺腎虧虛型是緩解期哮喘的主要症型之一，患者面色蒼白、畏寒肢冷、易感冒，平日常出現胸悶氣短的感覺，手腳心不由自主地出汗。

飲食調理：哮喘患者宜多食含有維生素A、維生素C及鈣質的食物，像是蛋黃、胡蘿蔔、黑芝麻等。此外，可搭配著吃些菌類食物，例如香菇、蘑菇、金針菇、杏鮑菇等。不宜飲用牛奶及其製品，像是乳酪、優酪乳等。

護腎方法：①在明確過敏原後應避免再與其接觸，如果是室內塵埃或蟎蟲誘發的哮喘，就應保持室內的清潔，勤晒被褥，而且應常開窗戶通風，保持室內空氣的清新。②不宜在室內飼養貓、狗等小動物。③加強營養，避免精神刺激，避免過度疲勞。

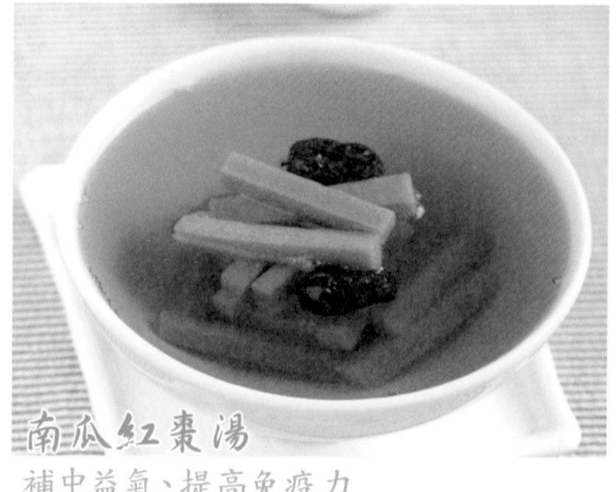

南瓜紅棗湯

補中益氣、提高免疫力

材料　南瓜500克，紅棗15顆，紅糖適量。

做法　南瓜洗淨削皮切條；紅棗洗淨去核。二者一同放入鍋內，加適量水，大火煮沸，轉小火煮至南瓜軟爛，加紅糖即成。

功效　南瓜潤肺益氣、化痰排膿，治咳止喘；紅棗補血養血。南瓜紅棗湯補中益氣，能提高免疫力，適用於支氣管哮喘、老人慢性支氣管炎等病症。

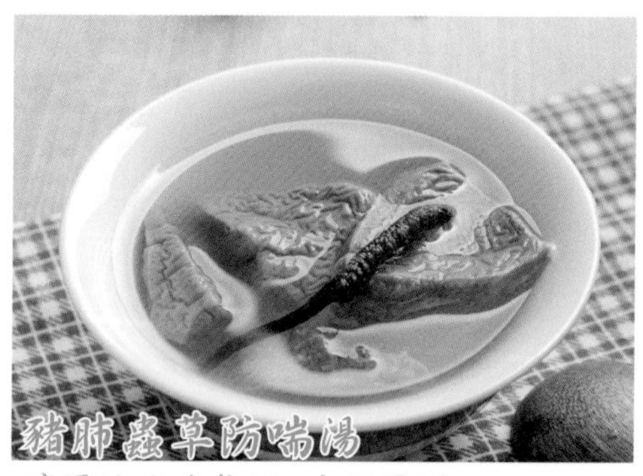

豬肺蟲草防喘湯

適用於咳喘氣短、自汗畏風

材料　豬肺1顆，冬蟲夏草10克，黃芪12克，紅棗10顆，鹽適量。

做法　豬肺洗淨汆燙切片。將肺片、冬蟲夏草、黃芪、紅棗放入鍋內，加適量水，燉煮至熟，加鹽調味，飲湯食肺。

功效　豬肺潤肺；冬蟲夏草滋陰補腎；黃芪補氣。豬肺蟲草防喘湯益氣健脾保肺，適用於哮喘緩解期之咳喘氣短、自汗畏風等症狀。

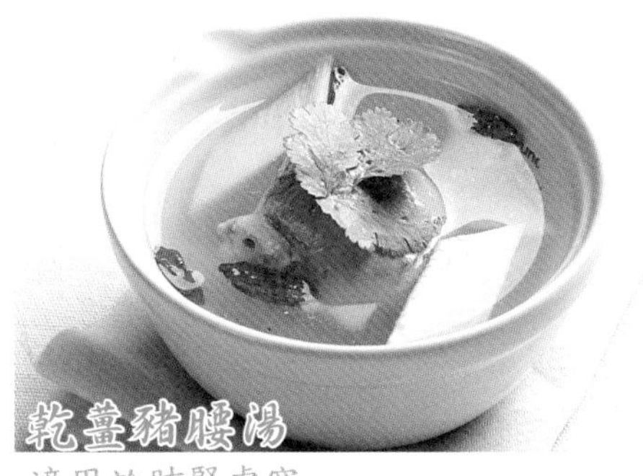

乾薑豬腰湯

適用於肺腎虛寒

材料　乾薑90克，豬腰1顆，鹽、枸杞各適量。

做法　將豬腰洗淨去臊筋，細切；乾薑切片，與枸杞同入砂鍋中，加水煮熟，加鹽調味即成。

功效　主治肺腎虛寒之喉間哮鳴、痰液清稀、氣喘咳嗽、畏寒怕冷、四肢不溫、大便溏泄。

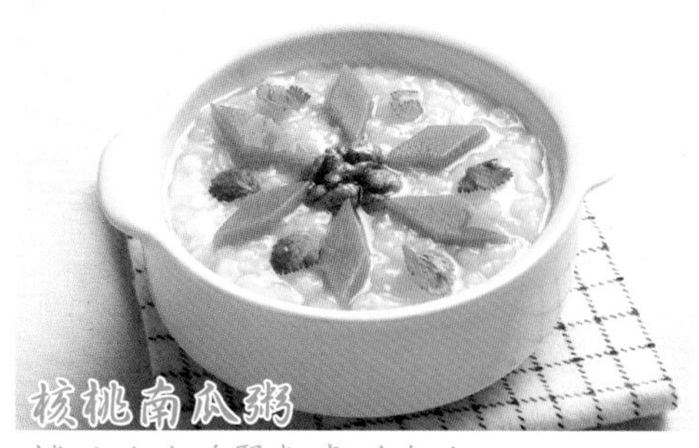

核桃南瓜粥

輔助治療脾腎虧虛型哮喘

材料　核桃20克，南瓜1小塊，白米50克。

做法　將南瓜去皮切塊洗淨，與洗淨的核桃仁、白米一起放入砂鍋中，加適量水，用大火煮熟後，改用小火慢煮30分鐘即成。

功效　核桃南瓜粥具有健脾益腎的功效，輔助治療脾腎虧虛型哮喘。

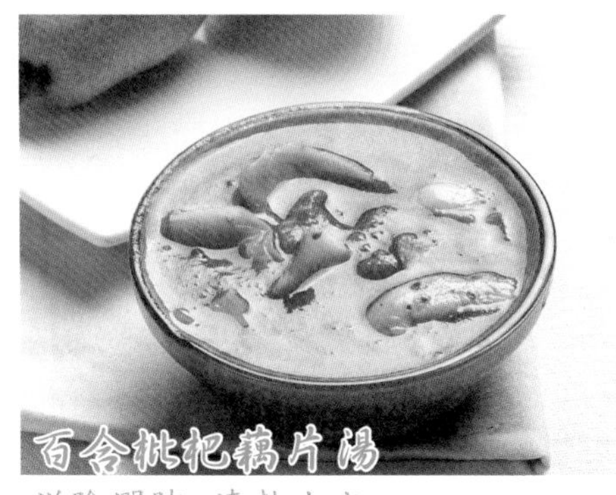

百合枇杷藕片湯

滋陰潤肺、清熱止咳

材料　鮮百合、鮮枇杷各30克，鮮蓮藕100克，杏仁、糖各適量。

做法　鮮蓮藕洗淨切片。將百合、枇杷、杏仁洗淨，同藕片加水熬煮至熟，加糖即成。

功效　蓮藕可健脾補虛；枇杷能潤肺止咳。百合枇杷藕片湯更能滋陰潤肺、清熱止咳。

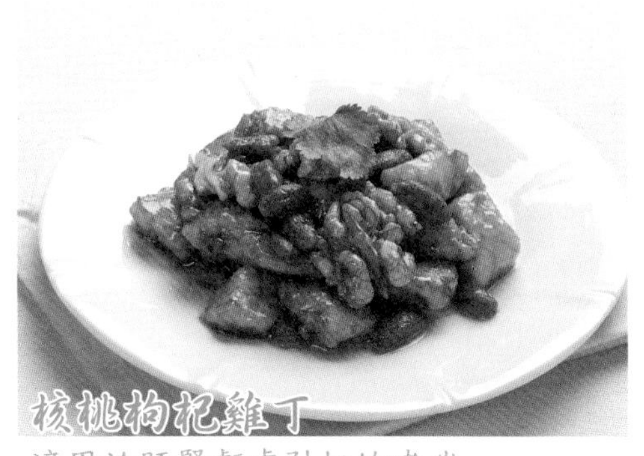

核桃枸杞雞丁

適用於肝腎虧虛引起的哮喘

材料　雞肉350克，核桃15克，枸杞10粒，鹽、醬油、油各適量。

做法　雞肉洗淨切丁，與洗淨的核桃、枸杞一同放入油鍋炒熟，加鹽、醬油炒勻即成。

功效　具有平肝補血的功效，主治哮喘之腎氣不足、肝腎虧虛、頭暈乏力、面色蒼白。

骨質疏鬆症患者補腎方

腎精不足型、脾腎氣虛型、肝腎陰虛型、腎陽虧虛型都是骨質疏鬆的常見症型，所以通過補腎來治療骨質疏鬆症是一種非常有效的方法。

飲食調理：骨質疏鬆症患者宜多食滋補肝腎、養陰壯骨、溫補脾腎的食物，像是羊肉、山藥、枸杞等。此外，可搭配著吃些含鈣元素豐富的食物，例如蝦皮、牡蠣、豆腐、核桃等。忌食刺激性或過鹹、過甜的食物，像是花椒、辣椒、泡菜、臘肉等。

補腎方法：①控制飲食結構，避免酸性食物攝入過量，加劇酸性體質。②不吸菸、不喝酒、不喝濃咖啡，以免影響身體對鈣的吸收。③保持良好的心情，不要有過大的心理壓力，壓力過重會導致酸性物質的沉積，影響鈣的吸收。

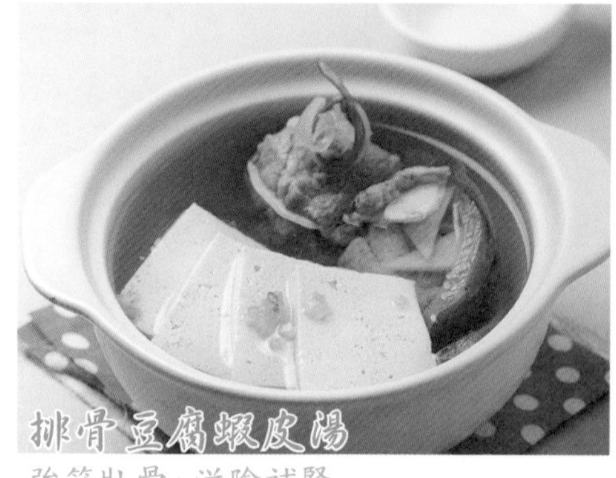

排骨豆腐蝦皮湯

強筋壯骨、滋陰補腎

材料　豬排骨 250 克，豆腐 300 克，洋蔥 50 克，蝦皮、薑片、料酒、鹽各適量。

做法　豬排骨洗淨汆燙；豆腐切塊；洋蔥洗淨切條。排骨、薑片、料酒放入鍋內，加水煮沸轉小火煮 1 小時，加豆腐、蝦皮、洋蔥燉煮至熟，加鹽調味即成。

功效　排骨滋陰補腎、益精補血；豆腐滋陰清熱；蝦皮補鈣。此料理具有強筋壯骨功效，適合骨質疏鬆症患者食用。

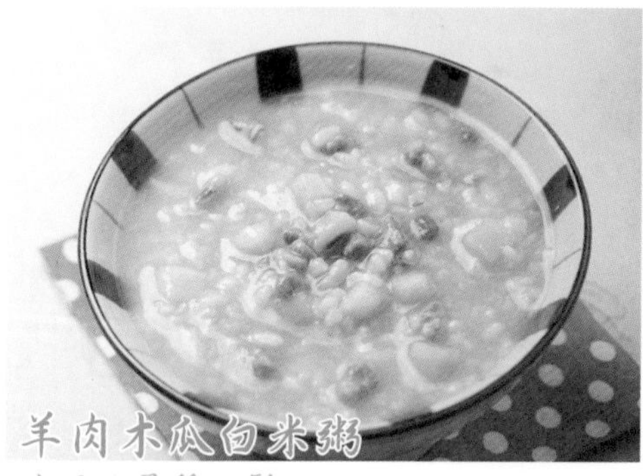

羊肉木瓜白米粥

適用於骨質疏鬆症

材料　羊肉 100 克，蘋果、鮮豌豆各 50 克，木瓜 300 克，白米 80 克，鹽、胡椒粉各適量。

做法　羊肉洗淨切塊汆水；蘋果洗淨切塊；豌豆洗淨；木瓜榨汁。將白米、羊肉、蘋果、鮮豌豆、木瓜汁入鍋，加水熬煮成粥，加鹽、胡椒粉調味即成。

功效　羊肉補腎補氣；木瓜舒筋活絡。這道羊肉木瓜白米粥適用於年老體虛引起的骨質疏鬆症。

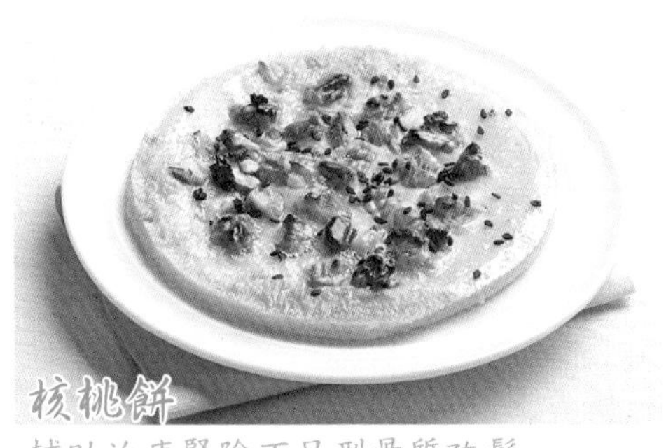

核桃餅

輔助治療腎陰不足型骨質疏鬆

材料 麵粉 300 克，核桃 50 克，油、黑芝麻各適量。

做法 麵粉加適量水、油、核桃、黑芝麻攪勻，製成麵餅，然後擺在烤盤裡，放在烤箱中烤熟即成。

功效 輔助治療腎陰不足型骨質疏鬆症，加適量黑芝麻，不僅可以讓核桃餅更香，而且更具溫陽補腎的功效。

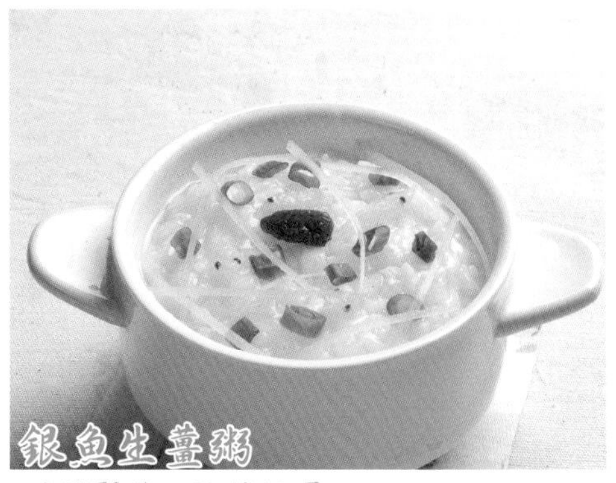

銀魚生薑粥

滋補腎陰、強筋健骨

材料 銀魚乾 30 克，糯米 100 克，薑絲 15 克，豬油、鹽、蔥花各適量。

做法 將銀魚乾、糯米、薑絲分別洗淨，入鍋加水，共煮成粥，調入少量豬油、鹽、蔥花，趁熱服食。

功效 銀魚生薑粥具有滋補腎陰的功效，主治腎陰不足型骨質疏鬆症。

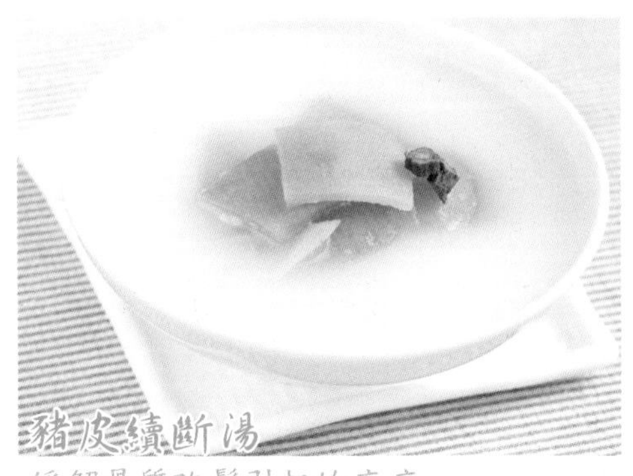

豬皮續斷湯

緩解骨質疏鬆引起的疼痛

材料 鮮豬皮 200 克，續斷 15 克，薑片、鹽各適量。

做法 豬皮洗淨去毛去脂切塊；續斷煎煮取汁。將豬皮、薑片、續斷汁放入鍋內，加適量水，燉煮至熟，加鹽調味即成。

功效 續斷能補肝腎、強筋骨；豬皮可滋陰補虛、養血益氣。豬皮續斷湯可緩解骨質疏鬆引起的疼痛。

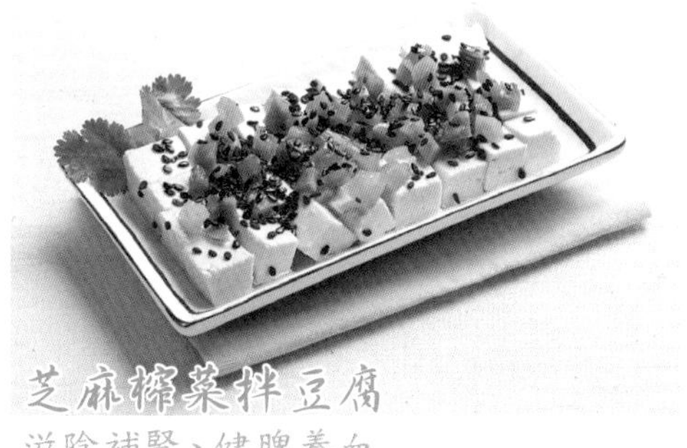

芝麻榨菜拌豆腐

滋陰補腎、健脾養血

材料 嫩豆腐 200 克，熟黑芝麻 15 克，榨菜末、薑末、蔥末、醬油、香油、鹽、糖各適量。

做法 嫩豆腐焯水後均勻切成小塊，置於盤內，撒上榨菜末、薑末、蔥末、熟黑芝麻。將醬油放入小碗內，加鹽、糖、香油調勻成汁，淋在豆腐上即成。

功效 芝麻榨菜拌豆腐具有滋陰補腎、健脾養血的功效，主治腎陰不足型骨質疏鬆症。

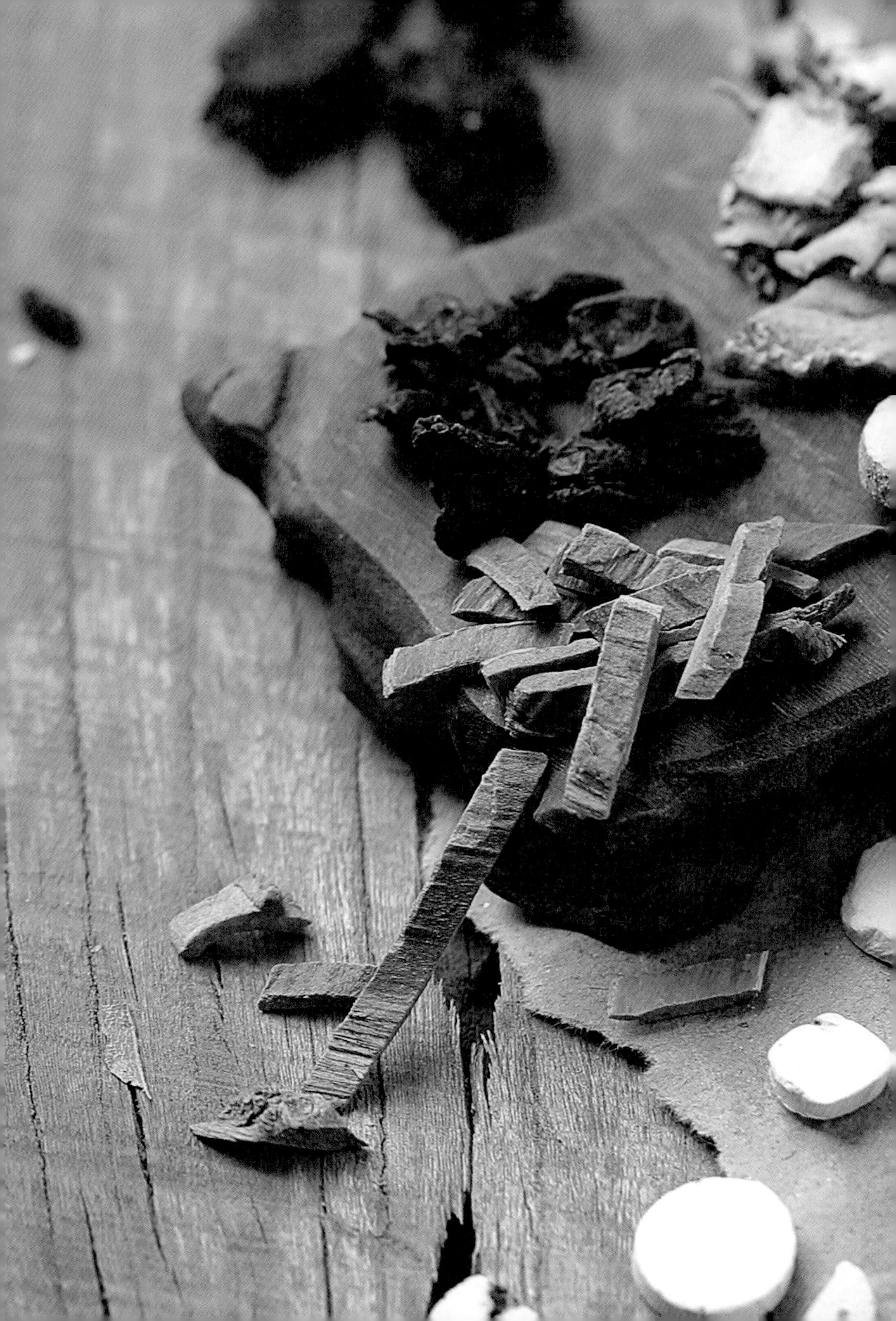

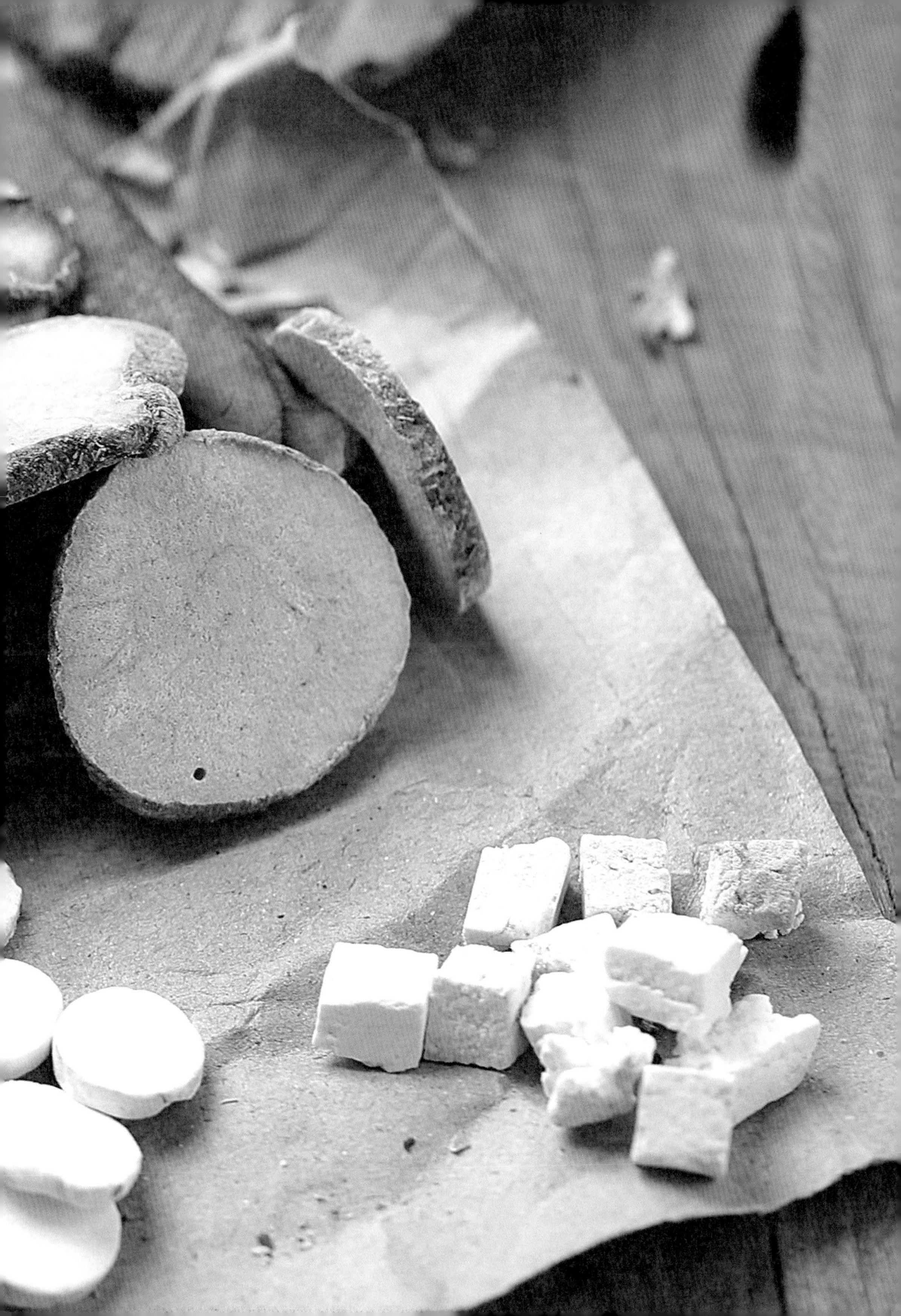

附錄

補腎特效穴

復溜穴

保證腎臟安康

主治　腎炎、神經衰弱、記憶力減退、手腳冰冷。
取穴　位於小腿內側，內踝尖上3橫指，腳跟腱的前端，按壓有酸脹感處即是。
按摩　用拇指指腹由下往上推按1～3分鐘。

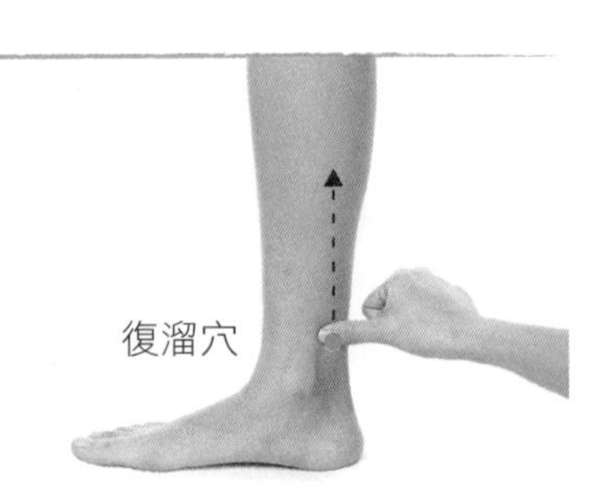

關元穴

活躍腎氣守真元

主治　陽痿早洩、月經不調、不孕不育、痛經、虛胖水腫。
取穴　位於下腹部前正中線上，肚臍正下4橫指處即是。按摩前將手掌搓熱，敷在穴位上，會增加指壓刺激的舒適感。
按摩　用食指指腹摩揉3～5分鐘。

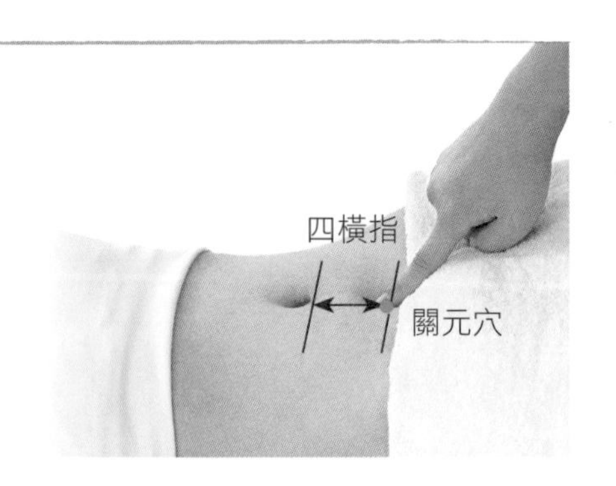

足三里穴

調養脾胃補好腎

主治　脾腎虛虧引起的胃痛、腹瀉、十二指腸潰瘍、肥胖。
取穴　站立彎腰，張開手掌放在同側的膝蓋上，保持虎口圍住膝蓋髕骨的外側，其餘四指自然向下，中指指尖處即是。
按摩　每天用拇指或中指按壓5～10分鐘，每分鐘按壓30～40次。

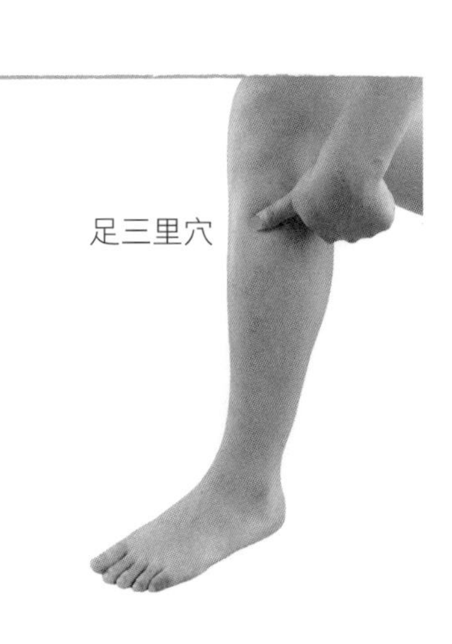

湧泉穴

補腎固元的「長壽穴」

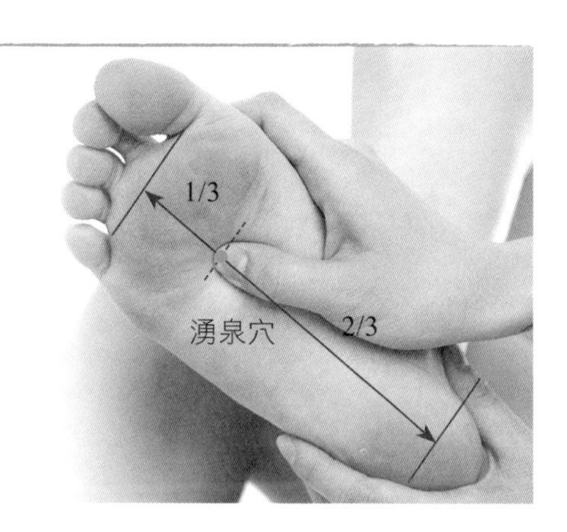

主治　腎虛引起的失眠健忘、頭暈眼花、煩躁不安、耳鳴耳聾以及婦科疾病、男科疾病。

取穴　在足底，屈足卷趾時足心最凹陷處。卷足，足底前 1/3 處可見有一凹陷處，按壓有酸痛感處即是。

按摩　用四指反覆搓擦湧泉穴 3 分鐘至腳心發熱，再用拇指按壓。

腎俞穴

人體腎氣輸注之處

主治　陽痿、痛經、月經不調、慢性支氣管炎。

取穴　在脊柱區，第 2 腰椎棘突下，後正中線旁開 1.5 寸。肚臍水平線與脊柱相交椎體處，下緣旁開 2 橫指處即是。

按摩　每天用雙手拇指指端按揉 50 ～ 100 次，再用艾條灸 10 ～ 15 分鐘效果更佳。

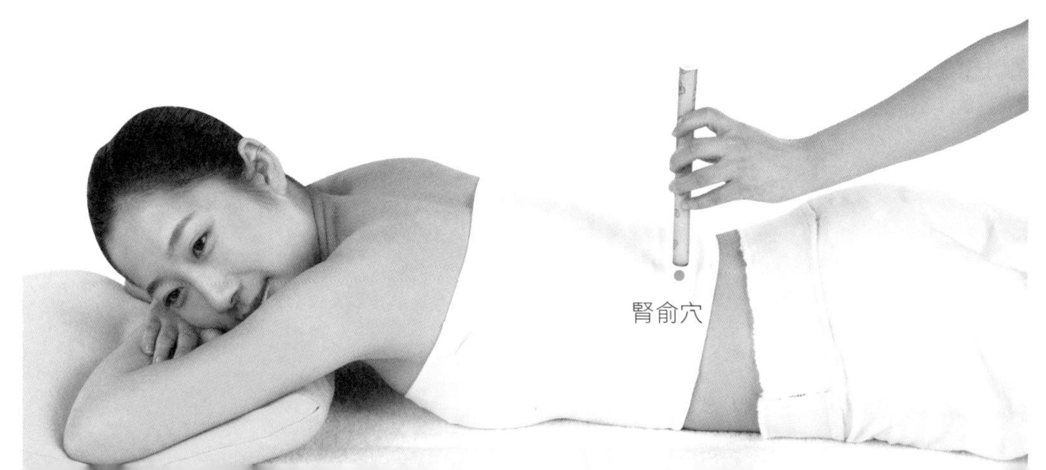

3 秒速效強腎小動作

叩齒咽津法

健脾益氣，固腎益精

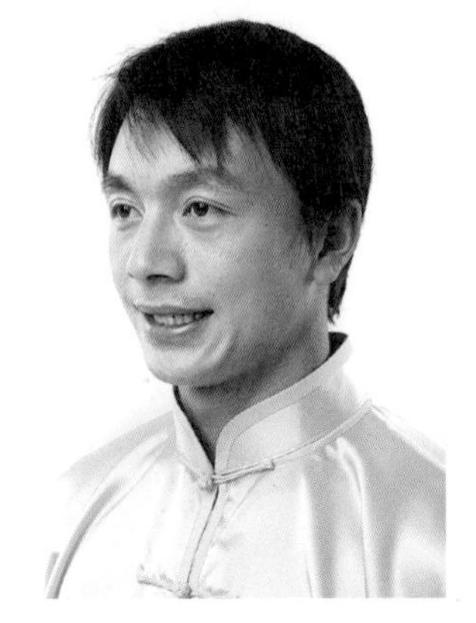

1　放鬆精神、心神合一，上下臼齒、門牙交替相叩。早晚各 1 次。

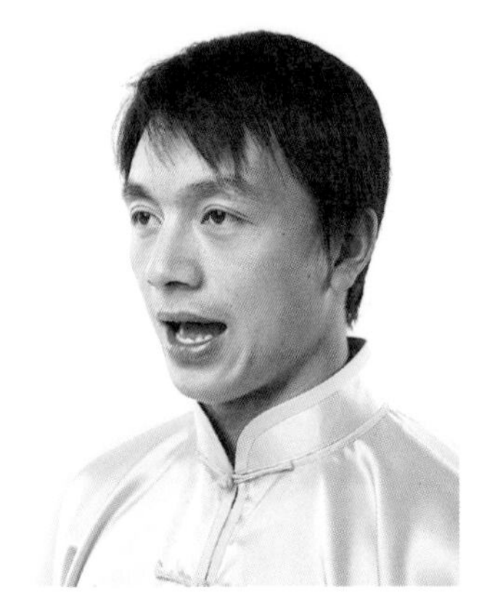

2　叩齒結束後，用舌在口腔內上下、內外輕攪，按摩齒齦，聚集唾液後分次緩慢咽下。

拉耳法

防治神經衰弱、耳鳴

1　雙手放置於耳垂之後，分別用手指捏住耳垂，反覆按捏至紅熱。

2　雙手扭住耳垂緩緩向下拉扯，再自然彈回，反覆進行數次。

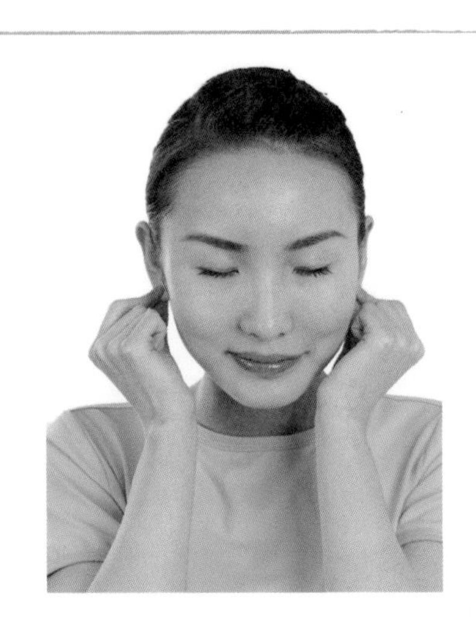

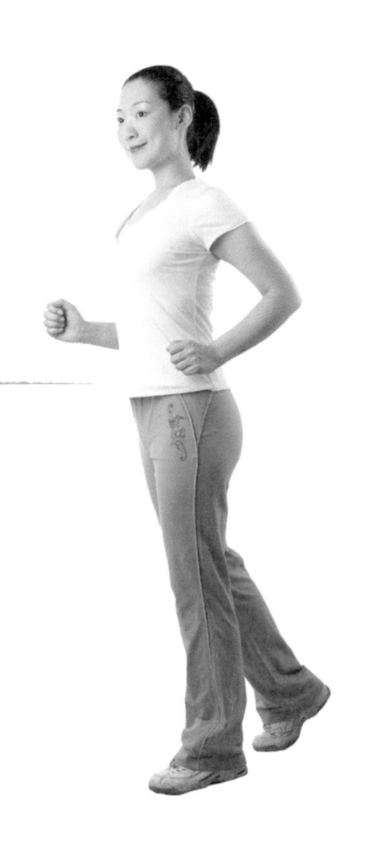

慢跑養腎法

促進血液循環，延緩衰老，輔助治療腎虛

1　選擇舒適柔軟的鞋子，路面平整安全的場地。

2　配合呼吸，步伐適中地慢跑 20 ～ 30 分鐘，速度以不妨礙呼吸為度。

踮腳小便法

輔助治療前列腺疾病

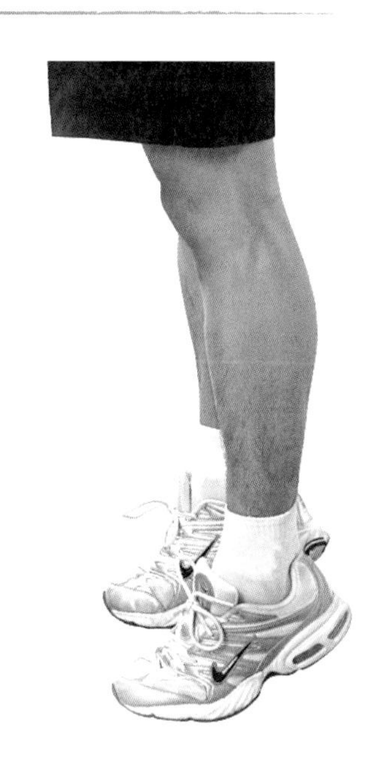

1　男性小便時，踮起腳尖，腳趾用力抓地，提肛收腹。

2　女性坐蹲小便時，大腳趾和第二腳趾用力抓地，用力踮一下，抖一抖。

休息蹲

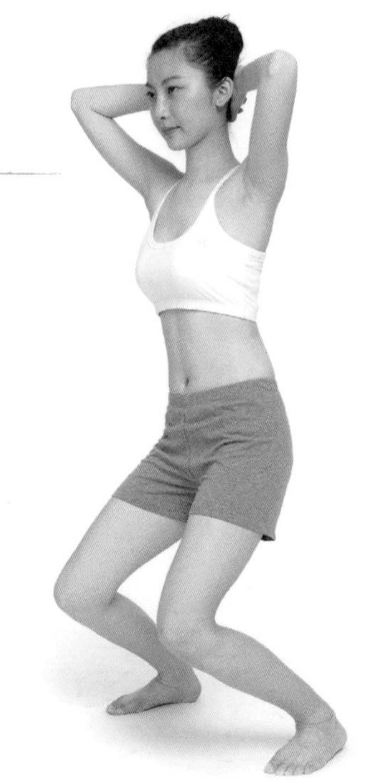

促進血液循環，輔助治療腎虛
導致的腰背酸軟、全身無力

1　不宜在飯前或飯後進行，以防腸胃不適。

2　選擇平整開闊的場地，舒適寬鬆的鞋服，避免摔倒。

3　雙手放在腦後，雙腿分開與肩同寬，做向下蹲的練習。開始的時候運動幅度不宜過大，速度、力度應循序漸進，避免肌肉損傷。

踢毽子

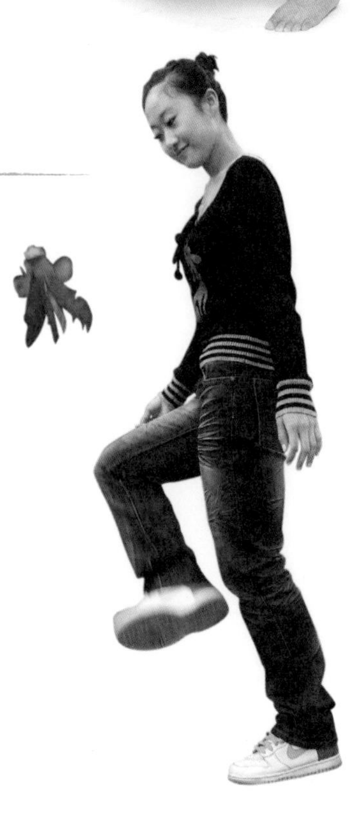

改善腎臟功能，防治腰背疼痛

1　不宜在飯前或飯後進行，以防腸胃不適。

2　選擇平整開闊的場地，舒適寬鬆的鞋服，避免摔倒。

3　開始的時候運動幅度不宜過大，速度、力度應循序漸進，避免肌肉損傷。

倒走

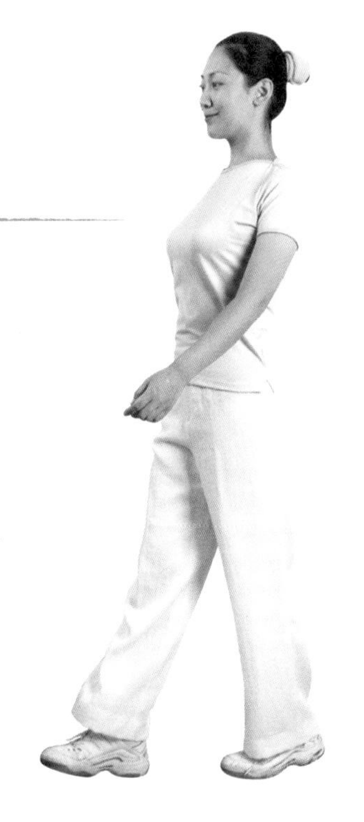

減輕疲勞，健身補腎

1　倒走應選擇安全開闊的平地，舒適的鞋服，避免人多車多的地方，減少安全隱患。

2　倒走時應保持膝關節挺直，雙腿用力，後腳跟著地，腳尖虛點地，充分鍛煉腰腿肌肉、膝蓋和腳踝等關節。

3　可以邊走邊用雙手按摩腰部命門、腎俞等穴位。倒走速度不宜過快，每分鐘 60 ～ 100 步，每天 2 ～ 3 次。

仰臥起坐

增強椎間盤的彈性，保護腎臟健康

仰臥抬頭

1　平躺仰臥、放鬆身體，雙手放於頭的兩側，分彎扭住雙耳或放於腦後。

2　呼氣時頭儘量抬起，堅持 2 ～ 3 秒後，吸氣，緩緩落下。每次重複 15 次。

仰臥挺胸

1　平躺仰臥、放鬆身體，雙手放於身體兩側。

2　以頭和腿為支點，呼氣時用力挺起腰腹，堅持 3 秒後，吸氣，緩緩落下。循序漸進，逐漸增加鍛煉次數。

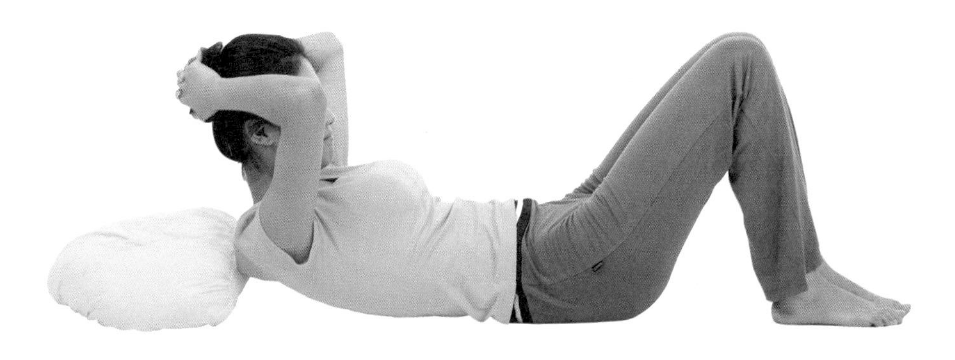

四季順時養腎

春季養腎

春季養陽正當時

養腎要點

1　作息規律，早睡早起，進行散步等舒緩的室外活動，鍛煉身體的同時又能感受盎然的春意，愉悅身心。

2　注意添減衣服，春季天氣變化快，避免穿得過少而受風寒侵襲，儘量穿寬鬆的衣服，頭髮儘量披散。

3　儘量不去人多密集和空氣不流通的地方，預防傳染疾病。

飲食宜忌

- 應多食性味溫辛的食物，有利祛風散寒，保護腎臟。
- 宜多食富含蛋白質的食物，多食新鮮蔬菜和水果，提高身體免疫力。
- 多喝開水，利尿排毒，減少有害物質在體內的停留時間。
- 避免食用生冷寒涼的食物，不僅損傷脾胃，還會妨礙氣血運行，不利於腎臟健康。

夏季養腎

勿使寒涼損

養腎要點

1　不宜因天氣炎熱而不出門，可以選擇在傍晚、林蔭處等陽光不太強烈的時間和地點進行室外活動，提高身體免疫力，保護腎臟。

2　夏季食物腐化變質過快，應注意飲食衛生。睡覺的時候要注意蓋好肚子，預防腹瀉等腸胃疾病的發生。

3　夏季煩悶，養腎要調整好心情，保持樂觀心態，心氣充足，腎氣才更充沛。

飲食宜忌

- 食用了生冷食物後應多進食一些薑，可避免損傷陽氣。
- 多食用溫、熟、軟的食物，適當吃些苦味食物，有助於消暑清熱、清心除煩、健脾補腎。
- 適當進食蒜和醋，可以增進食欲、消炎殺菌，防止因腸道疾病而誘發腎臟疾病。
- 不宜貪涼和過多食用冷飲冷食，少喝酒，以減少對腎臟的傷害。

秋季養腎

斂精納氣的時節

養腎要點

1 秋季氣候乾燥，身體容易疲乏，情緒容易抑鬱低落，應積極調整情緒，早睡早起，保證充足的睡眠。

2 保持樂觀心態，適當進行戶外鍛煉，收斂保養體內的陰氣，為來年陽氣生髮打好基礎。

3 不宜過早添加厚衣服和厚棉被，應循序漸進地增強身體禦寒能力，但也要注意靈活機動，冷空氣侵襲時注意保暖。

飲食宜忌

- 宜多食用滋補腎陰、健腦活血的食物，養陰生津的同時改善血液循環，有助於消除抑鬱情緒。
- 宜多食些酸味食物，以增強肝臟功能。要多喝水，保持肺與呼吸道的正常濕度。
- 宜多吃粥，能健脾養胃，有利於營養的吸收，促進氣血運行和腎精的補養。
- 忌食煎炸烤類辛辣香燥之物加重秋燥，忌大補，以免造成脾胃損傷。

冬季養腎

集中進補助腎藏

養腎要點

1 冬季氣候寒冷，應注意防冷禦寒，避免因寒氣凝滯導致氣血不通，引發疾病復發或加重。

2 冬季應順應時節，以靜得養，不宜進行劇烈的體育運動使陽氣損耗。

3 秋冬養陰，應注意收斂養生，應控制性生活，固精養腎，避免縱欲而損傷陰精。

飲食宜忌

- 宜以強腎為原則適當進補，多食主腎的黑色食物，如黑木耳、黑芝麻、烏骨雞等。
- 多吃性質溫熱的食物，進食蛋白質、碳水化合物、脂肪含量豐富的食物，以保護人體陽氣。
- 不宜食用黏硬、生冷食品，以免損傷脾胃。

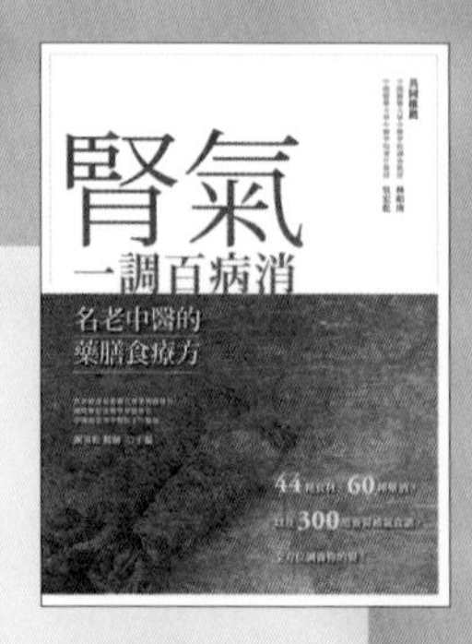

腎氣一調百病消：名老中醫的藥膳食療方

作　　者　謝英彪

發 行 人　林敬彬
主　　編　楊安瑜
副 主 編　黃谷光
編　　輯　黃暐婷
內頁編排　詹亞卉（帛格有限公司）
封面設計　高鍾琪
編輯協力　陳于雯

出　　版　大都會文化事業有限公司
發　　行　大都會文化事業有限公司
11051 台北市信義區基隆路一段 432 號 4 樓之 9
讀者服務專線：（02）27235216
讀者服務傳真：（02）27235220
電子郵件信箱：metro@ms21.hinet.net
網　　址：www.metrobook.com.tw

郵政劃撥　14050529 大都會文化事業有限公司
出版日期　2017 年 08 月初版一刷
定　　價　350 元
ISBN　978-986-94882-2-8
書　　號　Health+107

國家圖書館出版品預行編目（CIP）資料

腎氣一調百病消：名老中醫的藥膳食療方 / 謝英彪 主編
— 初版. — 臺北市：大都會文化, 2017.08
208 面；17×23 公分

ISBN 978-986-94882-2-8（平裝）

1. 腎臟疾病 2. 中醫 3. 藥膳

413.345　　106012015

大都會文化 讀者服務卡

書名：腎氣一調百病消：名老中醫的藥膳食療方

謝謝您選擇了這本書！期待您的支持與建議，讓我們能有更多聯繫與互動的機會。

A. 您在何時購得本書：_____年_____月_____日

B. 您在何處購得本書：__________書店，位於__________（市、縣）

C. 您從哪裡得知本書的消息：

1.□書店 2.□報章雜誌 3.□電台活動 4.□網路資訊

5.□書籤宣傳品等 6.□親友介紹 7.□書評 8.□其他

D. 您購買本書的動機：（可複選）

1.□對主題或內容感興趣 2.□工作需要 3.□生活需要

4.□自我進修 5.□內容為流行熱門話題 6.□其他

E. 您最喜歡本書的：（可複選）

1.□內容題材 2.□字體大小 3.□翻譯文筆 4.□封面 5.□編排方式 6.□其他

F. 您認為本書的封面：1.□非常出色 2.□普通 3.□毫不起眼 4.□其他

G. 您認為本書的編排：1.□非常出色 2.□普通 3.□毫不起眼 4.□其他

H. 您通常以哪些方式購書：（可複選）

1.□逛書店 2.□書展 3.□劃撥郵購 4.□團體訂購 5.□網路購書 6.□其他

I. 您希望我們出版哪類書籍：（可複選）

1.□旅遊 2.□流行文化 3.□生活休閒 4.□美容保養 5.□散文小品

6.□科學新知 7.□藝術音樂 8.□致富理財 9.□工商企管 10.□科幻推理

11.□史地類 12.□勵志傳記 13.□電影小說 14.□語言學習（____語）

15.□幽默諧趣 16.□其他

J. 您對本書（系）的建議：

____

K. 您對本出版社的建議：

____

讀者小檔案

姓名：____________ 性別：□男 □女 生日：____年____月____日

年齡：□20歲以下 □21～30歲 □31～40歲 □41～50歲 □51歲以上

職業：1.□學生 2.□軍公教 3.□大眾傳播 4.□服務業 5.□金融業 6.□製造業

7.□資訊業 8.□自由業 9.□家管 10.□退休 11.□其他

學歷：□國小或以下 □國中 □高中／高職 □大學／大專 □研究所以上

通訊地址：______________________________

電話：（H）____________ （O）____________ 傳真：____________

行動電話：____________ E-Mail：____________

◎謝謝您購買本書，歡迎您上大都會文化網站（www.metrobook.com.tw）登錄會員，或至Facebook（www.facebook.com/metrobook2）為我們按個讚，您將不定期收到最新的圖書訊息與電子報。

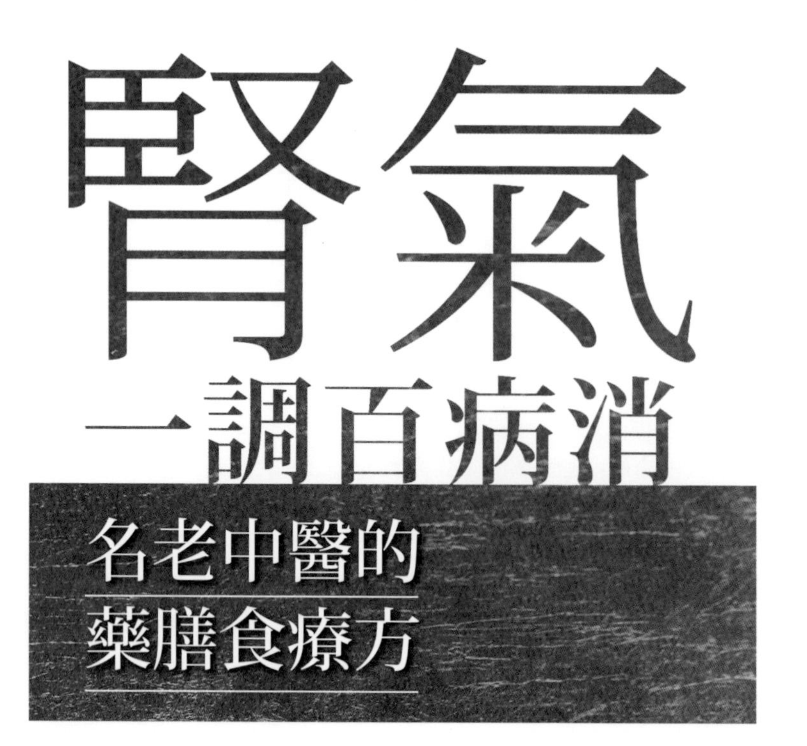

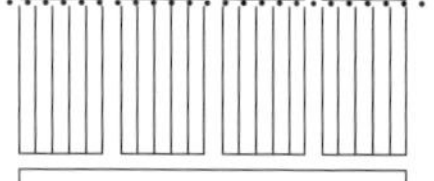

北區郵政管理局
登記證北台字第9125號
免貼郵票

大都會文化事業有限公司

讀者服務部 收

11051台北市基隆路一段432號4樓之9

寄回這張服務卡〔免貼郵票〕
您可以：
◎不定期收到最新出版訊息
◎參加各項回饋優惠活動

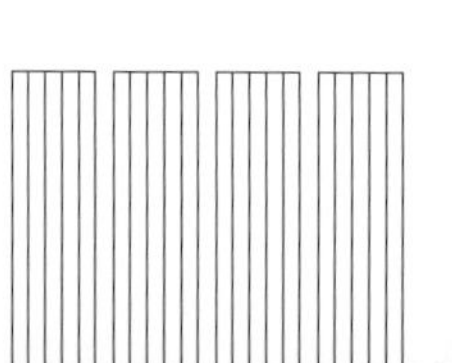

98-04-43-04

郵政劃撥儲金存款單

收款帳號	1	4	0	5	0	5	2	9	金額 新台幣（小寫）	億	仟萬	佰萬	拾萬	萬	仟	佰	拾	元

收款戶名：大都會文化事業有限公司

寄款人 □他人存款 □本戶存款

姓名

地址 □□□-□□

電話

主管：

經辦局收款戳

虛線內備供機器印錄用請勿填寫

通訊欄（限與本次存款有關事項）

我要購買以下書籍

書名	單價	數量	合計

購書金額未滿1000元，另加收100元國內掛號郵資或貨運專送運費。

總計數量及金額：共＿＿本，合計＿＿元

◎寄款人請注意背面說明

◎本收據由電腦印錄請勿填寫

郵政劃撥儲金存款收據

收款帳號戶名

存款金額

電腦紀錄

經辦局收款戳

郵政劃撥存款收據
注意事項

一、本收據請妥為保管，以便日後查考。

二、如欲查詢存款入帳詳情時，請檢附本收據及已填妥之查詢函向任一郵局辦理

三、本收據各項金額、數字係機器印製，如非機器列印或經塗改或無收款郵局收訖章者無效。

大都會文化、大旗出版社讀者請注意

一、帳號、戶名及寄款人姓名地址各欄請詳細填明，以免誤寄；抵付票據之存款，務請於交換前一天存入。

二、本存款單金額之幣別為新台幣，每筆存款至少須在新台幣十五元以上，且限填至元位為止。

三、倘金額塗改時請更換存款單重新填寫。

四、本存款單不得黏貼或附寄任何文件。

五、本存款金額業經電腦登帳後，不得申請撤回。

六、本存款單備供電腦影像處理，請以正楷工整書寫並請勿摺疊。帳戶如需自印存款單，各欄文字及規格必須與本單完全相符；如有不符，各局應婉請寄款人更換郵局印製之存款單填寫，以利處理。

七、本存款單帳號與金額欄請以阿拉伯數字書寫。

八、帳戶本人在「付款局」所在直轄市或縣(市)以外之行政區域存款，需由帳戶內扣收手續費。

如果您在存款上有任何問題，歡迎您來電洽詢
讀者服務專線：(02)2723-5216(代表線)
為您服務時間：09：00～18：00(週一至週五)

大都會文化事業有限公司　讀者服務部

交易代號：0501、0502 現金存款　0503票據存款　2212 劃撥票據託收

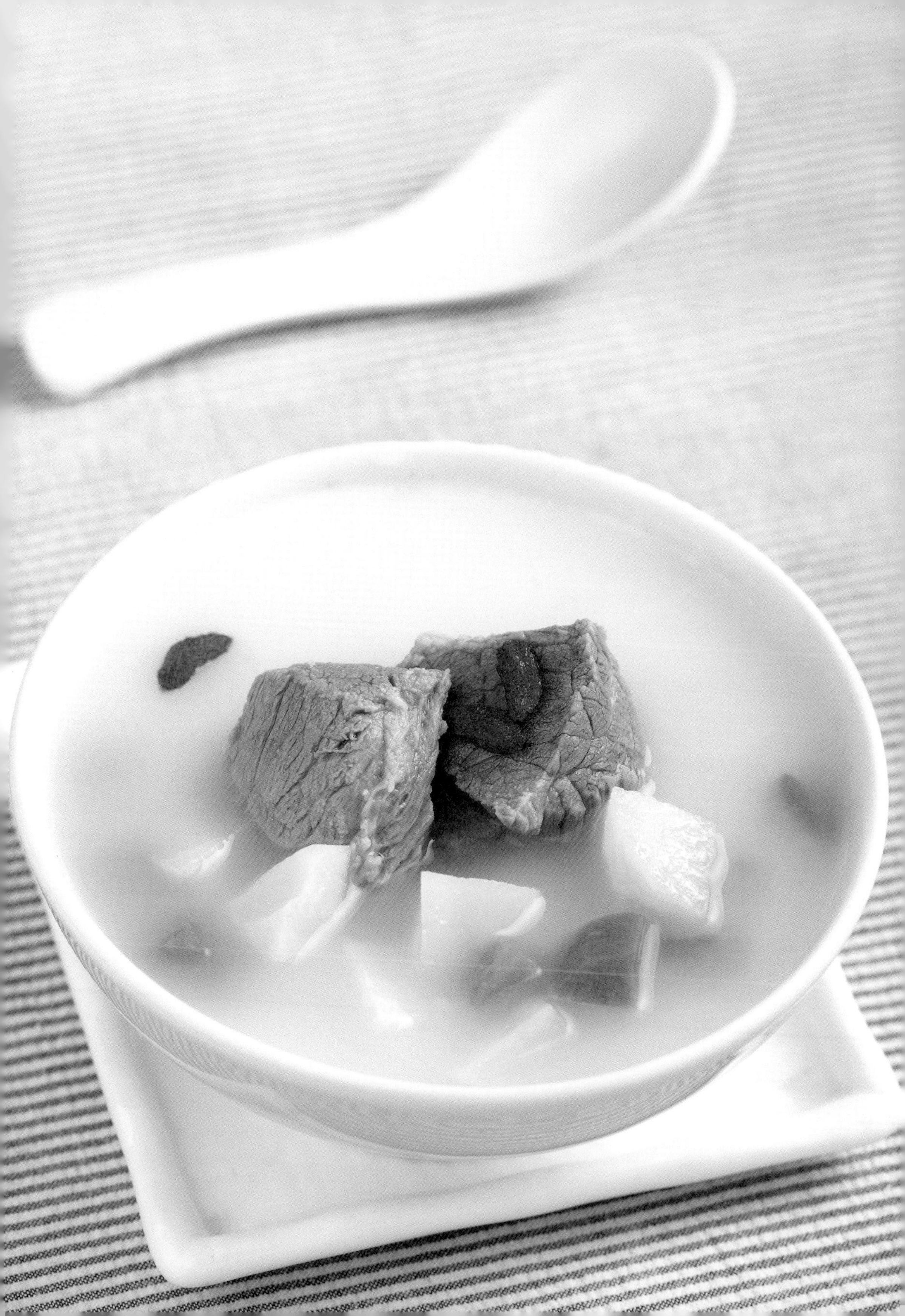

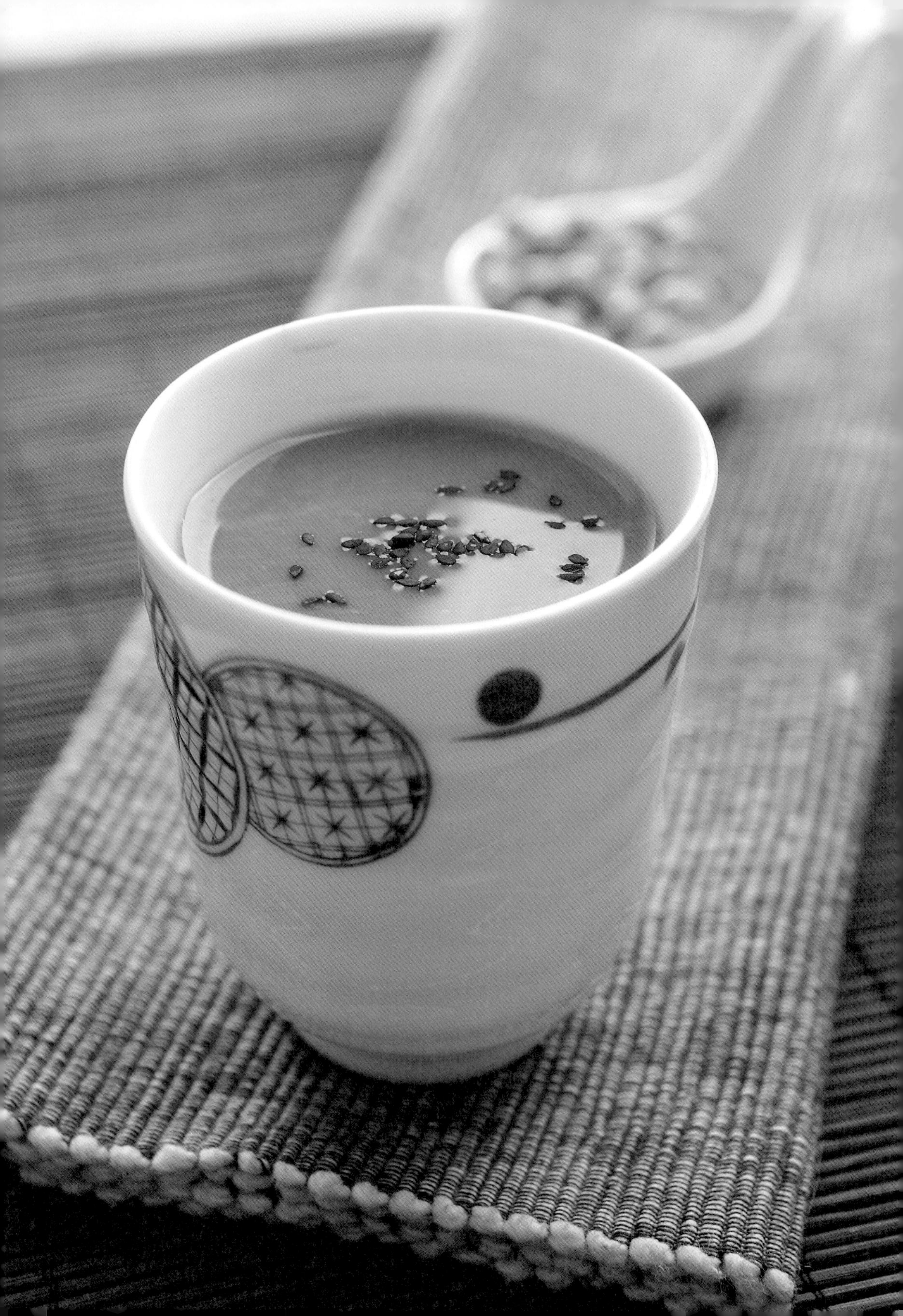